Internationales Gesundheitsmanagement

Effizienz im Dienst für das Leben

von
Prof. Dr. rer. pol. Steffen Fleßa
Ernst-Moritz-Arndt-Universität Greifswald

Oldenbourg Verlag München

Bibliografische Information der Deutschen Nationalbibliothek

Die Deutsche Nationalbibliothek verzeichnet diese Publikation in der Deutschen
Nationalbibliografie; detaillierte bibliografische Daten sind im Internet über
http://dnb.d-nb.de abrufbar.

© 2012 Oldenbourg Wissenschaftsverlag GmbH
Rosenheimer Straße 145, D-81671 München
Telefon: (089) 45051-0
www.oldenbourg-verlag.de

Lektorat: Thomas Ammon
Herstellung: Constanze Müller
Titelbild: thinkstockphotos.de
Einbandgestaltung: hauser lacour
Gesamtherstellung: Grafik & Druck GmbH, München

Dieses Papier ist alterungsbeständig nach DIN/ISO 9706.

ISBN   978-3-486-71603-0
eISBN   978-3-486-71844-7

Vorwort

Vor fast 25 Jahren wurde es mir erlaubt, ein völlig exotisches Diplomarbeitsthema zu wählen. Unter Betreuung von K. Heidenberger und M. Meyer analysierte ich die „Gesundheitsökonomischen Auswirkungen von AIDS auf das kirchliche Gesundheitswesen in Tansania". Für einen deutschen Diplom-Kaufmann war dieses Thema wirklich kurios, aber seither hat mich das Internationale Gesundheitsmanagement nicht mehr losgelassen. Es ist das spannendste Forschungsfeld, das ich mir vorstellen kann.

Auch während meiner fünfjährigen Tätigkeit in Tansania, in zahlreichen Studien in Afrika, Asien und Südamerika sowie in meiner Dissertation und Habilitation konzentrierte ich mich auf das Internationale Gesundheitsmanagement. Allerdings ist mir stets bewusst, dass das primäre Ziel dieses Faches nicht der akademische Reiz der Erkundung des Neuen sein darf, sondern meine Forschung und Lehre sollen den Menschen dienen. Das Internationale Gesundheitsmanagement muss sein Wissen in den Dienst für das Leben stellen, um sich treu zu bleiben. Das vorliegende Buch ist deshalb mehr als nur der Versuch, Wissen zu transferieren. Es möchte vielmehr einen Beitrag dazu leisten, die Gesundheitsversorgung in allen Ländern der Erde zu verbessern. Und es soll den Leser ermutigen, sich bewusst dafür zu entscheiden, die eigene Fachlichkeit für andere Menschen einzusetzen.

Dieses Buch wäre nicht entstanden ohne die Unterstützung zahlreicher Freunde und Kollegen. Hierzu zähle ich alle, die mich auf meinem Weg in das Internationale Gesundheitsmanagement begleitet haben. Ich danke W. Ritter, T. Reichart, H. Becker, H. Waltz, S. Mmbaga, E. Kweka und M. Blöcher für ihre Begleitung. Gefördert wurden meine Forschungen durch das Evangelische Missionswerk, die Deutsche Forschungsgemeinschaft, die Europäische Union, die Kreditanstalt für Wiederaufbau und die Gesellschaft für Internationale Zusammenarbeit. Ohne sie hätte ich meine Studien nicht durchführen können. Auch meinen Mitarbeitern, die verschiedene Versionen des Manuskripts gelesen haben, schulde ich Dank. Schließlich danke ich meiner Familie, die mich immer wieder ziehen lässt, um Internationales Gesundheitsmanagement wirklich real zu erleben – das Leid der Menschen, den Geruch eines afrikanischen Krankenhauses, endlose Sitzungen im Gesundheitsministerium, aber eben auch das Lachen gesunder Kinder, die Freude einer jungen Mutter und die Würde eines alten Mannes, der gerade nach einer Staroperation seine neue Brille erhält.

Ich wünsche allen Lesern, dass sie gepackt werden von der Faszination des Internationalen Gesundheitsmanagements. Mich hat dieser „Virus" 1988 infiziert – und hierfür gibt es keine Heilung. Denn es gibt sicherlich nichts Faszinierenderes als das Internationale Gesundheitsmanagement.

Greifswald, im Juli 2012   Steffen Fleßa

Inhalt

1 Hinführung

Das Gesundheitswesen ist ein ausgesprochen komplexes und dynamisches System, das aus zahlreichen Akteuren, Sektoren und Regelungen besteht. Patienten und Leistungsanbieter treffen sich auf Gesundheitsmärkten und erwarten eine Finanzierung durch Krankenversicherungen. Die Dienstleistungen werden ambulant, stationär und in verschiedenen Zwischenformen erbracht und durch zahlreiche Gesetze geregelt, wobei allem Anschein nach die Geschwindigkeit der Abfolge verschiedener Gesundheitsreformen enorm und zunehmend ist. Wer sich heute mit dem Management des Gesundheitswesens beschäftigt, wählt sich ein Forschungs- und Arbeitsgebiet, das anspruchsvoller nicht sein könnte – und diese Aussage trifft sowohl auf Deutschland als auch auf viele andere Länder zu.

Die Entwicklung des Gesundheitswesens sowie die damit einhergehenden Anforderungen an die Führung dieser Branche werden in zahlreichen Publikationen beschrieben.[1] Zentral ist hierbei die Aussage, dass zwar in den letzten Jahrzehnten die Ressourcen des Gesundheitswesens (z.B. Arztzahlen, Gesundheitsbudget, räumliche Ausstattung) stetig gestiegen sind, jedoch die Schere zwischen dem technisch Möglichen und dem Finanzierbaren immer mehr auseinander geht. Wir können heute deutlich bessere und mehr Gesundheitsdienstleistungen erstellen als früher, aber wir könnten auf Grundlage unseres technischen Wissens noch viel mehr, wenn wir es nur finanzieren könnten.[2] Gleichzeitig ist zu erwarten, dass diese Kluft zwischen Finanzierbarkeit und Leistungspotential sich noch ausweiten wird, da die Alterung der Bevölkerung sowohl zu einer gesteigerten Nachfrage nach Gesundheitsdienstleistungen führen als auch das Finanzpotential der Sozialsysteme belasten wird.[3] Es gibt zahlreiche Gründe, sich mit dem deutschen Gesundheitssystem und seinem Management zu beschäftigen.

Warum sollte man sich angesichts der großen Brisanz der deutschen Probleme überhaupt mit dem Internationalen Gesundheitsmanagement beschäftigen? Liegt es nicht nahe, zuerst einmal die deutschen Probleme zu lösen, bevor man sich mit Engpässen in anderen Ländern beschäftigt? Oder sollte man das „Internationale" nicht wenigstens auf die Nachbarländer beschränken, die ganz ähnliche Probleme haben wie wir? In dieser Monografie soll aufgezeigt werden, dass gute Gründe dafür sprechen, das Internationale Gesundheitsmanagement zu studieren und sich mit Problemen und Lösungsmöglichkeiten gerade auch in ressourcenarmen Ländern vertraut zu machen. Dies begründet sich zum einen darin, dass der „Blick

---

[1] Vgl. beispielsweise Breyer, Zweifel & Kifmann 2004, S. 166–171; Lauterbach, Stock & Brunner 2006; Klauber, Robra & Schellschmidt 2009; Busse, Schreyögg & Tiemann 2010.

[2] Vgl. Breyer, Zweifel & Kifmann 2004, S. 507–511.

[3] Vgl. Doblhammer & Scholz 2010.

über den Zaun" die eigenen Probleme relativiert. Angesichts der existentiellen Dimension der Ressourcenknappheit im Gesundheitswesen der meisten Länder dieser Welt erscheinen unsere eigenen Probleme in einem anderen Licht, das uns etwas mehr Bescheidenheit und Gelassenheit – vielleicht sogar Dankbarkeit für die eigene Situation – lehrt. Diese Tugenden sind eine gute Geisteshaltung für die grundsätzliche Lösung unserer eigenen Probleme.

Darüber hinaus gibt es sehr viele konkrete Erfahrungen in anderen Ländern, von denen wir direkt lernen können. In einer globalisierten Welt ist auch das Gesundheitswesen kein geschlossenes System, sondern steht in einem ständigen Austausch, der sich von der gegenseitigen Förderung bis zur direkten Konkurrenz um internationale Kunden erstreckt. Noch vor einigen Jahren hätte niemand erwartet, dass das deutsche Entgeltsystem im Krankenhaus auf Grundlage eines DRG-Systems vom anderen Ende der Welt entwickelt werden würde. Allein die Kenntnis des internationalen Gesundheitsmanagements eröffnet den Zugang zu solchen Innovationskeimen.

Aber auch von ressourcenarmen Ländern können Gesundheitsmanager viel lernen. Das deutsche Gesundheitssystem ist ausgesprochen komplex und von einer geradezu unüberschaubaren Zahl von Regelungen überlagert. Einfache Zusammenhänge, wie z.B. die Preiselastizität der Nachfrage nach Gesundheitsdienstleistungen, die Bedeutung der Distanz für die Nachfrage oder die Verfügbarkeit von Ärzten, werden durch eine Vielzahl von Institutionen und Regulationen verzerrt, so dass ein Studium der grundlegenden Zusammenhänge nur sehr schwer möglich ist. Der Blick auf die „Einfachheit hinter der Komplexität", d.h., auf die grundlegenden Systemzusammenhänge, fällt in Deutschland zunehmend schwerer. Im Vergleich hierzu sind die Gesundheitssysteme in ressourcenarmen Ländern in Reinform studierbar. Wir müssen erkennen, wie Angebot, Nachfrage und Regulation von Gesundheitsmärkten funktionieren. Ressourcenarme Ländern stellen hierfür eine sehr gute Lernplattform dar.

Darüber hinaus können andere Länder von den Erfahrungen Deutschlands lernen. Beispielsweise besteht ein großes Interesse asiatischer und afrikanischer Länder an dem Bismarck'schen Krankenversicherungssystem, wobei jedoch eine einfache Übertragung in eine andere soziale, ökonomische und geschichtliche Situation nicht möglich ist. Vielmehr müssen unsere Konzepte auf dem Hintergrund dieser Länder reflektiert und transformiert werden, um einen erfolgversprechenden ideellen Export darzustellen. Dies erfordert jedoch eine grundlegende Kenntnis des Gesundheitsmanagements in Afrika und Asien. Deutschland kann seinen Teil dazu beitragen, die Gesundheitssituation der Mehrheit der Weltbevölkerung zu verbessern. Die Partnerländer möchten gerne von uns lernen, erwarten jedoch zumindest eine grundlegende Sensibilität für ihre spezifische Situation. Nicht zuletzt ist die Entwicklungshilfe im Gesundheitsbereich ein relevanter Arbeitsmarkt für Gesundheitsmanager.

Schließlich leitet sich die Notwendigkeit eines internationalen Gesundheitsmanagements daraus ab, dass die klassische Trennung zwischen den Gesundheitsproblemen in Deutschland und in den ressourcenarmen Ländern obsolet ist. Bis vor zwei Jahrzehnten waren Industrieländer und Entwicklungsländer weder strukturell noch in der Dimension ihrer Probleme vergleichbar. Die klassischen Plattitüden („In Afrika sind alle arm – in Deutschland alle reich!"; „In Asien sterben alle an Infektionen, in Deutschland an Krebs"; „In Mittelamerika hat niemand Zugang zu moderner Gesundheitsversorgung, in Deutschland spielt es keine Rolle, wo jemand lebt!") stimmen jedoch längst nicht mehr. Durch diese Monografie zieht sich der rote Faden, dass die eigentliche Trennung der Gesundheitsversorgung nicht mehr zwischen Industrie- und Entwicklungsländern, sondern zwischen Stadt und Land bzw. Armutsgruppen und reicheren Bevölkerungsteilen geht. Eine periphere, ärmere Region in Deutschland (wie z.B. Ostvorpommern) leidet unter strukturell vergleichbaren Problemen wie der Nouna Distrikt im Westen von Burkina Faso, während einem reichen Inder aus der Oberschicht national und international dieselben Gesundheitsdienstleistungen offen stehen wie einem wohl situierten Bewohner von Frankfurt a.M. Deshalb ist es unter Umständen sinnvoll, wenn eine periphere Region in Deutschland von Konzepten lernt, die ursprünglich für die ländliche Versorgung in ressourcenarmen Ländern entwickelt wurden, während die Oberschicht in den Metropolen der Entwicklungs- und Schwellenländer sich die Versorgung in westlichen Großstädten als Benchmark wählen sollte. In beiden Fällen ist die Beschäftigung mit dem Internationalen Gesundheitsmanagement eine Voraussetzung für eine effiziente Weiterentwicklung und Anpassung des eigenen Systems.

Aus den obigen Ausführungen ergibt sich ein gewisser Schwerpunkt auf die ressourcenarmen Länder, da in ihnen die Mehrheit der Weltbevölkerung lebt, man von ihnen am besten Bescheidenheit und Gelassenheit angesichts der eigenen Situation lernen kann, eine große Nachfrage nach deutschen, wohl-reflektierten Systemlösungen besteht und die Strukturen in Reinform studierbar sind. Der Begriff „International" wird folglich in dieser Monografie nicht – wie leider häufig – auf die deutschen Nachbarländer und die Vereinigten Staaten von Amerika verengt, sondern wirklich weltumfassend definiert. Gerade im Kontrast mit Ländern, die sonst völlig aus dem Fokus der Lehrbücher des Gesundheitsmanagements geraten, sollen wesentliche Erkenntnisse des Gesundheitsmanagements erarbeitet werden.

Eine große Schwierigkeit bereitet hierbei allerdings der Begriff „Gesundheitsmanagement", denn genau genommen ist Gesundheit nicht zu managen, sondern lediglich die Systeme, die dazu beitragen sollen, dass die Gesundheit der Bevölkerung gestärkt wird. Der englische Ausdruck „Health Care Management" trifft folglich die Realität sehr viel mehr. Trotzdem wird in diesem Buch der Begriff „Gesundheitsmanagement" verwendet, da er so breit eingeführt ist und allgemein verwendet wird.[4] Wir verstehen darunter die systematische Planung, Implementierung und Kontrolle von Maßnahmen zum Schutz, Förderung, Erweiterung und Wiederherstellung der Gesundheit einer Bevölkerung. Gesundheitsmanagement ist hierbei klar präskriptiv ausgerichtet, d.h., es sollen konkrete Handlungsanweisungen gegeben werden, wie Gesundheitssysteme, Interventionen und Institutionen geplant, organisiert, geführt, überwacht und ständig verbessert werden können, um vorgegebene Ziele zu erreichen.

Das Internationale Gesundheitsmanagement kann hierbei auf die Erkenntnisse zahlreicher Wissenschaften zugreifen und diese für seine eigene Fragestellung in Wert setzen. Hierzu gehören Demografie, Epidemiologie, Public Health, Gesundheitsökonomie und Gesundheitspolitik, die für die Steuerung von Gesundheitssystemen, Programmen und Institutionen eingesetzt werden. Das zweite Kapitel (Grundlagen) diskutiert folglich die Schnittstellen zu diesen Nachbarwissenschaften. Da ein Schwerpunkt dieser Arbeit auf ressourcenarmen Ländern liegt, wird auch der Zusammenhang von Gesundheit und Entwicklung beleuchtet. Ab-

---

[4]   Beispielsweise gibt es Lehrstühle, Zeitschriften und Bücher zum „Gesundheitsmanagement".

schließend werden historische und aktuelle Konzeptionen des internationalen Gesundheits-managements diskutiert.

Auf Grundlage dieser Definitionen, Abgrenzungen und Einordnungen können die grundlegenden Elemente des Gesundheitsmanagements diskutiert werden. Hierzu zählen insbesondere die Nachfrage und das Angebot an Gesundheitsdienstleistungen. In Kapitel 3 (Nachfrage) werden auf Grundlage eines Rahmenmodells die Determinanten der Nachfrage diskutiert. Als Schwerpunkte werden die Nachfrage nach Geburtshilfe sowie einige exemplarische Infektions- und chronisch-degenerative Erkrankungen vertieft. Das Kapitel stellt auch die wichtigsten Filter zwischen Bedarf und Nachfrage (insbesondere Distanz und Kaufkraft) dar.

Im vierten Kapitel (Angebot) werden zuerst die Produktionsfaktoren dargestellt, wobei besonders auf Unterschiede zu Deutschland eingegangen wird. Es folgen Ausführungen zur räumlichen Angebotsstruktur, zu den Versorgungsstufen und zum Anbieterportfolio. Das Buch schließt mit einer Analyse der Gesundheitssysteme und -reformen. Ein Schwerpunkt liegt auf den Finanzierungsoptionen und den Gesundheitssystemen im internationalen Vergleich. Abschließend werden die im zweiten Kapitel diskutierten Werte und Ziele erneut aufgerufen und auf Reformalternativen angewendet.

2 Grundlagen

Im folgenden Kapitel werden die Grundlagen des Internationalen Gesundheitsmanagements gelegt. Hierbei wird deutlich, dass sich der Inhalt dieses Buches nur aus multidisziplinärer Perspektive verstehen lässt, d.h., das Gesundheitsmanagement umfasst Aspekte der Public Health, der Demografie und der Epidemiologie ebenso wie der Gesundheitsökonomik und-politik. Überträgt man dieses allgemeine Konzept in die internationale Sphäre, so wird es nötig, den Zusammenhang von Gesundheit und Entwicklung und insbesondere das Gesundheitswesen in Entwicklungsländern zu analysieren. Schließlich wird das Internationale Gesundheitsmanagement in seinem historischen Kontext dargestellt. Grundlegend sind hierbei die Konzeptionen der Primary Health Care sowie der Gesundheitsförderung, aber auch neuere Herangehensweisen, wie z.B. die Commission on Macroeconomics and Health und die Paris Deklaration. Die wissenschaftliche Einordnung, die internationale Perspektive sowie die konzeptionelle Sicht bilden die Grundlage für die weiteren Analysen von Angebot und Nachfrage nach Gesundheitsdienstleistungen sowie für die Gesundheitssysteme und -reformen.

2.1 Wissenschaftliche Einordnung

Gesundheitsmanagement ist ein relativ neues Fach, das auf Erkenntnissen anderer Disziplinen aufbauen kann. Deshalb ist es notwendig, diese Nachbarwissenschaften kurz zu beschreiben und sie vom Gesundheitsmanagement – soweit möglich – abzugrenzen. Neben der Gesundheitsökonomik, zu der naturgemäß eine große Nähe besteht, sind die (weiteren) Disziplinen der Gesundheitswissenschaften von großer Bedeutung für das Verständnis des Gesundheitsmanagements. Von anderen Wissenschaften, die im Einzelfall von Bedeutung sind (z.B. Wasserbau, Landwirtschaft), soll hier abgesehen werden.

2.1.1 Gesundheit

Ziel und Ausgangspunkt des Gesundheitsmanagements ist die Gesundheit der Bevölkerung. Hierbei erweist es sich jedoch als schwierig zu definieren, was Gesundheit genau ist, wie sie gemessen und erstrebt werden kann. Ohne eine Annäherung an diesen Begriff muss jedoch das Gesundheitsmanagement vage und beliebig bleiben.

Eine einfache Definition des Begriffes findet sich in der Verfassung der Weltgesundheitsorganisation (WHO), die Gesundheit als einen „Zustand des vollständigen körperlichen, geistigen und sozialen Wohlergehens und nicht nur das Fehlen von Krankheit oder Gebrechen"[5] definiert. Das „vollständige" Wohlergehen deklariert Gesundheit als einen Maximalwert, der zwar anzustreben, aber wohl kaum zu erreichen ist. Der WHO-Begriff ist folglich auch kaum operationalisier- und für konkrete Entscheidungen des Gesundheitsmanagements als Kriterium einsetzbar. Hilfreich ist hingegen die Mehrdimensionalität, d.h., das Anerkennen des Menschen als Wesen mit physischer, psychischer und sozialer Existenz. Diese Dimensionen spannen einen Raum auf, dessen Volumen die Gesundheit darstellt. Nur wenn der Maximalwert des „Wohlergehens" in allen drei Dimensionen erreicht ist, kann der Mensch – nach der vergleichsweise einfachen Definition der WHO – als gesund gelten. Krankheiten bedrohen zwar die Gesundheit des Menschen (und hier insbesondere, aber nicht nur die physische Dimension), aber die Heilung von allen Krankheiten impliziert noch kein Wohlergehen. Vielmehr gehören zur Gesundheit die Fähigkeit zur Funktionserfüllung, die Zufriedenheit in den sozialen Gefügen, die Selbstentfaltung etc., d.h., Aspekte, die weit über die Abwesenheit von Krankheit hinausgehen.

Tabelle 2.1 gibt einen Überblick über mögliche Dimensionen menschlicher Gesundheit als Übertragung der WHO-Definition.

Tabelle 2.1 Dimensionen der Gesundheit (mit Beispielen)[6]

Physische Dimension	Psychische Dimension	Soziale Dimension
Gene, Ernährung, Umwelt (z.B. Wasser, Luft), Habitat (z.B. Wohnraum), Schlaf	Emotionale Ausgeglichenheit, Entspannung, Erholung, Zuneigung, Kontaktfähigkeit, Selbstachtung, und -vertrauen, Sicherheit, Freiheit	Gleichheit, Soziales Netz, Freundeskreis, Familie, Verbundenheit, Konflikt- und Versöhnungsfähigkeit

Die WHO-Definition mit ihrer Forderung nach einem „vollkommenen ... Wohlergehen" liegt eine statische Konzeption der Gesundheit zu Grunde. Gesundheit hat man – oder man hat sie (meistens) nicht. Für die Praxis des Gesundheitsmanagements ist es hilfreicher, Gesundheit als dynamischen Prozess zu verstehen, in dem Gesundheit erworben und verloren wird. So bezeichnet Audy[7] Gesundheit als „continuing property", die als die „individual's ability to rally from a wide range and considerable amplitude of insults, the insults being chemical, physical, infectious, psychological, and social" gemessen werden kann, und Huber et al. definieren Gesundheit als die "ability to adapt and self-manage"[8]. Diese Definitionen haben den Vorteil, dass eine lebenslange Veränderung der Gesundheit möglich wird. Beispielsweise zeigt Abbildung 2.1 die Gesundheit vor und nach einer Infektion mit Windpocken. Ein Kind hat einen gewissen Gesundheitszustand a. Nach der Infektion erkrankt es an Windpocken, d.h., seine Gesundheit nimmt ab. Allerdings erholt sich das Kind wieder und baut zusätzlich eine Immunität gegen Windpocken auf. Am Ende der betrachteten Periode ist die Gesundheit des Kindes höher als vorher (b), da es eine zusätzliche Fähigkeit erworben hat, auf virale Stimuli zu reagieren. Ziel des Gesundheitsmanagements muss es folglich sein,

---

[5]   WHO 1948.
[6]   Quelle: Eigene Darstellung.
[7]   Audy 1971, S. 140.
[8]   Huber et al. 2011.

die individuelle Antwortfähigkeit auf unterschiedlichste Anschläge auf die Gesundheit des Menschen zu vergrößern, wobei nicht nur Bakterien und Viren entsprechende Stimuli sein können. Auch psychische Belastungen verlangen eine entsprechende Antwort, beispielsweise dadurch, dass sich das Individuum ein „dickes Fell" zulegt.

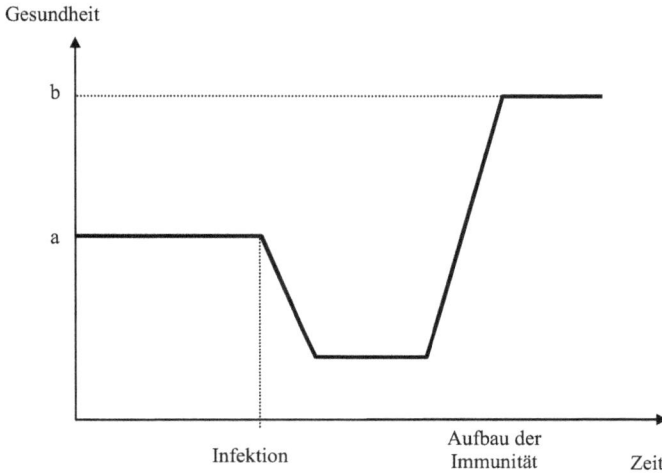

Abbildung 2.1: Dynamischer Gesundheitsbegriff[9]

Betrachtet man die Gesundheit in diesem dynamischen Sinn über den Zeitablauf hinweg, so ergibt sich ein charakteristisches Bild. Kinder haben zunächst eine geringe Abwehrkraft und erwerben in den ersten Jahren schnell eine Immunantwort, so dass ihre Gesundheit schnell wächst. Im Erwachsenenalter ist ihre Antwortfähigkeit auf virale und bakterielle Anschläge relativ hoch, gleichzeitig wächst häufig ceteris paribus auch ihre psychische Belastbarkeit. Auf der anderen Seite steigt bereits im mittleren Lebensalter die Anfälligkeit gegen chronisch-degenerative Erkrankungen. Im Alter nimmt der Schutz gegen Infektionskrankheiten wieder ab, so dass die Gesundheit insgesamt rückläufig ist.

Abbildung 2.2 zeigt den typischen Verlauf.

---

[9]   Quelle: Eigene Darstellung, in Anlehnung an Meade, Florin & Gesler 1988, S. 31.

Gesundheit

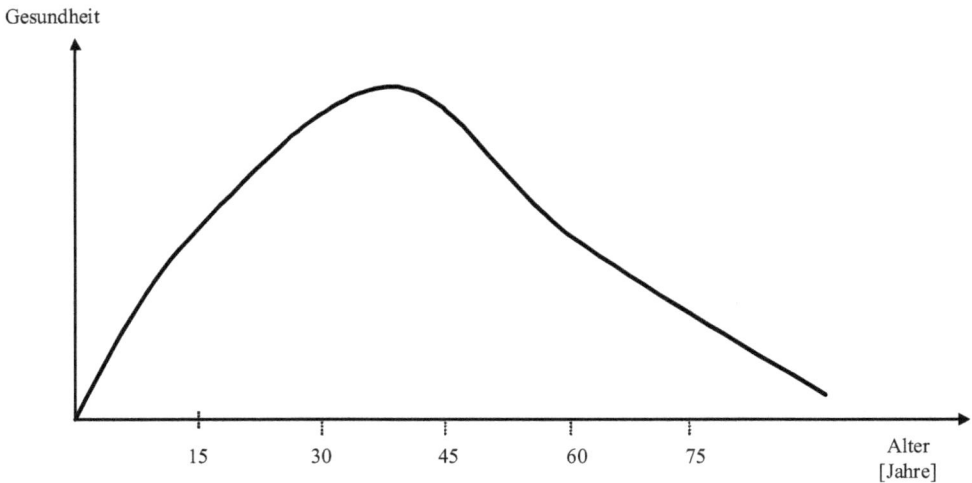

Abbildung 2.2: Gesundheit als Funktion des Lebensalters[10]

Public Health setzt sinnvollerweise einen dynamischen und multidimensionalen Gesundheitsbegriff voraus und impliziert damit auch die Möglichkeit und den Auftrag, die Gesundheit der Bevölkerung durch einen multifaktoriellen Ansatz zu verbessern. Die Bekämpfung
von Krankheitserregern ist hierbei nur einer von vielen Ansatzpunkten. Die Stärkung der
individuellen Antwortfähigkeit auf die Belastungen des Lebens, die Einbindung in funktionsfähige soziale Netzwerke, die Schaffung stabiler politischer Systeme und die Stärkung der
wirtschaftlichen Selbständigkeit der Individuen und der Gesellschaften sind von mindestens
ebenso großer Bedeutung. Gerade das Internationale Gesundheitsmanagement adressiert
schwerpunktmäßig Gesundheitsprobleme, die nicht auf die biologisch-medizinische Dimension reduziert werden können, wie z.B. die Zugänglichkeit, die Opportunitätskosten oder die
Qualitätsdimensionen der Krankenversorgung.

Völlig erschüttert wird das traditionelle Gesundheitsverständnis durch die Erkenntnisse der
Genetik und die Individualisierte Medizin. Das immense Wissen über Prädisposition zu
Krankheiten lässt den Menschen in einem asymptomatischen Gesundheitszustand lediglich
als einen „noch-nicht-Kranken" erscheinen. Gesundheit wird zur Utopie und durch Symp-
tomlosigkeit ersetzt. Ob dieser Gesundheitsbegriff allerdings zielführend für ein operationa-
les Gesundheitsmanagement sein kann, ist bislang noch unbestimmt. Immanent ist jedoch die
Notwendigkeit, das Gesundheitsmanagement noch stärker auf die Phase der Prävention aus-
zudehnen, d.h., es umfasst auch die Erhebung von Risikofaktoren und die entsprechenden
gesundheitsförderlichen Antworten darauf.

Zusammenfassend können wir festhalten, dass der Begriff Gesundheit schwer zu definieren
und zu operationalisieren ist. Eine Managementwissenschaft, deren Ziel die Erhaltung und
Verbesserung der Gesundheit des Individuums und der Gesellschaft ist, benötigt jedoch

---

[10]   Quelle. Eigene Darstellung, in Anlehnung an Meade, Florin & Gesler 1988, S. 31.

spezifische, messbare, realistische und zeitlich klar umrissene Ziele. Krankheiten sind hingegen sehr viel einfacher als Abweichung von einem medizinisch definierten Normalzustand zu definieren und erfüllen deshalb per se die Anforderungen des Managements an eine Zielvariable. Infolgedessen ist das Gesundheitsmanagement in der Praxis häufig ein Krankheitsmanagement, d.h., ein Bündel von Maßnahmen zur Verhinderung und Heilung von Krankheiten. Auch in diesem Buch wird es schwerpunktmäßig um Krankheiten gehen. Der Leser sollte sich jedoch dessen bewusst sein, dass Gesundheit immer mehr als das Gegenteil von Krankheit ist und dass weder Krankheit noch Gesundheit auf die physische Dimension beschränkt werden können.

2.1.2   Gesundheitswissenschaft

Aus der hohen Bedeutung der Gesundheit für den Menschen ergibt es sich, dass auch die Wissenschaft von der Gesundheit des Menschen einen großen Stellenwert hat und stark differenziert betrieben wird.[11] Definiert man den Menschen als System, so kann die Erforschung seiner Gesundheit bei diesem System, Subsystemen und Suprasystemen ansetzen. Erstere wird häufig als klinische Forschung betrieben und umfasst die traditionelle Medizin als Lehre von der Verhütung und Heilung von Krankheiten eines Menschen. Subsysteme sind beispielsweise das Immunsystem, die Genetik oder die Vermehrung von Bakterien im menschlichen Körper. Der Wissenschaftler abstrahiert vollkommen vom Individuum und erforscht insbesondere im Rahmen der bio-medizinischen Forschung subindividuell Regelhaftigkeiten. Schließlich kann der Forschungsgegenstand nicht die Gesundheit des Individuums, sondern ganzer Bevölkerungen sein, wobei das Suprasystem Bevölkerung eben mehr als die Summe der Individuen ist, da die materiellen, informationellen und organisatorischen Relationen zwischen den Menschen gesundheitsrelevante Tatbestände ausmachen, die nicht allein durch die separate Analyse der Individuen erfassbar sind (vgl. Abbildung 2.3).

Als Gesundheitswissenschaft im weiteren Sinne soll die subindividuelle, die individuelle und die supraindividuelle Gesundheitsforschung verstanden werden. Häufig versteht man unter Gesundheitswissenschaft jedoch das deutsche Äquivalent des englischen Public Health[12] im Sinne einer Erforschung der Gesundheit ganzer Bevölkerungen. Dies sei hier als Gesundheitswissenschaft im engeren Sinne bezeichnet, wobei weder der Begriff Gesundheitswissenschaft noch Public Health allgemein gültig definiert sind.

Der Begriff Public Health wurde erstmals 1848 im so genannten „Public Health Act" erwähnt. Ziel der bevölkerungsbezogenen Gesundheitswissenschaft waren die Krankheitsprävention und die Versorgung von Subpopulationen mit hohem Risiko, z.B. die städtischen Arbeiter im beginnenden Industriezeitalter. In Großbritannien und den Vereinigten Staaten wurden bereits vor mehr als einem Jahrhundert Studiengänge in Public Health mit eigenen Fakultäten („Schools of Public Health") gegründet, um die Maßnahmen zur Erreichung dieser Ziele zu erforschen.

---

[11]   Für einen Überblick vgl. Hurrelmann & Razum 2012.
[12]   Vgl. Schwartz et al. 2003a; Razum, Zeeb & Laaser 2006; Waller 2006.

Auch in Deutschland wurde zeitgleich erkannt, dass die Verbesserung der Gesundheit der Bevölkerung durch individuelle Medizin nicht zu erreichen war. Zahlreiche renommierte Vertreter der aufkommenden medizinischen Fakultäten (z.B. Virchow, Koch, Pettenkofer) setzten sich vehement für die Einbeziehung von Erkenntnissen der Hygiene, Sozialmedizin und Epidemiologie in die Ausbildung und die öffentliche Gesundheitsfürsorge ein. Im Gegensatz zu den anglophonen Ländern kam es jedoch erst spät zur Gründung eigener Studiengänge und Fakultäten für Public Health.

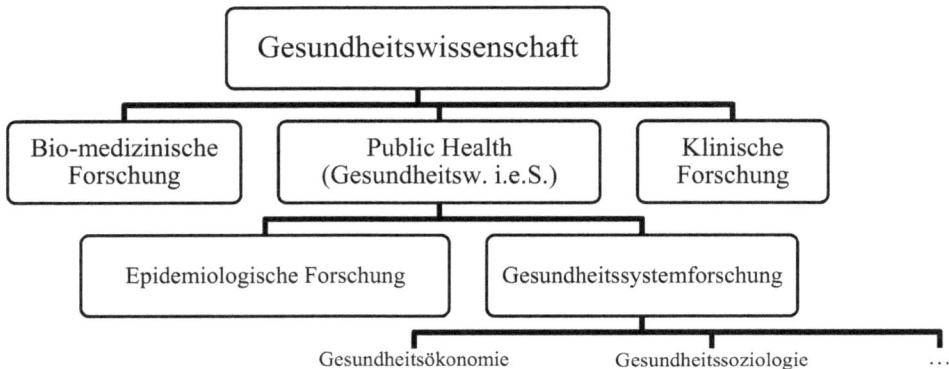

Abbildung 2.3: Gesundheitswissenschaft[13]

Tatsächlich dauerte es bis in die 1980er Jahre, bis in Deutschland Public Health als akademisches Fach etabliert wurde. Dies lag zum Teil an der so genannten Rassenhygiene des Nationalsozialismus, die Denkweisen und Argumente der Public Health Forschung in Deutschland für ihre verwerflichen Ziele missbrauchte, so dass nach Ende des II. Weltkrieges kaum wissenschaftliches Interesse an Fragestellungen der supraindividuellen Gesundheitsforschung bestand. Somit besteht ein großer Nachholbedarf, weniger in den Methoden des Public Health als vielmehr in der Durchdringung des bevölkerungsbezogenen Ansatzes der ganzen Gesundheitsforschung in Deutschland.

Das grundlegende Kriterium des Public Health ist der Bevölkerungsbezug. Eine der ältesten Definition stammt von C. Winslow aus dem Jahr 1920. Er definierte Public Health als „…the science and art of preventing disease, prolonging life and promoting health and efficiency through organized community effort for the sanitation of the environment, the control of communicable infections, the education of the individual in personal hygiene, the organization of medical and nursing services for the early diagnosis and preventive treatment of disease, and for the development of the social machinery to insure everyone a standard of living adequate for the maintenance of health, so organizing these benefits as to enable every citizen to realize his birthright of health and longevity." Auch neuere Definitionen setzen hier den Schwerpunkt, z.B. Schaeffer, Moers & Rosenbrock: „Public Health ist Theorie und Pra-

---

[13]   Quelle: in Anlehnung an Schwarz 2003, S. 5.

xis der auf Gruppen bzw. Bevölkerungen bezogenen Maßnahmen und Strategien der Ver-
minderung von Erkrankungs- und Sterbewahrscheinlichkeiten durch Senkung von Risiken
und Stärkung von Ressourcen. Public Health analysiert und beeinflusst hinter den individuellen Krankheitsfällen epidemiologisch fassbare Risikostrukturen, Verursachungszusammen-
hänge und Bewältigungsmöglichkeiten".[14]

Die einzelnen Definitionen stimmen in ihrem Schwerpunkt auf den Bevölkerungsbezug
überwiegend überein, unterscheiden sich jedoch erheblich in ihrer Offenheit für Fragestellungen, die außerhalb der unmittelbaren Einflusszone der Medizingebiete Hygiene und In-
fektionsschutz liegen. So ging das so genannte "Old Public Health" noch relativ stark vom
klassischen Verständnis der Medizin aus und erweiterte es auf Prävention und das Gemeinwesen. Das „New Public Health" hingegen ergänzt das „Old Public Health" durch die gesundheitspolitische Dimension, die sich insbesondere in der stärker strukturellen Sichtweise
der Gesundheitssystemforschung zeigt und auch medizinfremde Wissenschaften (wie z.B.
Politikwissenschaft, Ökonomie, Management) für ihre Zielsetzung in Wert setzt und somit
eine grundlegend neue Konzeption von Public Health schafft. So definiert beispielweise
Schwarz: „Public Health umfasst alle Analysen und Management-Ansätze, die sich vorwiegend auf ganze Populationen oder größere Subpopulationen beziehen, und zwar organisier-
bare Ansätze bzw. Systeme der Gesundheitsförderung, der Krankheitsverhütung und der
Bekämpfung unter Einsatz kulturell und medizinisch angemessener, wirksamer, ethisch und
ökonomisch vertretbarer Mittel."[15]

Für den Gesundheitsmanager dürfte die Definition von Schwarz sehr hilfreich sein, da er
Public Health im Grunde als ein auf Gesundheitssysteme und ihre Bevölkerungen fokussier-
tes Management definiert und das Effizienzkriterium als Proprium der Ökonomie zur Bedingung der Public Health Maßnahmen erhebt. Man sollte dabei nicht so weit gehen, Gesundheitsmanagement und Public Health gleichzusetzen, da das Management als Handlungswissenschaft stets entscheidungsorientiert ist und damit beispielsweise die eher analytischen
Ansätze der Epidemiologie, Gesundheitssoziologie oder Medizingeografie nicht abzudecken
vermag. Für ein praxisorientiertes Public Health benötigt man hingegen das Gesundheitsmanagement, um die Erkenntnisse dieser anderen Wissenschaften in Entscheidungen umzuset-
zen und ihre Implementierung zu überwachen.

Als wichtige Disziplinen innerhalb des Public Health, auf deren Konzepte wir in diesem
Buch immer wieder zurückgreifen werden, sollen die Medizinsoziologie, Hygiene, Medizingeografie, Demografie und Epidemiologie kurz dargestellt werden.

Die Soziologie ist die Wissenschaft vom Zusammenleben der Menschen, wobei insbesondere
der Konstituierung, dem Handeln und Verantworten in sozialen Gruppen eine große Bedeutung zukommt. Die Medizinsoziologie[16] als Spezialgebiet der Allgemeinen Soziologie analysiert dementsprechend die komplexen Interdependenzen von Gesundheit, Krankheit, Institutionen, Regeln und menschlichem Verhalten im Bezugssystem der Gesellschaft. Im Prinzip

---

[14]   Schaeffer, Moers & Rosenbrock 1994, S. 2.
[15]   Schwartz et al. 2003a, S. 823.
[16]   Vgl. Siegrist 2005; Borgetto & Kälble 2007.

werden alle Aspekte des Public Health betrachtet, aber eben aus dem spezifischen Blickwin-
kel des menschlichen Zusammenlebens. Diese Herangehensweise ist für die Gesundheitsmanager sehr hilfreich, da es stets menschliche Gruppen sind, innerhalb derer sich Krankheiten
ausbreiten, die in Institutionen des Gesundheitswesens arbeiten oder Regelungen zum Umgang mit Krankheiten treffen.

Hygiene ist die „Lehre von der Verhütung der Krankheiten und der Erhaltung und Festigung
der Gesundheit".[17] Traditionell lag der Schwerpunkt auf der Infektionsprävention, wobei
insbesondere die großen Erfolge der Mikrobiologie in der zweiten Hälfte des 19. Jahrhunderts (z.B. Entdeckung des Erregers der Cholera) das Renommee dieses Faches geprägt und
eine enge Verbindung der Hygiene und er Mikrobiologie impliziert haben. Aus heutiger
Sicht erscheint der Beitrag der kurativen Medizin zu den Verbesserungen der Lebenserwartung und der Lebensqualität eher marginal, während die verbesserte Sauberkeit und Ernährung von überragender Bedeutung waren.[18] Die Bedeutung der Hygiene im Zeitalter chronisch-degenerativer Erkrankungen wird hingegen häufig unterschätzt, wobei neue Infektionskrankheiten (z.B. AIDS, SARS) und die zunehmende Resistenz von bekannten Erregern
der Hygiene wieder neue Bedeutung schenken dürften. Der Gesundheitsmanager stellt einerseits Instrumente zur Umsetzung von Erkenntnissen der Hygiene zur Verfügung (z.B. Management von Impfprogrammen), bezieht andererseits wichtiges Wissen über die Infektions-
systeme aus dieser Wissenschaft, um seine eigenen Theorien und Konzepte an der Realität
zu überprüfen.

Die Medizingeografie[19] beschreibt und erklärt die räumliche Verteilung von Krankheiten
bzw. der Institutionen des Gesundheitswesens. Ihr Spezifikum ist folglich die Interpretation
der Phänomene des Gesundheitswesens im Raum, wobei die Karte (z.B. Krebsatlas) immer
noch eines ihrer wichtigsten Hilfsmittel ist. Da die Ökonomie traditionell die räumliche Dimension vernachlässigt und durch Aggregatbildung alle Akteure an einem Standort fokussiert, können der Ökonom bzw. der Gesundheitsmanager von der Medizingeografie die Bedeutung der räumlichen Dimension für ihre Modelle und Handlungsempfehlungen lernen.

Die Demografie[20] ist die Lehre von der Bevölkerung, wobei insbesondere ihre Größe und
Struktur in zeitlicher und räumlicher Entwicklung analysiert wird. Ein bekanntes Modell ist
die Bevölkerungspyramide, die die Stärke einzelner Jahrgänge aufzeigt. Die moderne Demografie basiert auf umfangreichen statistischen Modellen und untersucht die Gesetzmäßigkei-
ten der Bevölkerungsentwicklung. Für das Gesundheitsmanagement sind Grundkenntnisse
der Demografie von großer Bedeutung, da die Struktur und das Wachstum der Bevölkerung
für die Ausbreitung von Krankheiten, für die Organisation der Gesundheitsdienste und die
Durchsetzbarkeit der Interventionsmaßnahmen von großer Bedeutung sind.

---

[17]   Deutsche Gesellschaft für Hygiene und Mikrobiologie 2010.

[18]   Vgl. McKeown 1979b; McKeown 1979a.

[19]   Vgl. Meade & Emch 2005.

[20]   Vgl. Müller, Nauck & Diekmann 2000; Delvos 2008; Doblhammer & Scholz 2010.

Die Epidemiologie[21] wurde schließlich traditionell als die Lehre von der Ausbreitung von Krankheiten im Raum und Zeit verstanden. Heute erweitert sie ihr Spektrum immer mehr auf das systematische Erkennen von populationsbezogenen Risikofaktoren und Kausalitäten. Sie beschränkt sich nicht auf die Ausbreitung von Krankheiten, sondern inkludiert die Diffusion von Gesundheitszuständen. So ist beispielsweise auch die Analyse des Impfschutzes in einer Bevölkerung eine Aufgabe der Epidemiologie. Die grundlegenden epidemiologischen Begriffe (z.B. Prävalenz, Inzidenz, Studiendesign) gehören zum Basiswissen für den Gesundheitsmanager, aber auch weiterführende Modelle der Biometrie[22] sind für seine Studien hilfreich, insbesondere da sie mit wenigen Ausnahmen methodisch identisch mit den ökonometrischen Modellen sind.

Es ist interessant, dass am Anfang der epidemiologischen Forschung bereits die Interdependenz von Krankheit, Ökonomie und räumlichem Auftreten stand. So grassierte im Jahr 1854 die Cholera in London und kostete zahlreiche Menschenleben. Der englische Arzt John Snow (1813–1858) beobachtete, dass sich die Cholerafälle in unmittelbarer Umgebung einer Wasserstelle häuften und schloss daraus, dass dies der Infektionsort sein musste. Die aus Snow beruhende Kartierung der Cholerafälle (vgl. Abbildung 2.4) gilt als eine der ersten epidemiologischen Arbeiten. Die geografische Dimension der Epidemiologie wurde lange vernachlässigt, und der Schwerpunkt lag auf der Analyse der Zeitverläufe. Abbildung 2.5 zeigt hingegen, dass beide Aspekte kombinierbar und von großer Bedeutung sind.

Betrachtet man die Inhalte der Studiengänge in Public Health und Gesundheitsmanagement bzw. Gesundheitsökonomik, so fällt eine breite Überschneidung auf. Beispielsweise gehören an der Harvard School of Public Health die Fächer Umwelthygiene, Epidemiologie, Statistik und Biometrie, Volkswirtschaftslehre, Gesundheitspolitik, Entscheidungstheorie, Gesundheitsbetriebslehre sowie Gesundheitsprobleme der Entwicklungsländer zum Kanon, d.h., lediglich die Umwelthygiene unterscheidet die Studiengänge in Public Health und Gesundheitsmanagement bzw. -ökonomie. Auffällig ist hierbei, dass viele internationale Schools of Public Health Vorlesungen zur Gesundheitsversorgung in Entwicklungsländern anbieten, während dies in Deutschland eher die Ausnahme ist. Internationales Gesundheitsmanagement bzw. Internationales Public Health ist in Deutschland stark entwicklungsbedürftig.[23]

---

[21]   Vgl. Gordis & Rau 2001; Bonita, Beaglehole & Kjellström 2008; Gordis 2008.

[22]   Unter Biometrie versteht man die Anwendung statistischer und anderer prognostischer Verfahren in den Lebenswissenschaften, insbesondere in der Biologie und Medizin. Vgl. Lorenz 1996; Dümbgen 2009.

[23]   Vgl. Razum, Zeeb & Laaser 2006.

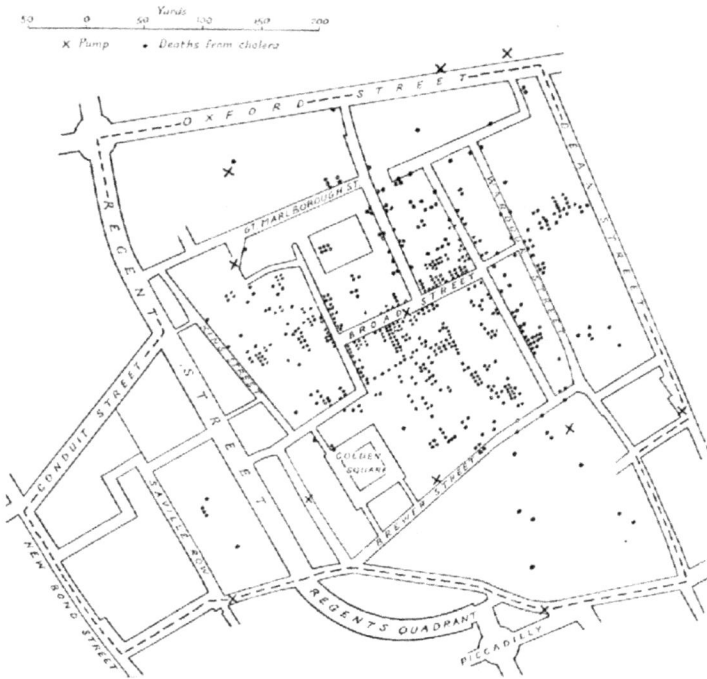

Abbildung 2.4: Karte nach John Snow (1854)[24]

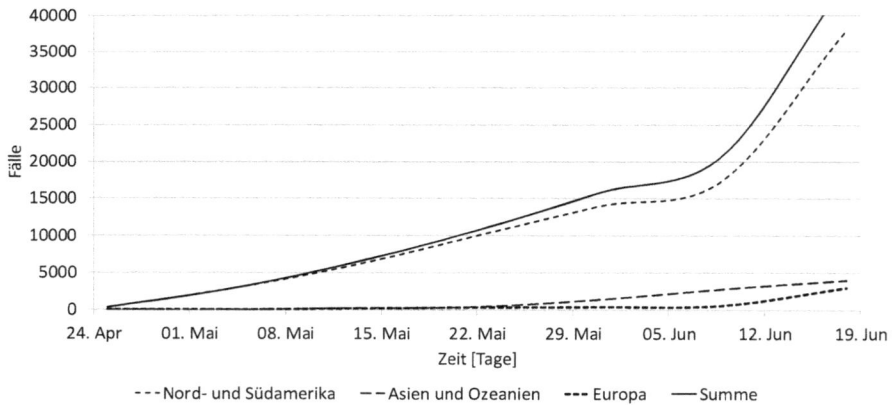

Abbildung 2.5: Entwicklung der Schweinegrippe 2009[25]

---

[24]   Gemeinfreie Bilddatei, Quelle: Snow 1854.

[25]   Quelle: FluTracker 2012.

In den letzten Jahren hat sich auch der Begriff Community Medicine etabliert, wobei die Unterscheidung zum Public Health nicht trennscharf ist (vgl. Tabelle 2.2). Prinzipiell lehnt sich die Community Medicine stärker an der individuumbezogene Medizin an und analysiert die Interdependenz von Gesundheit und Krankheit in einem klar umgrenzten Gemeinwesen. Aspekte außerhalb des Medizinsystems, wie z.B. der Wasserbau oder die Landwirtschaft, sind deshalb auch dann eher nicht Forschungsgegenstand der Community Medicine, wenn sie gesundheitspolitisch relevant sind. Die exakte Abgrenzung ist jedoch schwierig.

Tabelle 2.2 Public Health, Community Medicine und kurative Medizin[26]

Kriterien	Public Health	Community Medicine	Kurative Medizin
Zielpopulation	Bevölkerung	Bevölkerung der Region und Einzelperson	Einzelpatienten
Orientierung	Prävention	Prävention	Heilung von Krankheit auf Nachfrage
Arbeitsmerkmale	Zentrale Botschaften	Screening, aktives Zugehen, Motivierung, persönliche Interaktion	Persönliche Interaktion auf Nachfrage
Kooperation	Soziales Netz	Soziales Netz, Einrichtungen der Region, Medizinische Versorgung der Region	Medizinische Versorgung der Region

Zusammenfassend können wir das Gesundheitsmanagement sowohl als eigenständiges Fach als auch als Subdisziplin des Public Health verstehen. Gesundheitsmanagement ist methodisch und von seiner grundlegenden Ausrichtung her Teil der Wirtschaftswissenschaften, während sein Forschungsinhalt eindeutig dem Public Health zuzuordnen ist. Diese Mehrfachunterstellung teilt es mit anderen Disziplinen, wie z.B. der Biostatistik, der Medizinsoziologie und der Medizingeografie. Sie ist jedoch kein Nachteil, sondern erschließt die vollständige Erkenntniswelt der Wirtschaftswissenschaften für die Gesundheitswissenschaften und wird damit zu einem unverzichtbaren Element derselben – sowohl in Deutschland als auch international.

2.1.3 Gesundheitsökonomik und Gesundheitsmanagement

Wir haben bislang das Gesundheitsmanagement als die systematische Planung, Implementierung und Kontrolle von Maßnahmen zum Schutz, Förderung, Erweiterung und Wiederherstellung der Gesundheit einer Bevölkerung definiert, wobei das Gesundheitsmanagement das Forschungsobjekt Gesundheit mit vielen Disziplinen teilt und wichtige Erkenntnisse dieser Wissenschaften nutzt. Das Proprium des Gesundheitsmanagements wie der Gesundheitsökonomik als Teildisziplinen der Wirtschaftswissenschaft ist hierbei die Effizienz. Im Gegensatz zur Gesundheitsökonomik ist das Gesundheitsmanagement jedoch primär präskriptiv ausgerichtet, d.h., es geht um die ganz konkrete Gestaltung von Institutionen und Prozessen, die

---

[26]   Quelle: John 2003, S. 33.

sich positiv auf die Gesundheit von Populationen auswirken. Die Abgrenzung zur Gesundheitsökonomik ist jedoch eben so wenig trennscharf wie die Unterscheidung von moderner Betriebs- und Volkswirtschaftslehre.

Um dies aufzuzeigen soll im Folgenden ein gesundheitsökonomisches Rahmenmodell entwickelt werden.[27] Hierbei soll zuerst zwischen dem Forschungsobjekt und der Wissenschaft unterschieden werden. Als Wirtschaft bzw. Ökonomie bezeichnet man allgemein alle Haushalte, Unternehmen und Institutionen, die gemeinschaftlich die Überwindung der Knappheit anstreben. Die Wirtschaftswissenschaft bzw. Ökonomik ist hingegen die wissenschaftliche Beschäftigung mit der Wirtschaft bzw. Ökonomie. Die Unterscheidung wird im Deutschen nicht mehr konsistent durchgehalten, während z.B. im Englischen strikt zwischen Economics (Ökonomik) und Economy (Ökonomie) getrennt wird. Die Gesundheitsökonomik ist folglich die Anwendung der Ökonomik auf Probleme des Gesundheitswesens.[28]

Abbildung 2.7 gibt das grundlegende, stark vereinfachte Modell wider.[29] Die Basisannahme ist hierbei, dass die Nachfrage größer ist als das Angebot, d.h., die Güter zur Befriedigung der menschlichen Bedürfnisse sind insuffizient. Diese Annahme kann im Gesundheitswesen als gegeben akzeptiert werden, nicht nur, aber ganz besonders auch im internationalen Kontext, wo fundamentale Knappheit an Personal, Medikamenten, funktionsfähigen Anlagen, standardisierten Prozessen, Zeit, Logistik etc. zu einer generellen Unterversorgung mit Gesundheitsdienstleistungen akzeptabler Qualität führt. Knappheit liegt als Phänomen der realen Welt allen Maßnahmen des Gesundheitsmanagements zu Grunde und wird häufig mit der Ungleichung

$$D > S$$

ausgedrückt, wobei D die Variablenbezeichnung der Nachfrage und S des Angebots ist.

Die Angebotsseite kann auf zwei Ebenen analysiert werden. Die Mikroebene ist das Terrain der Betriebswirtschaftslehre, wobei die Trennung zwischen Mikroökonomik des Unternehmens und Theorie der Betriebswirtschaftslehre kaum möglich ist. Grundlegend betrachtet sie die Transformation von Produktionsfaktoren (Betriebsmittel, Werkstoffe, ausführende Arbeit, dispositive Arbeit, Information, Kunden) in Güter für die Kunden. Letztere sind Sachgüter oder Dienstleistungen und haben die Eigenschaft, ein spezifisches Knappheitsproblem bzw. Bedürfnis eines Kunden zu stillen. Die Betriebswirtschaftslehre betrachtet hierbei in der Regel eine einzige Produktiveinheit (Betrieb).

Die Gesundheitsbetriebslehre ist Teil des Gesundheitsmanagements und wendet Erkenntnisse der Allgemeinen Betriebswirtschaftslehre auf Gesundheitsdienstleister wie z.B. Krankenhäuser, Dispensarien, Arztpraxen, Praxisnetze etc. an. Beispielsweise werden in einem Kran-

---

[27]   Vgl. hierzu Fleßa 2007, S. 5–9.
[28]   Der Begriff Gesundheitswirtschaft müsste nach dieser Definition alle Knappheitsüberwinder des Gesundheitswesens umfassen. Tatsächlich versteht man unter Gesundheitswirtschaft häufig nur die kommerziell tätigen Anbieter dieser Branche. Der Term Gesundheitsökonomie bezeichnet hingegen meist nicht die Gesundheitswirtschaft, sondern wird als identisch mit der Gesundheitsökonomik verwendet.
[29]   Vgl. Henderson 1999; Jack 1999; Breyer, Zweifel & Kifmann 2004; Santerre & Neun 2007; Sloan & Hsieh 2012.

kenhaus die Produktionsfaktoren Gebäude, Betten, Laborgeräte, Ärzte, Pflegekräfte und Verwaltung so rekombiniert, dass Krankenhausleistungen (Pflegetage, Entlassungen, Operationen, etc.) entstehen, die den alleinigen Existenzgrund des Unternehmens darstellen. Beschaffung, Produktion, Absatz, Finanzierung, Investition, Logistik und Management sind die Grundfunktionen dieser Betriebe und werden abstrakt analysiert, aber die primäre Aufgabe der Gesundheitsbetriebslehre ist die systematische Unterstützung der konkreten Unternehmensführung in einer realen Einrichtung des Gesundheitswesens.[30]

Die Gesundheitsökonomik hingegen abstrahiert stärker von den konkreten Entscheidungsprozessen des einzelnen Unternehmens und analysiert das Angebot auf einer Makroebene als Aggregat mehrerer Anbieter. Beispielsweise müssen Versorgungsstrukturen definiert werden, die aus Anbietern unterschiedlicher Leistungsbreite und -tiefe bestehen. Die traditionelle Angebotspyramide (vgl. Abbildung 2.6) bestehend aus Dorfgesundheitshelfern, Dispensarien, Gesundheitszentren, Primärkranken-, Sekundär- und Tertiärkrankenhäusern, wie sie von der Weltgesundheitsorganisation in vielen Entwicklungsländern propagiert wird, ist ein Beispiel dieser aggregierten Sicht. Weiterhin betrachtet die Gesundheitsökonomik die Verteilung dieser Einrichtungen im Raum, d.h. in Distrikten und Regionen eines Landes. Daraus ergibt sich zentral und dezentral das Problem der Zuteilung von Gesundheitsressourcen (z.B. Personal, Budget des Gesundheitsministeriums) auf die einzelnen Ebenen und räumlichen Einheiten des Gesundheitswesens.

Die Nachfrage nach Gesundheitsdienstleistungen ist das Endglied einer Prozesskette, die aus den Gliedern objektiver Mangel an Gesundheit, Bedürfnis und Bedarf sowie einer Reihe von Filtern besteht. Ausgangspunkt der Nachfrageanalyse gemäß Abbildung 2.7 ist folglich eine objektiv feststellbare physische oder psychische Erkrankung bzw. ein regelmäßiger, natürlicher Prozess, der medizinische Hilfeleistungen benötigt (z.B. Geburt). Dieser objektive Mangel an Gesundheit kann von Ärzten gemessen werden, aber die betroffene Person mag sich dieses Zustandes gar nicht bewusst sein. Beispielsweise ist die Konjunktivitis bei Kindern von Nomadenstämmen in Afrika so häufig, dass die Eltern nur bei extremen Fällen an eine Erkrankung denken. Der objektive Mangel ist „normal" und wird nicht subjektiv als Mangel empfunden. Die Gesundheitsökonomik beschäftigt sich folglich mit der Analyse von Krankheiten und Fertilität als Grundlage für die Nachfrage nach Gesundheitsdienstleistungen. Einen besonderen Schwerpunkt der Forschung stellt dabei die Messung der Effizienz von Prävention und Intervention dar, d.h., die meisten Kosten-Nutzen-Analysen, Kosten-Effektivitäts-Analysen und Kosten-Nutzwert-Analysen messen das Verhältnis des Ressourcenverbrauchs einer Intervention und des objektiven Mangels an Gesundheit, jedoch selten die Auswirkung dieser Intervention auf die Nachfrage nach Gesundheitsdienstleistungen.

---

[30] Vgl. Fleßa 2008; Fleßa 2010a.

Tertiary Hospital

Regional Hospital

District Hospital

Health Centre

Dispensary

Village Health Worker, Traditional Birth Attendant

Secondary Care

Primary Care

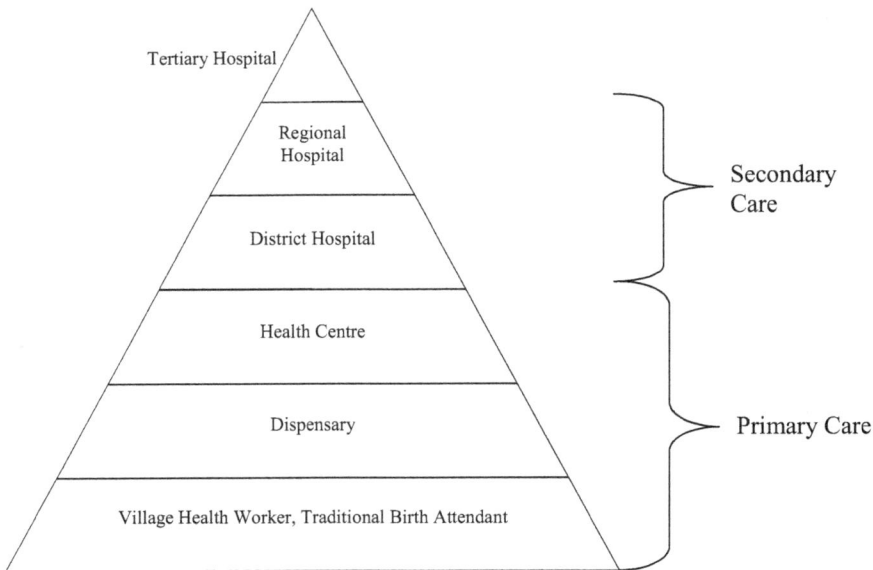

Abbildung 2.6: Pyramide der Gesundheitsdienste[31]

Ein naturwissenschaftlich feststellbarer Mangel an Gesundheit ruft nicht automatisch ein Bedürfnis nach Gesundheitsleistungen hervor. Der Mangel muss vom Kranken wahrgenommen werden, damit ein Antrieb zur Bedürfnisbefriedigung entsteht. Der entscheidende Faktor, ob ein objektiver Mangel, d.h. die Abweichung von objektivierbaren Normen physiologischer Regulation bzw. organischer Funktionen, subjektiv wahrgenommen wird, ist hierbei die Gesundheitserziehung. Andererseits können auch Bedürfnisse bestehen, die auf keinen naturwissenschaftlich feststellbaren Mangel an Gesundheit zurückzuführen sind. In beiden Fällen haben die Einrichtungen des Gesundheitswesens eine wichtige Rolle, da sie dafür sorgen können, dass objektiver Mangel auch subjektiv empfunden wird, andererseits ein nicht auf objektivem Mangel beruhendes, subjektives Bedürfnis abgebaut wird.

Aus Bedürfnissen wird ein Bedarf, wenn das Bedürfnis mit konkreten Gütern konfrontiert wird, die zu der Beseitigung des Mangels dienen können. Dies bedeutet, dass Bedürfnisse im Grunde über alle Zeiten und Kulturen hinweg ähnlich sind, jedoch ganz andere Bedarfe hervorrufen. So haben beispielsweise Erstgebärende im ländlichen Afrika des 19. Jahrhunderts und in Deutschland zu Beginn des 21. Jahrhunderts das gleiche Bedürfnis nach Geburtshilfe. Das konkrete Gut jedoch, auf das die Hoffnung der Bedürfnisbefriedigung gesetzt wird, unterscheidet sich erheblich. Die Afrikanerin meldete den Bedarf für eine traditionelle Hebamme an, die Deutsche wird wohl mit dem Thema Geburt automatisch den Kreißsaal in einer modernen Klinik verbinden. Es ist wiederum Aufgabe der Gesundheitserziehung, den Patienten darüber aufzuklären, welche Gesundheitsdienstleistungen für seine Bedürfnisbefriedigung zur Verfügung stehen, d.h., einen Bedarf zu wecken.

---

[31]   Quelle: Phillips 1990, S. 107.

Der Bedarf an Gesundheitsleistungen wird nur dann zur Nachfrage auf dem Gesundheitsmarkt, wenn genug Kaufkraft vorhanden ist, wenn die Dringlichkeit des Bedarfs im Vergleich zu anderen Bedarfen hoch ist, wenn die Qualität des Angebots adäquat und die Bedarfsdeckung in zumutbarer Entfernung möglich ist. Es wird allgemein anerkannt, dass der Nutzen, den insbesondere die Behandlung lebensbedrohender Krankheiten bringt, sehr hoch ist und dass deshalb die Nachfrage nach Gesundheitsleistungen hohe Priorität hat. In der konkreten Lebensgefahr zählt nur noch die Behandlung, d.h., alternative Verwendungsmöglichkeiten des Budgets sind irrelevant. Voraussetzung ist hierbei jedoch, dass überhaupt ein ausreichendes Budget des privaten Haushalts für Gesundheitsleistungen besteht bzw. durch Zahlungen der Sozialversicherung unterstützt wird. Deshalb ist die Finanzierung von Gesundheitsdienstleistungen, insbesondere mit Hilfe von Krankenversicherungen, ein Fokus der Gesundheitsökonomik.

Zahlreiche neuere gesundheitsökonomische Forschungsarbeiten konzentrieren sich auf die Determinanten der Qualität von Gesundheitsdienstleistungen sowie auf die Möglichkeiten, diese zu verbessern. Seltener wird jedoch der Zusammenhang zwischen wahrgenommener Ergebnisqualität und Nachfrage diskutiert. Ebenso wenig wurde in der gesundheitsökonomischen Diskussion bislang die Bedeutung der Distanz thematisiert, obwohl von Geografen oft auf die überragende Bedeutung dieses Faktors aufmerksam gemacht wurde. Gerade bei kundenpräsenzbedingenden Dienstleistungen ist die Distanz zwischen Nachfrager und Anbieter von hoher Relevanz. Hierbei ist besonders zu beachten, dass die Distanzreibung bei Präventionsprogrammen besonders groß ist. Das bedeutet, dass eine Mutter wohl gerne bereit ist, fünfzehn Kilometer zu ihrem Hausarzt zu fahren, um ihr an Masern erkranktes Kind behandeln zu lassen, diese Distanz aber oftmals nicht auf sich nimmt, um das gesunde Kind präventiv gegen Masern impfen zu lassen.

Der Gesundheitsmarkt koordiniert Angebot und Nachfrage, wobei gemäß der hierarchischen und regionalen Gliederung des Angebots an Gesundheitsdiensten zahlreiche Teilmärkte existieren. Die Analyse der Marktprozesse im Gesundheitswesen nimmt breiten Raum in der gesundheitsökonomischen Diskussion ein. Hierbei dominieren zwei Fragestellungen: Erstens wird erörtert, ob sich auf Gesundheitsmärkten eine effiziente Versorgungssituation (ein so genanntes Pareto-Optimum) einstellen kann oder ob staatliche Eingriffe aufgrund von Marktversagen nötig sind. Eine weitergehende Diskussion analysiert, ob eine effiziente Situation überhaupt gesellschaftlich wünschenswert ist oder ob Staatseingriffe nötig werden, um Armutsgruppen den Marktzugang zu ermöglichen. Es stellt sich die Frage, ob der Staat nur die Rahmendaten für das marktliche Geschehen gewährleisten oder ob er direkt in die Marktaktivitäten eingreifen sollte, indem er beispielsweise Preise für Gesundheitsdienstleistungen festsetzt, so dass auch arme Bevölkerungsschichten sich diese leisten können.

Abbildung 2.7 zeigt noch einmal zusammenfassend das gesundheitsökonomische Rahmenmodell. Ein objektiver Mangel an Gesundheit wird unter Umständen zu einem subjektiven Mangelerlebnis (= Bedürfnis), das zum Bedarf wird, wenn es mit konkreten Gütern zur Bedürfnisbefriedigung konfrontiert wird. Der Bedarf wird zur Nachfrage am Markt, wenn die Kaufkraft ausreichend ist, die Qualität des Angebotes stimmt, das Angebot erreichbar ist und der Nutzen für das Individuum hoch genug ist. Auf den Märkten treffen sich Angebot und Nachfrage.

Dieses – zweifelsohne verkürzte – gesundheitsökonomische Rahmenmodell umfasst auch die Forschungsobjekte des Gesundheitsmanagements, d.h., Gesundheitsökonomik und Gesundheitsmanagement erforschen denselben Gegenstand, jedoch mit unterschiedlicher Zielsetzung und Abstraktionsgrad. Hierzu kann auf das Modell menschlicher Aktivität zurückgegriffen werden.[32] Auf der Alltagsebene beschäftigt man sich mit Alltagsproblemen und deren praktischer Lösung, ohne Anspruch auf Allgemeingültigkeit, zeitliche Konstanz oder Reflexion. Beispielsweise ist das Ausfüllen von Formularen im Gesundheitsministerium eine wichtige Aufgabe, die jedoch keine wissenschaftliche Herausforderung darstellt.

Auf der angewandt-praktischen Ebene finden sich konkrete Probleme mit komplexer Struktur, die durchaus häufig ein strukturiertes und planvolles Vorgehen erfordern, wobei eine akademische Ausbildung hilfreich ist. So erfordert z.B. die Entwicklung eines Informationssystems für eine Krankenkasse wissenschaftliche Strukturierungsmethoden, ohne selbst bereits den Grad von Allgemeingültigkeit zu erreichen, der für eine Wissenschaft typisch ist.

Die angewandt-wissenschaftliche Ebene hingegen beschäftigt sich mit konkreten Problemlösungen, die eine gewisse Verallgemeinerbarkeit beanspruchen können. Sie umfassen noch nicht alle Institutionen oder Prozesse und sind keine grundlegenden Modelle oder bahnbrechenden Theorien einer Branche. Ihre Abstraktionsstufe erlaubt jedoch trotzdem, bestimmte Fragestellungen und Lösungsansätze auf andere, ähnliche Prozesse und Institutionen bzw. auf Teilprobleme zu übertragen. Ein Beispiel wäre die Bewertung der Vor- und Nachteile des Outsourcings in Krankenhäusern. Es wäre verwegen, hier von einer grundlegenden Theorie zu sprechen – trotzdem ist diese Ebene von großer Bedeutung für die Praxis.

Die allgemeine Ebene der Wissenschaft entwickelt aus den Erkenntnissen der angewandt-wissenschaftlichen Ebene eine verbindliche Begrifflichkeit und verallgemeinert die Erfahrungen zu Regelhaftigkeiten. Der wissenschaftliche Prozess auf dieser Ebene ist zyklisch, d.h., aus den empirischen Erkenntnissen leiten sich Hypothesen ab, die wiederum empirisch oder analytisch zu überprüfen sind. Aus dem System der Definitionen und durch Hypothesentestung belegten Regelhaftigkeiten leiten sich Modelle und schließlich – mit einem höheren Grad an Komplexität und Verlässlichkeit – Theorien ab, die das komplette Fach umfassen. Beispiele hierfür sind das Modell der Dienstleistungsproduktion, die Principal-Agent-Theorie oder das Grossman-Modell.

Die Metaebene der Wissenschaft erhebt sich über die einzelne Disziplin hinaus und bietet einen Rahmen für die Behandlung allgemeiner Phänomene. Die Systemtheorie ist eine derartige Grundlegung, die in fast allen Realwissenschaften große Verbreitung gefunden hat.

---

[32]   Vgl. Ritter 2001, S. 3.

- ◆ Demografie
- ◆ Epidemiologie
- ◆ Anthropologie
- ◆ Soziologie
- ◆ Geografie
- ◆ …

OBJEKTIVER MANGEL

- ◆ Interventionsstrategien
- ◆ Gesundheitsförderung

BEDÜRFNIS

- ◆ Finanzierbarkeit
  - ◆ Gesundheitsbudgets privater Haushalte
  - ◆ Gebührenpolitik
  - ◆ Krankenversicherungen
- ◆ Distanzverluste
- ◆ Nutzen
- ◆ Qualität
  - ◆ Messung
  - ◆ Sicherung

BEDARF

NACHFRAGE

Leistungen

Angebot

Nachfrage

Preis

- ◆ Gesundheitsmarkt
- ◆ Staatseinfluss
- ◆ Zugangsbeschränkungen

- ◆ Makroebene
  - ◆ Definition der Versorgungsstufen
  - ◆ Raumplanung
  - ◆ Optimale Ressourcenallokation auf
    Versorgungsstufen und Distrikte

- ◆ Mikroebene (Betriebswirtschaft)
  - ◆ Produktionsfaktoren
  - ◆ Leistungswirtschaft
  - ◆ Finanzwirtschaft
  - ◆ Betriebssteuerung und -management
  - ◆ Lebensabschnitte

ANGEBOT

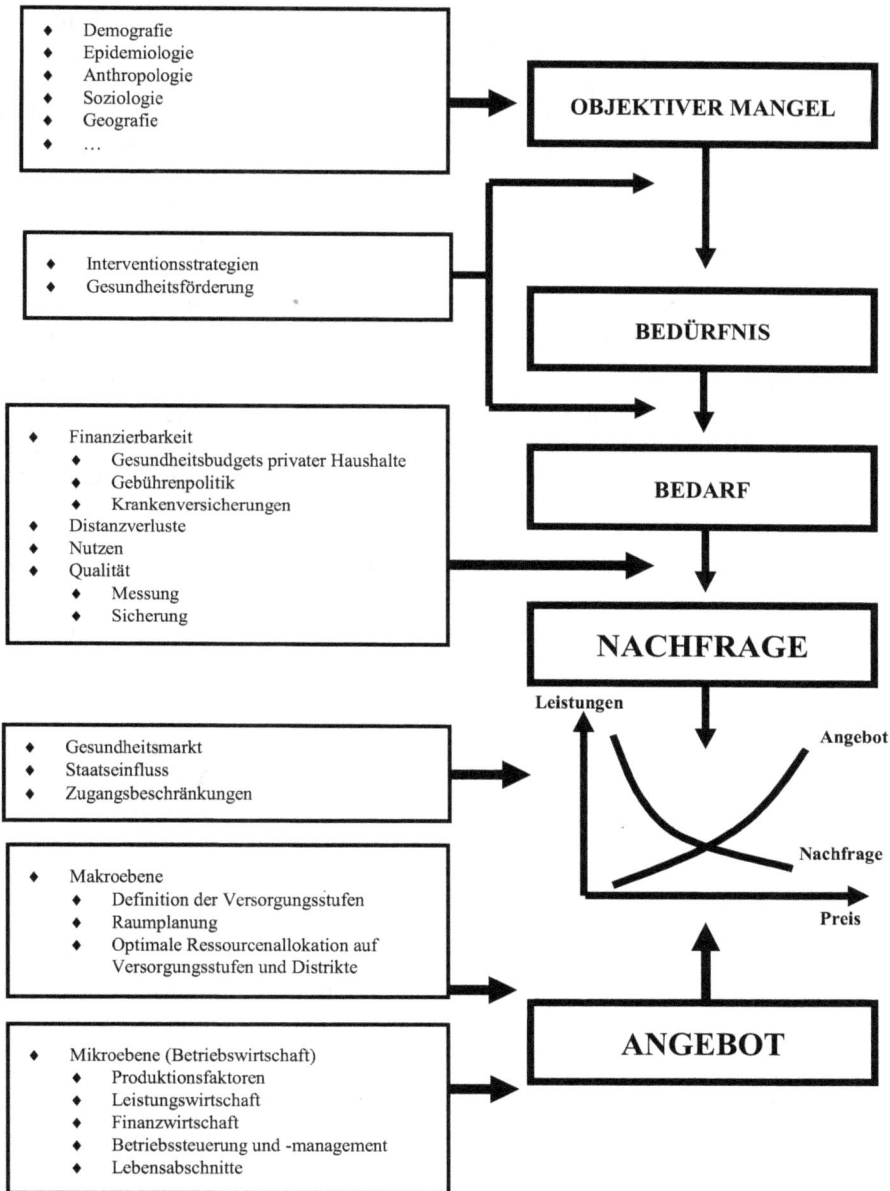

Abbildung 2.7: Gesundheitsökonomisches Rahmenmodell[33]

---

[33]   Vgl. Fleßa 2007, S. 9.

22   2 Grundlagen

Das Gesundheitsmanagement ist eine relativ junge Handlungswissenschaft. Daraus leitet sich die Zielsetzung ab, verlässliche Erkenntnisse für konkrete Entscheidungssituationen abzuleiten. Aus dieser Sicht bewegt sich das Gesundheitsmanagement überwiegend auf der angewandt-wissenschaftlichen Ebene und stellt seine Erkenntnisse der angewandt-praktischen Ebene zur Verfügung. Allgemeine Modelle und Theorien des Gesundheitsmanagements existieren derzeit noch kaum, d.h., diese junge Wissenschaft ist erst dabei, aus der angewandt-wissenschaftlichen Ebene eine Begrifflichkeit zu destillieren und Regelhaftigkeiten zu überprüfen, so dass man von einer Theorie sprechen kann. Die Gesundheitsökonomik hingegen bewegt sich überwiegend im Bereich der allgemeinen Ebene der Wissenschaft. Ihre Begrifflichkeiten, Modelle und Theorien sind exakt definiert und überprüft – teilweise zu dem Preis einer hohen Abstraktion, die eine gewisse Distanz zur Praxis implizieren kann.

Aus der unterschiedlichen Zielsetzung und Einordnung ergibt sich auch ein anderes Instrumentarium. Das praxisorientierte Gesundheitsmanagement nützt überwiegend die betriebswirtschaftliche Methodik der Systemsteuerung. Gesundheitsmanagement kann somit auch als Kybernetik von Gesundheitssystemen verstanden werden, wobei sowohl die Steuerung der einzelnen Akteure (z.B. Gesundheitsdienstleister, Krankenkassen) als auch der Nachfrage-, Angebots- und Marktprozesse inkludiert sind. Für jeden Akteur des Gesundheitswesens sowie für die Regelung des Gesamtsystems impliziert die Kybernetik eine umfassende Steuerung, die sowohl das klassische Management (Planung, Organisation, Personaleinsatz, Führung und Kontrolle) als auch die Analyse des Umsystems (Ressourcen, Konkurrenz, Kooperationspartner, Wertesysteme, demografische, epidemiologische, ökonomische und soziale Prozesse) umfasst. Abbildung 2.8 zeigt die Komplexität der Steuerung von Gesundheitssystemen auf.

An dieser Stelle soll auf eine tiefergehende Analyse des Managements bzw. der Systemsteuerung verzichtet werden. Zusammenfassend können wir Gesundheitsmanagement als die Wissenschaft der Steuerung von Gesundheitssystemen definieren. Dies umfasst sowohl alle Institutionen (z.B. Leistungsanbieter, Finanzierungsorganisationen, Logistiker, Informationssysteme, Regulatoren, Bevölkerung, Zivilgesellschaft) als auch alle Prozesse (z.B. Dienstleistungsproduktion, Transport, Nachfrageverhalten), die letztlich der Verbesserung, Erhaltung oder Wiederherstellung der Gesundheit einer Bevölkerung dienen. Gesundheitsmanagement hat dabei stets die Intention, das System nicht nur zu verstehen oder zu bewerten, sondern zielsystemkonform zu gestalten. Deshalb gehört auch die Diskussion des Werte- und Zielsystems unmittelbar in den Aufgabenbereich des Gesundheitsmanagements.

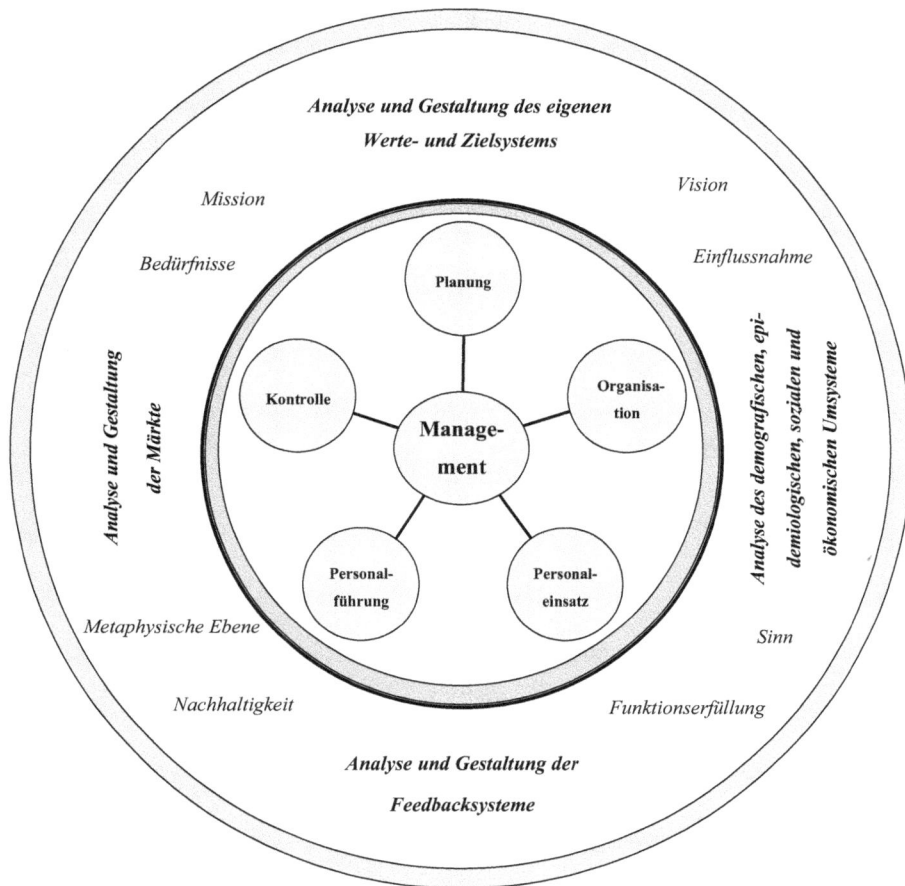

Abbildung 2.8: Steuerung von Gesundheitssystemen[34]

2.1.4 Gesundheitspolitik und Ethik

2.1.4.1 Grundlagen

Das Gesundheitsmanagement umfasst alle Ebenen des Gesundheitssystems, d.h., von der Mikroebene (z.B. traditionelle Hebammen, Apotheken, niedergelassene Ärzte, Dispensarien, Gesundheitszentren, Krankenhäuser, Patienten) über die Mesoebene (kassenärztliche Vereinigung, Berufsverbände, Krankenhausverbünde, Praxisnetze) bis zur Makroebene (Zivilgesellschaft, Gesundheitsministerium, Gesetzgebung und Regulation) werden alle Akteure und Prozesse der Planung, Implementierung und Kontrolle gesundheitsrelevanter Maßnahmen abgedeckt. Die Gesundheitspolitik hingegen umfasst die Makroebene und analysiert die

---

[34] Quelle: Fleßa 2010b, S. 10.

Aktivitäten der Politik zur Steuerung des Gesundheitssystems. Aus dieser Perspektive ist die Gesundheitspolitik ein Subsystem des Gesundheitsmanagements. Gleichzeitig geht die Gesundheitspolitik jedoch als essentieller Bestandteil der Sozialpolitik über das Gesundheitsmanagement hinaus und umfasst alle politische Einflussnahmen auf Lebensbereiche, die gesundheitsrelevant sind, wie z.B. die Wohnungspolitik, Verbraucherschutz, Umweltpolitik, Familienpolitik, Verkehrs- und Straßenbaupolitik. Gesundheitsmanagement ist damit auch gleichzeitig ein Instrument der Gesundheitspolitik. Abbildung 2.9 zeigt schematisch auf, dass Gesundheitspolitik, Gesundheitsökonomie und Gesundheitsmanagement erhebliche Überschneidungen aufweisen, jedoch inhaltlich und methodisch nicht identisch sind.

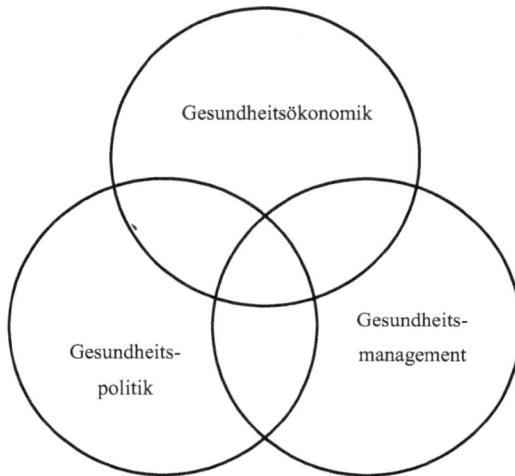

Abbildung 2.9: Gesundheitspolitik, Gesundheitsökonomik und Gesundheitsmanagement

Die Gesundheitspolitik ist stets strategisch ausgerichtet und umfasst deshalb wie das strategische Management die Analyse und Gestaltung des Zielsystems, der Umwelt, der Ressourcen sowie der Kooperationen. Das Zielsystem der Gesundheitspolitik erwächst aus dem grundlegenden Wertesystem einer Gesellschaft, angewandt auf das Gesundheitssystem. Der Diskurs über Werte und Ziele ist Aufgabe der Ethik und soll im Folgenden vertieft werden. Die Umweltanalyse umfasst die demografische, epidemiologische, soziale und ökonomische Entwicklung der Bevölkerung. Gesundheitspolitiker müssen die Strukturen und Veränderungen kennen, antizipieren und bewerten, um Chancen und Risiken frühzeitig zu erkennen und auf Grundlage ihres Zielsystems reagieren zu können. Bei Abweichungen vom Ziel ergibt sich die Notwendigkeit der Intervention, wobei auf strategischer Ebene insbesondere die Generierung von Ressourcen im Fokus steht. Die Gesundheitspolitik hat hierbei nicht zwangsläufig die Aufgabe, direkt als Anbieter von Gesundheitsdienstleistungen aufzutreten, sondern sie schafft eine Rahmenordnung für die Aktivitäten und Elemente des Gesundheitssystems, indem sie durch Gesetze und Verordnungen Freiräume zur Problemlösung und Ressourcengenerierung schafft. Krankenkassen, Krankenhausträger, Ärzte, Apotheker, Pharmaindustrie etc. nutzen die Freiräume, die ihnen die Gesundheitspolitik schafft und überwinden damit –

geschickt geleitet durch die Politik – die Abweichung des Istzustandes von der gesundheitspolitischen Zielvorgabe.

2.1.4.1.1   Werte

Die Werte und Ziele der Gesundheitspolitik verschiedener Länder unterscheiden sich in ihrer
Ausformulierung und Gewichtung, stimmen jedoch inhaltlich überwiegend überein und
führen für den jeweiligen historischen Pfad und die Kultur eines Landes aus, was die allgemeine Erklärung der Menschenrechte (UN-Resolution 217 A (III), 10.12.1948) als „Würde
des Menschen" bezeichnet und jedem Mitglied der Gemeinschaft der Menschen zuspricht.
Das Prinzip der Menschenwürde ist allerdings schwer operationalisierbar und verlangt eine
Ausführung, mit welchen Maßnahmen es erreicht werden kann. Hierbei finden sich sowohl
in der allgemeinen Erklärung der Menschenrechte als auch in den meisten Verfassungen die
Werte der Französischen Revolution Freiheit, Gleichheit und Brüderlichkeit bzw. Freiheit,
Gerechtigkeit und Solidarität. Abbildung 2.10 zeigt diese Ableitung.

Freiheit, Gerechtigkeit und Solidarität sind schwer zu definierende Begriffe, die jedoch von
zentraler Bedeutung für die Ausgestaltung der Gesundheitspolitik sind. Freiheit sei hier als
die Möglichkeit definiert, als autonom handelndes Subjekt zwischen verschiedenen Alternativen auszuwählen und damit entscheiden zu können. Hierbei ist es für die Gesundheitspolitik relativ irrelevant, in wie weit die individuelle Entscheidungsfreiheit neurobiologisch
bestimmt bzw. begrenzt ist.[35] Bedeutend ist vielmehr, dass überhaupt eine Wahlmöglichkeit
gegeben sein muss, d.h., dass das Individuum aus einem Bündel von mindestens zwei Alternativen auswählen kann. Monopole sind damit ebenso ein Eingriff in das Freiheitsrecht des
Individuums wie Approbations- und Niederlassungsordnungen. Die Freiheit des Individuums
muss immer dort begrenzt werden, wo Rechte Dritter durch die Ausübung des Freiheitsrech-
tes gefährdet sind (z.B. ärztliche Tätigkeit durch nicht ausreichend ausgebildetes Personal)
oder die Schaffung von Wahlmöglichkeiten nicht oder nur mit nicht zu vertretendem Aufwand möglich ist (z.B. natürliche Monopole).

In vielen Gesundheitssystemen ist die Schaffung von Angebotsalternativen ein großes Problem. Beispielsweise haben Krankenhäuser in dünn besiedelten Regionen ein natürliches
Monopol, da der fixkostenintensive Krankenhausbetrieb die Eröffnung eines weiteren Hospitals in zumutbarer Entfernung als unwirtschaftlich erscheinen lässt. In anderen Gebieten gäbe
es durchaus Wahlmöglichkeiten, aber staatliche Regularien oder Traditionen verbieten die
Ansiedelung konkurrierender Anbieter. Hier muss die Frage beantwortet werden, welche
Bedeutung Konkurrenz, Wahlfreiheit und Angebotspluralität für eine Gesellschaft haben.

Gerechtigkeit ist ebenfalls ein schwieriger Wert, da unterschiedliche Modelle der Gerechtigkeit miteinander konkurrieren und letztlich nicht versöhnbar sind: Die egalitäre Verteilung,
die Bedarfsgerechtigkeit und die Leistungsgerechtigkeit.[36]

Egalität bedeutet, dass jeder das Gleiche erhält, unabhängig von seiner Leistung oder seinen
Bedürfnissen. Im Prinzip wird das Güterbündel durch die Zahl der Individuen geteilt – eine

---

[35]   Vgl. Roth 2005.
[36]   Vgl. Lachmann 1995, S. 119–125; Lachmann 2003b, S. 181–183.

gleichermaßen einfache wie gefährliche Vorgehensweise. Erstens impliziert sie, dass derjenige, der aus bestimmten Umständen (z.B. durch Behinderung) besonders viele Güter zur Befriedigung seiner Bedürfnisse benötigt, genauso viel bekommt wie derjenige, der diese Güter eigentlich gar nicht braucht. Zweitens setzt dieser Ansatz voraus, dass das zur Verteilung vorliegende Güterbündel gegeben ist. In der Realität ist die Verteilmenge hingegen höchst variabel und hängt vor allem vom Fleiß, der Kreativität und der Leistungsbereitschaft der Wirtschaftssubjekte ab. Der Güterbündel ist tendenziell höher, je weiter die genannten Tugenden verteilt und je intensiver sie ausgeprägt sind. Egalität bedeutet, dass derjenige, der besonders fleißiger, sparsamer, kreativer und risikobereiter ist, überhaupt nichts davon hat. Wenn jeder das für ihn Nötige erhält, wird deshalb die Leistungsbereitschaft zumindest tendenziell eingeschränkt. In einer Gesellschaft, in der die Zuteilung der Mittel egalitär erfolgt, werden Fleiß, Sparsamkeit, Kreativität und Risikobereitschaft, d.h. die Quellen des Fortschritts, bestraft.

Das erste Problem der egalitären Verteilung wird durch die Ausrichtung an einer Bedarfsgerechtigkeit zu überwinden gesucht, die allgemein in dem Satz: „Jedem das, was er braucht" beschrieben werden kann. Sie analysiert zuerst den Bedarf der Menschen. Anschließend weist sie jedem so viel zu, wie er zur Deckung seines Bedarfs benötigt. Dieser Ansatz erweist sich für die Praxis der Gesundheitspolitik jedoch als ausgesprochen problematisch. Erstens müsste es eine Instanz geben, die allwissend die Bedürfnisse und den Bedarf der Menschen kennt und bewertet. Welche Bedürfnisse bzw. welcher Bedarf sind legitim, welche sollten nicht erfüllt werden? Ist beispielsweise das Bedürfnis eines Alkoholikers nach seiner Droge in der bedarfsgerechten Verteilung des Bruttonationalproduktes zu berücksichtigen, oder sollte eine übergeordnete Autorität entscheiden, dass dieses ihm wichtige Bedürfnis nicht gestillt werden sollte?

Zweitens ist „in einer von Knappheiten gekennzeichneten Welt eine vollständige Befriedigung aller Bedarfe im Sinne der Formel ‚Jedem das Seine' unerreichbar".[37] Solange die Begrenztheit der Güter auf die Unbegrenztheit der Bedürfnisse und Bedarfe trifft, muss eine höhere Instanz die Ansprüche gewichten und erfüllbare von unerfüllbaren trennen. Es ist nicht auszuschließen, dass gerade solche Bedürfnisse bzw. Bedarfe nicht befriedigt werden, die von dem Individuum als besonders wichtig erachtet werden. Alternativ könnten die Individuen ihre Bedürfnisse nach Wichtigkeit ordnen, was zum einen für viele Menschen eine Überforderung darstellen würde, zum anderen den egoistischen Bedürfnissen einiger Individuen Vorschub leisten dürfte. Anschließend bräuchte man Mechanismen, um die geordneten Ansprüche der Menschen miteinander abzugleichen.

Drittens ist auch die Bedarfsgerechtigkeit konträr zur wirtschaftlichen Entwicklung, weil sie Fleiß, Sparsamkeit, Kreativität und Risikobereitschaft hindert. Die dritte Gerechtigkeitsregel, die Leistungsgerechtigkeit, hingegen ermutigt zu diesen Tugenden, indem jeder grundsätzlich so viel erhält, wie es seiner Leistung entspricht, ein Prinzip, das in der Ökonomik weit verbreitet ist, z.B. in der Forderung, dass der Reallohn der Grenzproduktivität des Faktors Arbeit entsprechen soll.

---

[37]   Bremer 1996, S. 144.

Der dritte Wert ist die Solidarität. Sie impliziert die Zuwendung des Stärkeren an den Schwächeren, d.h. Junge für Alte, Gesunde für Kranke, Reiche für Arme etc. Solidarität ist allerdings nicht identisch mit Altruismus bzw. Selbstlosigkeit. Solidarität impliziert vielmehr ein rationales Abwägen der Vor- und Nachteile der Zuwendung an die Bedürftigen. Beispielsweise kümmern sich die Jungen um die Alten (z.B. in der solidarischen Rentenversicherung), weil sie wissen, dass auch sie später einmal alt sein werden. Dann, so hoffen sie, wird auch eine jüngere Generation sich um sie kümmern. Ebenso zahlen die Gesunden in der solidarischen Krankenversicherung für die Kranken, weil sie hoffen, im Krankheitsfall selbst genügend Unterstützer zu erhalten. Selbst die Mildtätigkeit der Reichen gegenüber den Armen hat rationale Gründe, denn auch der Reiche muss fürchten (wenn auch mit geringer Wahrscheinlichkeit), selbst einmal arm zu sein. Dann, so hofft er, würde man sich auch um ihn kümmern. Solidarität in einem Staatswesen ist deshalb oftmals nicht Ausdruck des guten Herzens, sondern ein sehr rationales Kalkül. Solidarität reduziert Unsicherheit bei Situationen, deren Wahrscheinlichkeit sehr gering ist, deren Eintritt jedoch mit Katastrophenszenarios und hoher Angstbesetzung belegt ist. Zumindest emotional können die Ängste vor der Unsicherheit der Zukunft durch Solidarität heute überwunden werden.

Altruismus – zumindest in der Tradition der Nächstenliebe im christlichen Abendland – unterscheidet sich von diesem reinen Nutzenkalkül. Der Liebende ist bereit, auf seinen eigenen Nutzen kurz- und langfristig zu verzichten, um den Nutzen eines anderen zu erhöhen. Da diese Eigenschaft relativ selten ist, können unser Wirtschaftssystem und auch unser Gesundheitssystem nicht allein auf Nächstenliebe basieren. Selbst wenn es gelänge, eine Gesellschaft der Liebenden aufzubauen, in der fast alle Menschen allein aus Liebe motiviert wären, wäre dies sehr gefährlich. Solange sich auch nur ein Individuum egoistisch verhält, würde Nächstenliebe zur Ausnutzung der Liebenden führen. Diese Ausnutzung geschieht dann in einem rechtsfreien, hilflosen Raum, denn mit diesem Verhalten rechnet ja in der „Gesellschaft der Liebenden" keiner. Es ist deshalb für eine Gesellschaft besser, keinen Altruismus zu unterstellen, sondern Regeln zu schaffen, die dazu führen, dass solidarisches Handeln der Gesellschaftsgruppen gefördert wird. Dies ist zweifelsohne eine wichtige Aufgabe der Gesundheitspolitik.

2.1.4.1.2 Ziele

Freiheit, Gerechtigkeit und Solidarität sind Werte, die dem maßgeblichen Prinzip der Würde des Menschen Ausdruck verleihen. Für die Praxis der Gesundheitspolitik sind sie jedoch noch zu abstrakt und erfordern eine Exemplifikation. Gesundheitspolitische Ziele müssen spezifisch, messbar, realistisch und zeitlich begrenzbar sein. Die Ziele Zugänglichkeit, Wirksamkeit, Nachhaltigkeit und Partizipation erfüllen diese Anforderungen bereits deutlich mehr und werden häufig als grundlegende Ziele der Gesundheitspolitik genannt.

Wirksamkeit

Gesundheitsdienstleistungen sollen einen positiven Beitrag zur Gesundheit der Menschen leisten, d.h., sie sollen wirksam sein. Dies impliziert, dass diese Dienstleistungen in der richtigen Menge, in der angemessenen Qualität, zur rechten Zeit, am geeigneten Ort und in Kombination mit anderen Leistungen angeboten werden. Der Qualität der Gesundheitsdienstleistungen kommt hierbei eine besondere Bedeutung zu. Billige, aber qualitativ ungenügende und damit wirkungslose Medizin und Pflege kann kein gesundheitspolitisches Ziel sein.

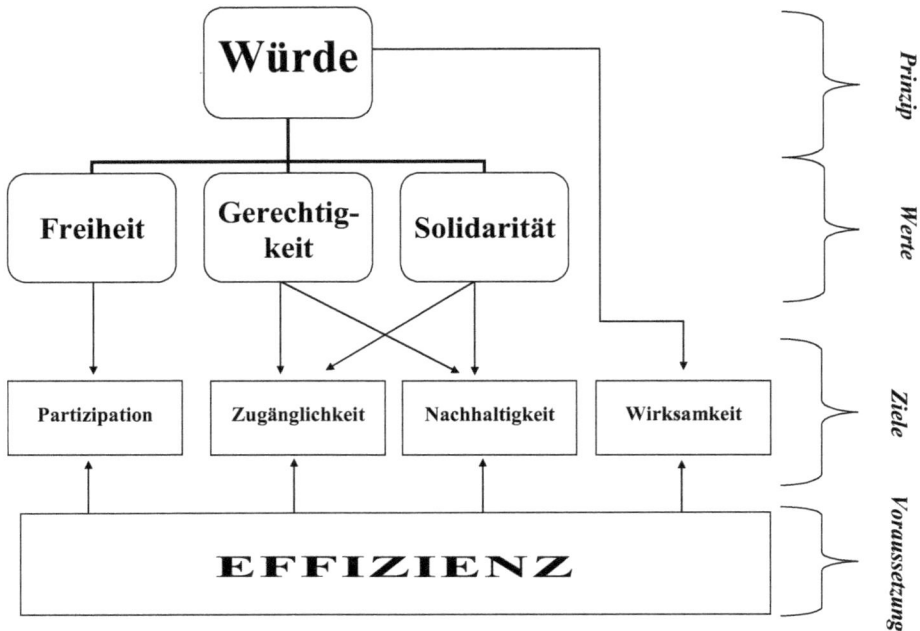

Würde

Freiheit **Gerechtig-keit** **Solidarität** — *Prinzip* / *Werte*

Partizipation Zugänglichkeit Nachhaltigkeit Wirksamkeit — *Ziele*

EFFIZIENZ — *Voraussetzung*

Abbildung 2.10: Werte- und Zielsystem des Gesundheitswesens

Der Begriff Qualität ist vielschichtig und schwer zu konkretisieren,[38] so dass auch ihre Messung bzw. Wirkung schwierig ist. Nach Donabedian können Struktur-, Prozess- und Ergebnisqualität unterschieden werden.[39] Für die Public Health muss dieses Konzept um die Unterscheidung von Output, Outcome und Impact ergänzt werden.

Die Quantität und Qualität der Ressourcenverbräuche determinieren die Strukturqualität.[40] Aufgabe einer Gesundheitsinstitution oder eines -programms ist die Produktion von Gesundheitsdienstleistungen. Hierzu werden die Produktionsfaktoren in der Art rekombiniert, dass eine möglichst gute Dienstleistung entsteht.[41] Der Rekombinationsprozess (= Produktion) determiniert die Prozessqualität. Je weniger Ressourcen im Zusammenspiel der Produktionsfaktoren vergeudet werden, desto besser ist die Prozessqualität. Sie kann mit Hilfe von Ablaufplänen, Fehlerquoten, Servicezeiten etc. bestimmt werden. Der Dienstleistungsprodukti-

---

[38] Vgl. Fleßa 2010a, S. 244–248.
[39] Vgl. Donabedian & Bashshur 2002.
[40] Vgl. Donabedian 1980.
[41] Vgl. Corsten & Gössinger 2007.

onsprozess wird erschwert durch die physische Anwesenheit des Kunden (z.B. Patient), an dem die Dienstleistung erbracht wird. Im Gegensatz zur Sachgüterproduktion stellt der Kunde als externer Faktor eine wesentliche Komponente des Produktionsprozesses dar. Er holt nicht nur seine Leistung am Ende ab, sondern ist Teil des Leistungserstellungsprozesses (Abbildung 2.11).

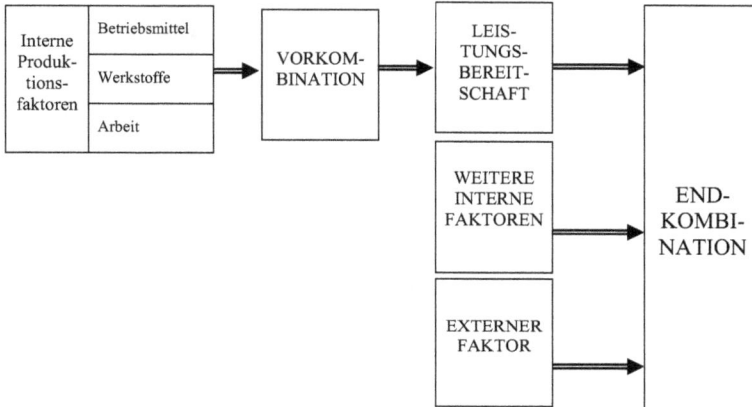

Abbildung 2.11: Dienstleistungsprozess[42]

Das Ergebnis des Produktionsprozesses ist nicht die Gesundheit, sondern lediglich eine Gesundheitsdienstleistung, d.h. ein Output (vgl. Abbildung 2.12). Er kann quantitativ gemessen werden, z.B. durch die Zahl der Kontakte (z.B. Beratungen), durch die Zahl der Bettage, durch die Patientenzahl etc. Schwieriger sind die Messung der Ergebnisqualität und vor allem die Rückführung der Ergebnisqualität auf den Produktionsprozess, da der Kunde als externer Faktor die Ergebnisqualität maßgeblich beeinflusst. Während in der Sachgüterproduktion ein Kunde keinen Einfluss auf die Qualität des Produktes hat, ist der Heilungs- oder Beratungserfolg einer Gesundheitsdienstleistung nicht von der Person und Persönlichkeit des Kunden zu trennen.

Die Outputs des Produktionsprozesses der Gesundheitsdienstleister sind deshalb nur eine Determinante der Gesundheit der Patienten (Outcome). Seine genetische Disposition, Wohnraum, Beruf, Rolle etc. beeinflussen den Outcome mindestens so stark wie der Output des Gesundheitssystems.

---

42   Quelle: Corsten 1998, S. 78.

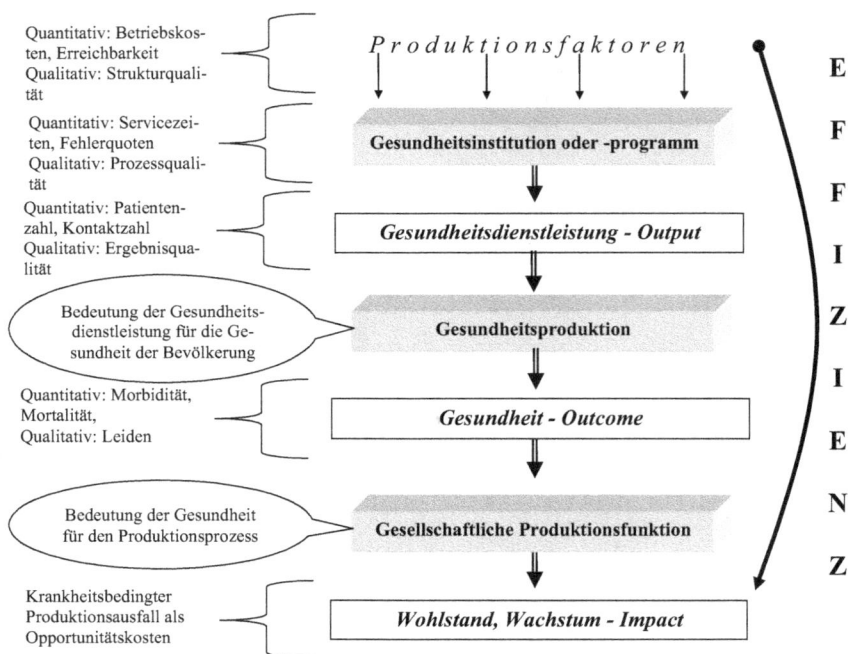

Abbildung 2.12: Output-Outcome-Impact-Modell[43]

Schließlich stellt die Gesundheit des Individuums einen Inputfaktor für eine gesamtgesell-schaftliche Produktionsfunktion dar, deren Ergebnis Wohlstand und Wachstum für die ge-samte Gesellschaft ist. Beispielsweise führt die Heilung eines Patienten mit Tuberkulose dazu, dass er selbst wieder wirtschaftlich aktiv sein kann, seine Familiengehörigen ihn nicht mehr pflegen müssen und er gleichzeitig niemanden anderen mehr ansteckt. Damit ist der Impact unter Umständen deutlich höher als der Outcome.

Damit kann man zusammenfassend schließen, dass gesundheitspolitische Maßnahmen in dem Sinne wirksam sein müssen, dass sie einen Outcome erzeugen, der einen Impact auf die Gesellschaft hat. Gleichzeitig sind diese Statistiken relativ schwer zu messen, so dass man sich in der Praxis häufig auf die Outcomes (z.B. Betttage) beschränkt – eine Engführung, die dazu verführt, Leistungsziffern der Gesundheitsdienstleister mit Gesundheit der Bevölkerung zu verwechseln.[44]

Zugänglichkeit

Gesundheitsdienstleistungen sollen für die Bevölkerung zugänglich sein, d.h., es sollen keine Barrieren bestehen, die verhindern, dass aus einem Bedarf eine Nachfrage wird. Wie Abbil-

---

[43]   Quelle: Eigene Darstellung, in Anlehnung an Claeson et al. 2002, S. 207.

[44]   Vgl. Murray & al. 2002; Shengelia et al. 2003.

dung 2.7 zeigt, sind die geringe Qualität (siehe oben), die fehlende Kaufkraft und die räumliche Distanz die wichtigsten Barrieren.

Die räumliche Zugänglichkeit ist gerade in peripheren Gebieten der Entwicklungsländer ein großes Problem. Grundsätzlich nimmt die Zahl der Interaktionen zwischen zwei Elementen mit zunehmender Distanz ab (Distanzreibungseffekt), da die Kosten der Interaktion mit der Distanz zunehmen, wobei nicht nur monetäre Kosten zu berücksichtigen sind, sondern insbesondere der Zeitverlust bei der Überwindung räumlicher Distanz. Wie Abbildung 2.13 zeigt, gibt es eine kritische Distanz, ab der überhaupt keine (nennenswerten) Interaktionen mehr stattfinden. Beispielsweise dürfte eine Anreisedistanz von einem Tag für den Besuch in einem Krankenhaus so eine Grenze darstellen, da erfahrungsgemäß niemand bereit ist, auf dem Weg ins Krankenhaus auch noch zu übernachten. Der maximale Einzugsbereich eines Krankenhauses liegt damit bei einer Bevölkerung, die überwiegend zu Fuß unterwegs ist, bei etwa 50 km. Dies impliziert, dass Menschen systematisch von der Gesundheitsversorgung mit Krankenhausdienstleistungen ausgeschlossen werden, die mehr als diese Distanz von einem Krankenhaus entfernt leben. Bei Dispensarien stellen bereits 10 km Fußweg für viele eine Grenze dar, die sie nicht bereit sind, zu überwinden.

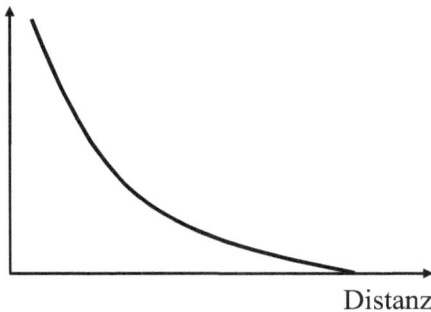

Abbildung 2.13: Distanzreibungsmodell[45]

Dieses Beispiel zeigt aber auch, dass die Überwindung der Distanz nicht nur von der räumlichen Entfernung in Kilometern abhängt, sondern auch von der Infrastruktur, der Gravität des Gesundheitsdienstleisters und der Wahrnehmung der Distanz, d.h., die Distanzreibung ist nur ein Sonderfall eines Gravitätsmodells, wie es in der folgenden Formel ausgedrückt wird.

---

[45]   Quelle: Fleßa 2007, S. 50.

$$G = C \cdot \frac{M_1 \cdot M_2}{d^{\alpha}} \text{, mit}$$

G	Gravität zwischen zwei Zentren
C	Konstante
M_i	Masse des Zentrums i, i=1,2
d	Distanz zwischen zwei Zentren
α	Friktionskonstante

Die Anziehung zwischen zwei Zentren hängt demnach allgemein von der Masse der Zentren, der räumlichen Distanz und der Friktionskonstanten ab. Ein Krankenhaus hat eine höhere Bedeutung als Gesundheitsdienstleister als ein Dispensarium, d.h., ceteris paribus werden Menschen eher bereit sein, eine gewisse Distanz zu überwinden, um in ein Krankenhaus zu gehen, als um ein Dispensarium aufzusuchen. Tertiärkrankenhäuser haben eine höhere Masse als Sekundkrankenhäuser, die wiederum anziehender sind als Primärkrankenhäuser. Die Bettenzahl eines Krankenhauses ist dabei nur ein Indiz für die Masse dieses Hauses. Bedeutender ist die Funktion in einem Gesundheitssystem, die sich z.B. in Personalausstattung, Anlagen und Fachabteilungen äußert.

Die Bedeutung der Distanz ist abhängig von der infrastrukturellen wie kulturellen Mobilität. Der Lebensradius vieler Menschen in Entwicklungsländern beträgt weniger als 50 km, d.h., schon eine Reise in die nächste Distrikthauptstadt stellt eine Herausforderung dar. Gleichzeitig nimmt auch in ländlichen Regionen die Mobilität zu, wobei insbesondere die bessere Verfügbarkeit von öffentlichen Verkehrsmitteln Gesundheitsdienstleister deutlich einfacher erreichen lässt. Ein Problem bleibt hierbei allerdings, dass die räumliche Zugänglichkeit ausreichende Finanzmittel voraussetzt, da öffentliche Verkehrsmittel in der Regel kostenpflichtig sind. Die räumliche Zugänglichkeit wird in Kapitel 4.1.2 vertieft.

Die zweite Komponente der Zugänglichkeit ist deshalb die Erschwinglichkeit (finanzielle Zugänglichkeit). In vielen Entwicklungsländern haben Armutsgruppen keinen Zugang zu modernen Gesundheitsdienstleistungen, so dass die Morbidität und die Mortalität dieser Subpopulationen überdurchschnittlich hoch sind. Die unzureichende medizinische Versorgung der armen Bevölkerung kann zwei Ursachen haben: einerseits mangelnde Zahlungsbereitschaft („willingness to pay", WTP), andererseits fehlende Zahlungsfähigkeit („ability to pay", ATP).

Viele Krankheiten in Entwicklungsländern sind lebensbedrohlich, so dass generell von einer hohen Zahlungsbereitschaft ausgegangen werden kann. Kranke sind bereit, für Gesundheitsdienstleistungen zu bezahlen, falls die erbrachte Leistung einen Heilungserfolg verspricht. Die Zahlungsbereitschaft kann folglich durch Maßnahmen der Qualitätsverbesserung (z.B. Schulung des Personals, ausreichende Medikamentenverfügbarkeit) erhöht werden.

Die Einkommen der Armen in Entwicklungsländern sind jedoch gering, so dass sie sich häufig nicht eine wirksame Gesundheitsversorgung leisten können, obwohl sie das gerne würden. Die überdurchschnittlichen Morbiditäts- und Mortalitätsraten beruhen deshalb meist nicht auf mangelnder Zahlungsbereitschaft, sondern auf fehlender Zahlungsfähigkeit. So sterben Menschen an heilbaren Krankheiten, weil sie sich einen Krankenhausaufenthalt nicht leisten können. Manchmal kann die Zahlungsfähigkeit durch Verkäufe von Vieh oder Acker-land kurzfristig erhöht werden. Langfristig führt der Verlust der landwirtschaftlichen Produk-tionsmittel jedoch zur völligen Verarmung, d.h., die Zahlungsfähigkeit nimmt weiter ab. Die Finanzielle Zugänglichkeit wird in Kapitel 5.2 vertieft.

Nachhaltigkeit

Effektivität und Erschwinglichkeit sind wichtige Ziele Gesundheitspolitik. Sie dürfen sich jedoch nicht nur auf die Patienten heute beziehen, sondern müssen auch zukünftige Genera-tionen berücksichtigen. Auch für sie müssen adäquate Gesundheitsdienstleistungen angebo-ten werden. Deshalb müssen diese Ziele um das Ziel der Nachhaltigkeit ergänzt werden.

Nachhaltigkeit (Sustainability) ist ein wichtiges entwicklungspolitisches Paradigma. Die meisten Träger der Entwicklungshilfe fordern den Nachweis der Nachhaltigkeit für alle Be-willigungen, und die Zahl der Publikationen zu diesem Begriff ist sehr groß. Trotzdem gibt es keine einheitliche Definition, und die Messung der Nachhaltigkeit ist ausgesprochen schwierig.

Ursprünglich stammt der Begriff Nachhaltigkeit aus der Forstwirtschaft. Zum Schutz der Wälder vor Übernutzung wurde bereits im Mittelalter ein bestandsorientiertes Ressourcen-management gesetzlich vorgeschrieben, d.h., der jährliche Holzeinschlag darf den jährlichen Zuwachs nicht überschreiten. Dies wurde als „nachhaltige Forstwirtschaft" bezeichnet, da somit nachfolgende Generationen mindestens die gleiche Quantität und Qualität der Wälder vorfinden würden wie die gegenwärtige.

Nachhaltigkeit wurde 1972 zum Schlagwort der Entwicklungsökonomik. Auf der „UN Con-ference on Environment and Development" kam es zum offenen Konflikt zwischen den Entwicklungsländern und der westlichen Welt: Die Entwicklungsländer bestanden auf ihrem Recht auf wirtschaftliche Entwicklung, während die westliche Welt ein höheres Maß an Umweltschutz in diesen Ländern forderte. Die Lösung des Konfliktes wurde in der „nachhal-tigen Entwicklung" gefunden. Weitere internationale Konferenzen und Berichte, z.B. der Brundtland-Report (1987) und die UN Conference on Environment and Development in Rio de Janeiro (1992), sowie regionale Konsultationen und Deklarationen, z.B. die Khartum-(1988) sowie die Lusaka-Deklaration (1999), erweiterten und konkretisierten das Konzept. Es umfasst ökonomische, soziale und ökologische Dimensionen:

- Entwicklung versus Wachstum: Ein Land, das seine Ressourcen über die natürliche Regenerationsfähigkeit hinaus ausbeutet, kann damit kurzfristig ein relativ hohes Wirt-schaftswachstum erreichen. Langfristig stellt dies jedoch keine Entwicklung dar, da zu-künftige Generationen nicht mehr auf diese Ressourcen zurückgreifen können. Die Sys-temkomplexität wurde reduziert. Das Konzept der Nachhaltigkeit fordert Entwicklung statt rein quantitatives Wachstum.
- Intergenerationale Gerechtigkeit: Zukünftige Generationen sollten den gleichen Zugang zu Ressourcen haben wie die gegenwärtige Generation. Dies entspricht dem traditionel-len Verständnis der forstwirtschaftlichen Nachhaltigkeit.
- Intragenerationale Gerechtigkeit: In der politischen Diskussion wird die Forderung nach Nachhaltigkeit oftmals mit der Verpflichtung reicher Länder für die ärmeren Staaten

verbunden, d.h. eine egalitärere Verteilung der Ressourcen zwischen Nord und Süd. Gleichzeitig impliziert die intra-generationale Gerechtigkeit den Abbau regionaler Disparitäten innerhalb eines Landes, z.B. Versorgungsunterschiede zwischen Stadt und Land.

• Umweltschutz: Intergenerationale Gerechtigkeit ist nur möglich, wenn die natürlichen Ressourcen schonend verwendet werden. Der Schutz der Umwelt ist folglich ein wichtiges Ziel der nachhaltigen Entwicklung.

Entsprechend formulierte der Brundtland-Bericht: „Unter dauerhafter Entwicklung verstehen wir eine Entwicklung, die den Bedürfnissen der heutigen Generation entspricht, ohne die Möglichkeiten künftiger Generationen zu gefährden, ihre eigenen Bedürfnisse zu befriedigen und ihren Lebensstil zu wählen. Die Forderung, diese Entwicklung ‚dauerhaft' zu gestalten, gilt für alle Länder und Menschen. Die Möglichkeit kommender Generationen, ihre eigenen Bedürfnisse zu befriedigen, ist durch Umweltzerstörung ebenso gefährdet wie durch Unterentwicklung in der Dritten Welt".[46]

War dieses Konzept zuerst auf Umweltschutz in Entwicklungsländern ausgerichtet, so wurde die Forderung nach Nachhaltigkeit schnell auch in Bezug auf die anderen Felder der Entwicklungsökonomik artikuliert. Heute sprechen Entwicklungspraktiker neben der „ökologischen Nachhaltigkeit" von „sustainable programs" oder „sustainable institutions", und die meisten Entwicklungshilfeorganisationen verlangen einen Nachweis der Nachhaltigkeit von Programmen oder Institutionen, die sie fördern sollen. Auch im Gesundheitswesen ist Nachhaltigkeit zum wichtigen Begriff geworden, und zahlreiche Autoren fordern die Nachhaltigkeit von Gesundheitsinstitutionen, von technischen Anlagen, von Projekten oder von der sozialen Entwicklung. Eine Analyse entwicklungspolitischer Publikationen der letzten Jahre zeigte lediglich, dass das Wort Nachhaltigkeit in der Praxis für fast alles verwendet wird, was irgendwie mit der Zukunft zu tun hat.[47]

Die Erweiterung des Nachhaltigkeitsbegriffes über Probleme des Umweltschutzes hinaus auf viele Entwicklungsaspekte erfordert eine Neudefinition der Nachhaltigkeit als die Fähigkeit eines offenen Systems, Leistungen zum jetzigen Zeitpunkt zu erzeugen, ohne die Leistungsfähigkeit späterer Perioden zu gefährden. Die Struktur dieses Systems muss derart gestaltet sein, dass die Transformation von Input in Output, d.h. die Funktion des Systems in seiner Umwelt, so durchgeführt wird, dass das Energieniveau des Systems nach der Transformation nicht geringer geworden ist, so dass auch in Zukunft ein Transformationsprozess stattfinden kann. Entsprechend können verschiedene Aspekte ökonomischer und sozialer Nachhaltigkeit unterschieden werden.

• Nachhaltigkeit aus statischer und dynamischer Sicht: Aus statischer Sicht ist ein System nachhaltig, wenn es in einem konstanten Umsystem unbeschränkt überleben kann („Viability"). Die dynamische Sicht erweitert dieses Konzept und fordert, dass ein System auf Veränderungen seines Umsystems so reagiert, dass es unter den neuen Bedingungen überleben kann. Es ist durchaus möglich, dass ein System in einer unveränderten Um-

---

[46]   Vgl. Hauff 1987, S. XV.
[47]   Vgl. Asante 1998, S. 20.

welt eine grenzenlose Überlebensfähigkeit hat (Nachhaltigkeit in statischer Sicht), jedoch sofort zerstört wird, sobald sich diese Rahmenbedingungen verändern (Nachhaltigkeit in dynamischer Sicht).

- Nachhaltigkeit aus struktureller und funktionaler Sicht: Ein System, welches in der Lage ist, seine Struktur (z.B. Gebäude, Maschinen, Personalqualifikation) auf Dauer aufrecht zu erhalten, ist nachhaltig aus struktureller Sicht. Dies ist langfristig, jedoch nicht kurzfristig die Voraussetzung dafür, dass das System seine Funktion in seiner Umwelt erfüllt (= nachhaltig aus funktionaler Sicht). Es ist nämlich durchaus möglich, dass ein System kurzfristig seine Funktion aufrechterhält, jedoch hierfür seine Struktur konsumiert.

- Nachhaltigkeit aus Sicht der Entwicklungshilfeinstitute und Spendenempfänger: Aus Sicht der Entwicklungshilfeinstitute ist eine Institution oder ein Programm nachhaltig, wenn es überlebensfähig ist, nachdem die finanziellen Zuwendungen aus Übersee ausgelaufen sind. Aus Sicht der Spendenempfänger wird eine Institution oder ein Programm jedoch oftmals bereits dann als nachhaltig bezeichnet, wenn es bei konstantem Spendenvolumen langfristig überleben kann.

- Nachhaltigkeit von Krankheitsbekämpfungsprogrammen: Noch weiter gehen Diesfeld et al., die ein Gesundheitsprogramm als nachhaltig definieren, wenn die „erreichten positiven Veränderungen auch nach seiner Beendigung weiterbestehen".[48] Die Bekämpfung der Pocken war ein derartiges Projekt: Nachdem der letzte Patient im Oktober 1977 geheilt entlassen wurde, konnte nach kurzer Zeit das Impfprojekt aufgegeben werden. Die Ausrottung der Krankheit war dauerhaft. Die meisten Institutionen und Programme des Gesundheitswesens können diesem hohen Anspruch nicht genügen.

Nachhaltigkeit ist damit ein ausgesprochen vielschichtiges Ziel der Gesundheitspolitik. Es ist unbedingt notwendig, Nachhaltigkeit zu berücksichtigen, aber sie muss exakt definiert und operationalisiert werden, sonst ist sie für das Gesundheitsmanagement unbrauchbar.

Partizipation

Partizipation ist ein zweiseitiger Prozess, nämlich einerseits das „Teilhabenlassen anderer an dem, was man ist, hat und tut", andererseits das „Teilhabenkönnen aller Beteiligten oder Betroffenen an den durch diese Strukturen begründeten Mächten, Rechten, Befugnissen und Gütern".[49] Die Betroffenen sollen folglich Entscheidungsbefugnisse erhalten und über ihr Leben, ihre Gesundheit, ihre Versorgung und ihre Zukunft selbst entscheiden dürfen. Es muss hierbei zwischen aktiver und passiver Partizipation unterschieden werden. Erstere beschreibt das selbständige Einbringen in Prozesse, während letztere bereits von Partizipation spricht, wenn Entscheidungsträger legitimiert werden. So ist beispielsweise die Ausübung des Wahlrechtes eine Form passiver Partizipation, da die Gewählten für die Wahrnehmung ihrer Aufgabe zum Wohl des Wählenden legitimiert werden. Aktive und passive Partizipation sowie das Recht, sich für eine von beiden zu entscheiden, entsprechen dem Freiheitswert, wie er oben beschrieben wurde.

---

[48]   Diesfeld et al. 2001, S. 73.
[49]   Rich 1991, S. 191.

Die Betroffenen sind dabei alle Stakeholder des Gesundheitswesens, d.h. Patienten, Arbeitskräfte, Leistungsanbieter, Mitarbeiter öffentlicher Verwaltungen, zivilgesellschaftliche Gruppen, Entwicklungshilfeorganisationen etc., deren berechtigte Interessen beachtet werden müssen. Ein Fokus liegt hierbei auf den Patienten und ihrem Wahlrecht. Dies ist zum einen ein Menschenrecht, zum anderen auch die Voraussetzung erfolgreicher Implementierung. So können beispielsweise nur solche Gesundheitsreformen durchgeführt werden, die sozialverträglich sind, d.h. von der überwiegenden Bevölkerungsmehrheit akzeptiert werden. Je stärker die einzelnen Stakeholder in den Entscheidungsprozess integriert sind, desto eher werden sie eine Neuerung annehmen. Partizipation ist folglich sowohl ein Oberziel der Gesundheitspolitik als auch ein Instrument, um die Implementierung zu gewährleisten.

Ein anderer Ausdruck der Partizipation ist die Partnerschaft der Regierung mit den anderen Leistungsanbietern. Kommerzielle Gesundheitsdienstleister, Nonprofit-Organisationen und ihre Verbände sind direkt von den gesundheitspolitischen Entscheidungen der Regierungen betroffen und müssen deshalb mit in die Entscheidungsfindung einbezogen werden. Gerade dieses Ziel wurde in den letzten Jahren verstärkt betont.

Wirksamkeit, Zugänglichkeit, Nachhaltigkeit und Partizipation sind gesundheitspolitische Ziele, die von großer Bedeutung für das Internationale Gesundheitsmanagement sind. Letztlich dient das Gesundheitsmanagement in weiten Bereichen der Umsetzung dieser Ziele, indem es Instrumente zur Verfügung stellt, mit deren Hilfe diese Ziele erreicht werden können. Problematisch ist hierbei allerdings, dass diese vier Ziele miteinander konkurrieren, d.h., dass Zielkonflikte auftreten.

2.1.4.2   Zielkonflikte

Abbildung 2.14 illustriert den Konflikt zwischen diesen Zielen anhand des Beispiels kommunizierender Röhren. Wirksamkeit, Zugänglichkeit, Nachhaltigkeit und Partizipation sind mit einem gasgefüllten Ballon verbunden. Wird Druck auf eine der Parameter ausgeübt, so hat dies unmittelbare Auswirkungen auf die anderen Parameter. Wird beispielsweise versucht, die Wirksamkeit zu erhöhen, wird dies ceteris paribus die Zugänglichkeit, die Teilhabe und die Nachhaltigkeit verschlechtern.

Finanzielle Zugänglichkeit (Erschwinglichkeit) und Effektivität bzw. Qualität sind ein gutes Beispiel für den Konflikt gesundheitspolitischer Ziele. Bei gegebenen Zuschüssen seitens des Staates oder der Entwicklungshilfe können entweder erschwingliche, aber qualitativ minderwertige Gesundheitsdienstleistungen angeboten werden, oder qualitativ hochwertige Leistungen, die jedoch von der Bevölkerungsmehrheit nicht bezahlt werden können. Die Gesundheitspolitik wird versuchen, ein Basispaket („basic package") erschwinglicher Gesundheitsdienstleistungen zu definieren, die jedem Menschen unabhängig von seinem Einkommen und Wohnort zugänglich sein sollten. Der Konflikt, dass mit gegebenen Ressourcen eben ein Kompromiss bezüglich der zu behandelnden Krankheiten und der Qualität der Versorgung eingegangen werden muss, bleibt jedoch bestehen.

Wirksamkeit

Zugänglichkeit

Partizipaton

Nachhaltigkeit

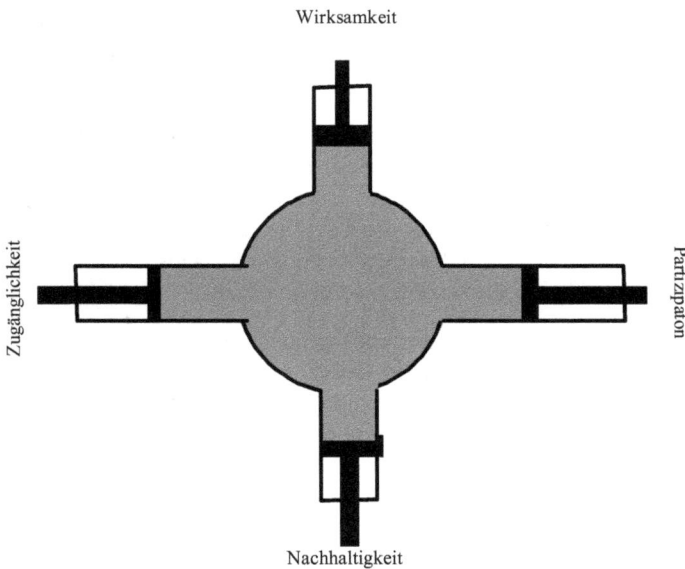

Abbildung 2.14: Zielkonflikt[50]

Die Beschränkung des Leistungsspektrums sowie die Ausrichtung der Standards an den nationalen Gegebenheiten bewirken, dass viele Menschen in den Entwicklungsländern an Krankheiten leiden oder sterben, die in westlichen Ländern heilbar wären. Angesichts der bestehenden Ressourcenknappheit muss das „basic package" in den ärmsten der armen Länder jedoch so eng geschnürt und die Standards müssen so niedrig sein, dass dies weder dem leitenden Prinzip der Menschenwürde entspricht noch politisch durchsetzbar erscheint. Gesundheitspolitiker stehen deshalb in der Gefahr, die Leiden der heutigen Generation auf Kosten zukünftiger Generationen zu lindern, denn auch zwischen den Zielen Erschwinglichkeit und Nachhaltigkeit besteht Konkurrenz.

Erschwinglichkeit impliziert, dass eine Institution des Gesundheitswesens niedrige Gebühren verlangt oder den Armutsgruppen eine Gebührenbefreiung gewährt. Die Erlöse werden folglich in der Regel nicht ausreichen, um Wartung, Abschreibung und Fortbildung finanzieren zu können. Die Einrichtung kann nicht auf dem ursprünglichen Standard erhalten werden, d.h., Patienten werden in der Zukunft nicht mehr dieselbe Quantität und Qualität an Dienstleistungen erhalten wie in der Gegenwart. Die Einrichtung ist nicht nachhaltig. Erschwinglichkeit und Nachhaltigkeit sind dementsprechend konkurrierende Ziele.

Die Gesundheitspolitik muss folglich zwischen den Bedürfnissen der Menschen heute und den Interessen zukünftiger Generationen abwägen. Zukünftiger Nutzen muss mit gegenwärtigem verglichen werden. Dabei besteht die Gefahr, die Leiden der heute Lebenden zum

---

[50]   Quelle: Eigene Darstellung.

alleinigen Maßstab des Handelns zu erheben und somit durch eine ausschließlich kurzfristig orientierte humanitäre Hilfe das Nachhaltigkeitsziel weitestgehend zu vernachlässigen.

Die Berücksichtigung der Betroffenen im Entscheidungsprozess (Partizipation) steht nicht eindeutig in Konkurrenz zu den anderen Zielen. Einerseits können nur die heute Lebenden an den aktuellen Entscheidungen partizipieren, so dass es zu einer Betonung der Erschwinglichkeit und der Qualität zu Lasten der Nachhaltigkeit kommen kann. Andererseits ist Partizipation eine wichtige Voraussetzung für die Identifikation der Bevölkerung mit den Einrichtungen des Gesundheitswesens. Nur wenn sie selbst Verantwortung für ihr Gesundheitswesen übernehmen, werden sie sich auch nachhaltig für seine Existenz einsetzen.

Abbildung 2.14 zeigt auf, dass eine gleichzeitige Verbesserung der Zielerreichung aller Ziele nur möglich ist, wenn auf alle vier Röhren gleichzeitig Druck ausgeübt wird, so dass die Dichte des Gases steigt. Dies ist ein Bild für die Effizienz. Sie beschreibt allgemein das Verhältnis von Ergebnis und Ressourceneinsatz. Effizient ist ein System oder ein Prozess, wenn ein gegebenes Ergebnis mit minimalem Ressourceneinsatz oder ein maximales Ergebnis mit gegebenem Ressourceneinsatz erreicht wird. Abbildung 2.15 verdeutlicht dies anhand einer Produktionsmöglichkeitskurve. Sie ist der geometrische Ort aller Kombinationen der Gesundheit von Individuum A und Individuum B, die bei einer gegebenen Produktionstechnologie möglich sind. Die Punkte auf der Kurve (z.B. 1 bis 5) sind effizient (Pareto-optimal), da eine Verbesserung der Gesundheit von A nur durch eine Verschlechterung der Gesundheit von B erreicht werden kann. Alle Punkte oberhalb der Kurve sind technisch nicht möglich, während alle Punkte unterhalb zwar technisch möglich, jedoch nicht effizient sind. Beispielsweise kann im Punkt (6) eine Verbesserung der Situation von A oder von B auftreten, ohne dass dem jeweils anderen etwas genommen wird. Die Situation (6) stellt eine Ressourcenverschwendung dar.

Die Erreichung der gesundheitspolitischen Ziele Wirksamkeit, Zugänglichkeit, Nachhaltigkeit und Partizipation kann folglich durch zwei Maßnahmen gleichzeitig verbessert werden. Erstens kann die Verschwendung von Ressourcen reduziert werden, beispielsweise durch die Anwendung von Planungsmethoden des Gesundheitsmanagements. So führt der Einsatz von modernen Materialwirtschaftssystemen in Krankenhäusern dazu, dass weniger Medikamente verderben und entsorgt werden müssen. Die freiwerdenden Ressourcen können zur Verbesserung der Behandlung der Patienten (Wirksamkeit), zur Reduktion der Gebühren (Zugänglichkeit), zur Wartung von Anlagen (Nachhaltigkeit) oder zur Etablierung einer Public-Private-Partnership verwendet werden (Partizipation), d.h., Effizienz ermöglicht erst die Erreichung der gesundheitspolitischen Ziele (vgl. Abbildung 2.10).

Alternativ kann auch versucht werden, die Produktionsmöglichkeitskurve zu verschieben, z.B. durch den Einsatz effizienterer Technologie. Beispielsweise führt die Umstellung auf mikroinvasive Chirurgie zu einer höheren Qualität der medizinischen Dienstleistung, zu geringeren Kosten, zu weniger Folgeerkrankungen und unter Umständen sogar zu einer höheren Partizipation des Patienten, der keine Vollanästhesie benötigt. Auch in diesem Fall handelt es sich um eine Maßnahme zur Erhöhung der Effizienz des Gesamtsystems, d.h., die grundsätzliche Aussage, dass Effizienz erst den Spielraum für die Erreichung der gesundheitspolitischen Ziele schafft, kann bestätigt werden.

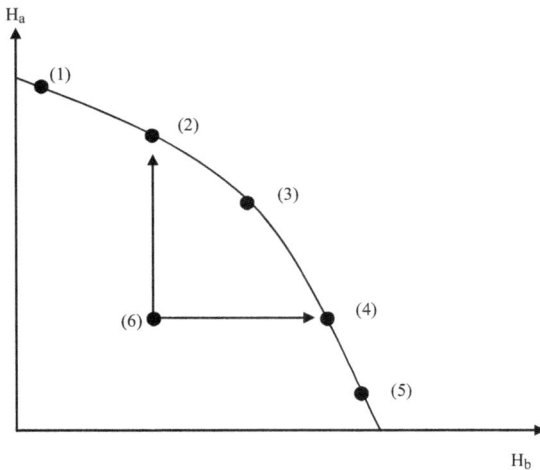

Abbildung 2.15: Produktionsmöglichkeitskurve[51]

Effizienz ist folglich die Voraussetzung der Erreichung der Ziele Wirksamkeit, Zugänglichkeit, Nachhaltigkeit und Partizipation, die wiederum als Maßnahmen verstanden werden können, um die gesellschaftlichen Werte Freiheit, Gerechtigkeit und Solidarität zu erstreben. Folglich ist Effizienz auch eine Bedingung für diese Grundwerte. Jede Ressource, die verschwendet wurde, steht nicht mehr zur Verteidigung von Freiheit, Gerechtigkeit und Solidarität zur Verfügung. Trotzdem wird immer wieder konstatiert, Gerechtigkeit und Effizienz seien Gegensätze und die Politik müsse sich auf einen Kompromiss einigen. Deshalb wird es nötig, das Verhältnis von Effizienz und Gerechtigkeit ausführlicher zu analysieren.

Gerechtigkeit und Effizienz

Die traditionelle Ökonomik maximiert die Summe einer Variablen über alle Individuen, wobei je nach Anwendung das Sozialprodukt, der Konsum, der Nutzen, der Gesundheitszustand oder ähnliche Variablen verwendet werden. Wie Zielfunktion (1) zeigt, entspricht die Maximierung der Summe der Maximierung des Durchschnitts, wenn die Zahl der Individuen eine Konstante ist.

$$(1)\ Z = \sum_{i=1}^{n} x_i \rightarrow Max! \Leftrightarrow Z' = \sum_{i=1}^{n} \frac{1}{n} \cdot x_i \rightarrow Max!$$

Die Zielfunktion (1) entspricht damit einer Verteilung, bei der es dem Durchschnitt bestmöglich geht. Sie garantiert jedoch nicht, dass eine Verteilung erreicht wird, die als gerecht angesehen wird. Zielfunktion (2) hingegen richtet sich am schwächsten Mitglied der Gesellschaft aus und versucht, dessen Wohlfahrt zu maximieren. Zielfunktion (3) fokussiert ebenfalls die Gerechtigkeit, indem sie eine möglichst geringe Abweichung vom Durchschnitt erstrebt.

---

51   Quelle: Lachmann 2003b, S. 18.

(2) $Z'' = \underset{i=1..n}{Min}(x_i) \to Max!$

(3) $Z''' = \sum_{i=1}^{n} |x_i - \bar{x}| \to Min!$

Nur im Falle der Gleichverteilung der Einkommen führen die Zielfunktionen von (1), (2) und (3) zu derselben Generierung von Ressourcen. In der Regel dürfte eine Situation, die als gerecht empfunden wird, eine geringere Produktivität aufweisen als eine Situation, die sich aus einer ausschließlichen Effizienzbetrachtung ergibt. Dem Durchschnitt der Bevölkerung geht es deshalb bei reiner Effizienzbetrachtung besser als bei einer primären Gerechtigkeitsbetrachtung.

Zielfunktion (2) führt nicht automatisch zur Egalität. Sie erlaubt vielmehr eine Varianz der Variablen x, falls dies zu einer Besserstellung des Schwächsten der Gesellschaft führt. Dies entspricht dem Prinzip von Rawls, nachdem eine Ungleichverteilung zu akzeptieren ist, solange sie zu einer Besserstellung der Schwächsten führt. Dieser schwierige Satz soll anhand von einem Beispiel erläutert werden. Tabelle 2.3 zeigt die Einkommensverteilung von drei Personen in verschiedenen Jahren.

Tabelle 2.3 Prinzip von Rawls: Beispiel von Einkommen von Personen A, B, C

Person	1990	1995	2000	2005
A	300	330	100	300
B	300	600	800	300
C	300	900	1200	1200

Im Jahre 1990 hatten alle drei Personen das gleiche Einkommen (300 Euro), d.h., auch der Durchschnitt lag bei 300 Euro. Bis zum Jahre 1995 stieg der Durchschnitt auf 610 Euro an, wobei die drei Personen unterschiedlich stark davon profitierten. Person C verdreifachte ihr Einkommen, Person B verdoppelte es und Person A hatte nur eine Steigerung um 10%. Die Verteilung wurde ungleicher, aber allen ging es besser.

Bis zum Jahr 2000 stieg das Einkommen noch einmal. Im Durchschnitt liegt es jetzt bei 700 Euro, jedoch sank das Einkommen des Ärmsten auf ein Drittel seines ursprünglichen Wertes. Seine Situation hat sich nicht nur relativ zu den anderen beiden Personen, sondern absolut gegenüber der Ausgangslage (1990) verschlechtert. Nach Rawls rechtfertigt ein steigender Durchschnitt nicht die absolute Schlechterstellung des Ärmsten.

Das Jahr 2005 stellt einen Grenzfall dar. Das Einkommen der Personen A und B hat sich gegenüber 1990 nicht verändert, jedoch das Einkommen von Person C. Der Durchschnitt stieg ebenfalls von 300 auf 600 Euro. Allerdings führt die zunehmende Ungleichheit dazu, dass diese Situation als ungerecht empfunden wird. Nach Rawls führt der Übergang von 1990 bis 1995 zu einer akzeptablen Ungleichverteilung, weil auch der Ärmste davon profitiert. Alle weiteren Entwicklungen sind als ungerecht abzulehnen, und zwar auch dann, wenn das zunehmende Einkommen von Person C nicht auf Ausbeutung oder Unterdrückung beruhen, sondern auf dessen Leistung.

Rawls versöhnt in gewisser Weise Gerechtigkeit und Effizienz, da sich in seinem Prinzip Leistung durchaus lohnen und gleichzeitig für die Schwächsten in Wert gesetzt werden soll. Aus diesem Gedanken entstand die moderne Nationalökonomie. Als Gründer dieser Wissenschaft gilt weithin der englische Moralphilosoph Adam Smith. In seinem ersten bedeutenden Werk „Theory of Moral Sentiments" von 1759 stellt er Forderungen an den Umgang der Menschen, die er mit den Begriffen Mitgefühl, Sympathie und Hingabe beschreibt. Während seines restlichen Forscherlebens trachtete er nach Wegen, wie er dies in die Praxis umsetzen könnte. Sein primäres Ziel war die Bekämpfung der Armut in England. Sein Forschungsergebnis, das er 1776 in seinem Hauptwerk „Wealth of Nations" darlegte, überraschte viele und verwundert manche bis heute: Die Ziele der Ethik lassen sich nach Smith am besten in Form der Ökonomie zur Geltung bringen, eine freie Marktwirtschaft wird schließlich dazu führen, dass alle besser gestellt sind.[52]

Smith erstrebte die Erhöhung des durchschnittlichen Einkommens, so dass langfristig auch der Ärmste ein besseres Leben haben könnte. Er war bereit, kurzfristig Armut zu akzeptieren, weil langfristig die Segnungen des Marktes bis zu den Ärmsten vordringen würden. Er sah zwar, dass der freie Markt eine Einkommensverteilung entstehen ließ, die mit unseren Vorstellungen von Humanität nicht zu vereinbaren ist. Aber er erkannte auch, dass Markteingriffe leistungsmindernd wirken, so dass unter Umständen nach einer Umverteilung die Ärmsten schlechter gestellt sind als vorher.[53] Smith löste den Konflikt dadurch, dass er Wirtschaftswachstum durch die freie Marktwirtschaft zu sichern suchte, und die „sympathy" als Ergänzung zur marktlichen Ordnung forderte, was er jedoch dem „humanitären Empfinden des Einzelnen überlassen" wollte.[54]

Wir haben damit das Problem, dass verschiedene Verteilungen miteinander darum ringen, welche nun gerecht sei. Abbildung 2.16 exemplifiziert den Zusammenhang von Gerechtigkeit und Effizienz. Wie in Abbildung 2.15 wird auf den Achsen der jeweilige Gesundheitsnutzen von Person A und B (H_a, H_b) abgetragen. Abweichend zu Abbildung 2.15 wird jedoch vorausgesetzt, dass Person A von Natur aus eine bessere Konstitution und damit ceteris paribus einen höheren Gesundheitszustand hat als B.

Der Punkt (1) repräsentiert den unrealistischen Fall, dass alle Gesundheitsressourcen A zufallen, während B keine Gesundheitsdienstleistungen erwerben kann und dementsprechend einen geringen Gesundheitsnutzen hat. Dieser Zustand würde in der Realität dazu führen, dass Person B eine Infektionsquelle ist, die auch A gefährdet. Deshalb ist es besser (effizient!), wenn Person B ebenfalls Zugang zu Gesundheitsressourcen erhält und somit Person A einem geringeren Infektionsrisiko ausgesetzt ist. Dies zeigt sich in der Bewegung von Punkt (1) nach Punkt (2). Beide profitieren von einer Umverteilung: B erhält Zugang zu Gesundheitsdienstleistungen und A ist gesünder als vorher, obwohl er Ressourcen abtreten muss. Ab Punkt (2) kann Person B ihren Nutzen nur steigern, wenn Person A einen geringeren Nutzen hinnimmt, d.h., alle Punkte zwischen (2) und (4) sind Pareto-optimal.

---

[52] Vgl. Homann & Blome-Drees 1992.
[53] Vgl. Gaertner 1993.
[54] Schöpf 1984, S. 106.

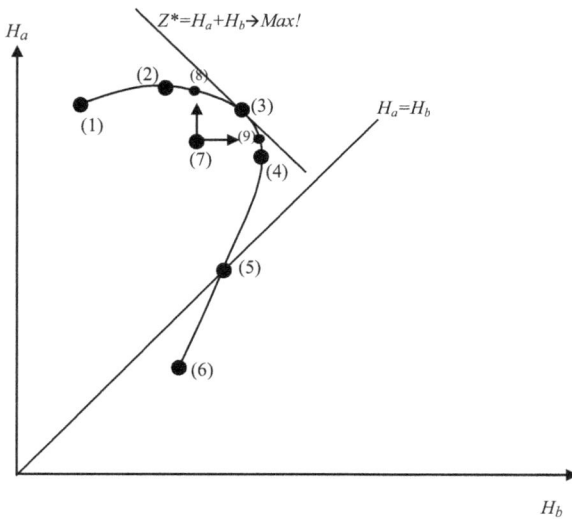

Abbildung 2.16: Gerechtigkeit und Effizienz[55]

Die obige Zielfunktion (1) würde für dieses Beispiel lauten:

$$Z^* = H_a + H_b \rightarrow Max!$$

Der Punkt (3) symbolisiert den maximalen Gesundheitsnutzen der beiden Individuen. Da die Nutzensumme maximal ist, ist auch der durchschnittliche Nutzen maximal, aber die Maximierung des Durchschnittsnutzens impliziert keine Gleichverteilung.

Ab dem Punkt (4) führt eine weitere Umverteilung von Gesundheitsressourcen von Person A zu Person B zu dem Ergebnis, dass beide schlechter gestellt sind. B kann auf Grund seiner schwächeren natürlichen Konstitution die zusätzlichen Gesundheitsressourcen weniger in Gesundheit transformieren, während A ohne ausreichenden Gesundheitsschutz häufig krank ist, wodurch sich wiederum das Infektionsrisiko für B erhöht. Überwiegt dieser negative Effekt eines höheren Infektionsrisikos den positiven Effekt zusätzlicher Gesundheitsressourcen, so kann der Nutzen für beide zurückgehen. Abbildung 2.16 zeigt dies für den extremen, aber nicht unrealistischen Verlauf, das im Punkt (6) alle Gesundheitsressourcen in B investiert werden, so dass Person A ständig Person B infiziert und sie gemeinsam einen geringen Nutzen haben.

Der Punkt (4) symbolisiert die bestmögliche Versorgung von Person B, während Punkt (5) die Gleichverteilung darstellt. Für den nicht unrealistischen Fall, dass A eine bessere natürliche Konstitution hat als B, liegt der Punkt der Nutzengleichheit links unten von den Pareto-optimalen Punkten, d.h., beide Individuen werden schlechter gestellt als für den Fall der Ungleichheit. Nach Rawls ist deshalb Punkt (4) gegenüber (5) zu bevorzugen, da sowohl

---

[55]   Quelle: Fleßa 2003a, S. 54.

Person A als auch Person B einen höheren Nutzen davon haben, d.h., die Ungleichverteilung in Punkt (4) nützt dem schwächeren der beiden (B).

Die Abbildung zeigt, dass der Punkt der maximalen Nutzensumme (3) sowie der Punkt der Bestversorgung des Schwächeren (4) relativ nahe beieinander liegen können. Tatsächlich würde man in dieser Situation eher eine Maximierung des Durchschnitts erstreben als eine Gleichverteilung, weil sie auf jeden Fall sowohl A als auch B eine bessere Gesundheit gewähren.

Diese Ausführungen zeigen, dass Gerechtigkeit und Effizienz nicht grundlegend in Konkurrenz stehen. Wichtig ist, die Begrenzung der eigenen Wissenschaft anzuerkennen und beide Termini exakt zu definieren. Die Limitierung der Ökonomik zeigt sich in Punkt (7), der unterhalb der Produktionsmöglichkeitskurve liegt und damit Pareto-ineffizient ist. Der Ökonom kann zweifelsohne empfehlen, von Punkt (7) zu Punkt (8) oder (9) zu wechseln bzw. zu jedem Punkt auf der Kurve zwischen (8) und (9). Diese Aussage können wir jederzeit treffen, da bei einem Wandern von Punkt (7) zu einem beliebigen Punkt zwischen (8) und (9) kein Individuum schlechter gestellt wird. Die Aussage, dass Punkt (7) schlechter sei als Punkt (2) oder Punkt (4) ist hingegen eine Wertaussage, denn eine Veränderung von (7) auf (2) oder (4) würde jeweils eine Verbesserung für den Einen auf Kosten eines Anderen implizieren. Ökonomen, die derartige Umverteilungsvorschläge machen, verlassen den gesicherten Boden ihres Faches.

Die exakte Definition der Begriffe Effizienz und Gerechtigkeit ist wichtig, um unnötige Dispute über Terminologie zu vermeiden. Hilfreich ist hierbei der Rückgriff auf das gesundheitsökonomische Rahmenmodell (vgl. Abbildung 2.7), das zur einfacheren Illustration hier noch einmal als Abbildung 2.17 leicht verändert wiederholt wird.

Die Effizienz vergleicht jeweils die Ergebnisse mit den Ressourcenverbräuchen. Je nachdem, ob man das Angebot, die Nachfrage, den Bedarf, die Krankheit oder die Bedürfnisse als Ergebnis definiert, erhält man verschiedene Effizienzbegriffe:

- Krankheit: Die Effizienzanalyse ermittelt, welchen Gesundheitsstatus man mit gegebenen Ressourcen produzieren kann.
- Bedürfnis bzw. Bedarf: Es wird untersucht, welche Bedürfnisse bzw. welcher Bedarf mit gegebenen Ressourcen befriedigt werden können.
- Nachfrage: Die Analyse ermittelt, welche Nachfrage mit gegebenen Ressourcen gedeckt werden kann.
- Angebot: Es wird analysiert, welche Dienstleistungen mit gegebenen Ressourcen produziert werden können.

Es ist offensichtlich, dass sich diese Effizienzbegriffe stark unterscheiden. Beispielsweise sagt eine technisch optimale Krankenhausbetriebsführung (Angebotseffizienz) nur wenig darüber aus, ob tatsächlich die Gesundheit der Bevölkerung im Einzugsgebiet bestmöglich gefördert wird. Unter Umständen ist ein Krankenhaus aus betriebswirtschaftlicher Sicht sehr effizient, aber es versorgt nur die Oberschicht. Die große Zahl der Kranken wird es niemals wagen, dieses teure Hospital aufzusuchen, d.h., die Ressourcen sind verhältnismäßig ineffizient eingesetzt, um die Bevölkerung zu versorgen.

EFFIZIENZ

GERECHTIGKEIT

KRANKHEIT

BEDÜRFNIS

BEDARF

NACHFRAGE

Leistungen

Angebot

Nachfrage

Preis

ANGEBOT

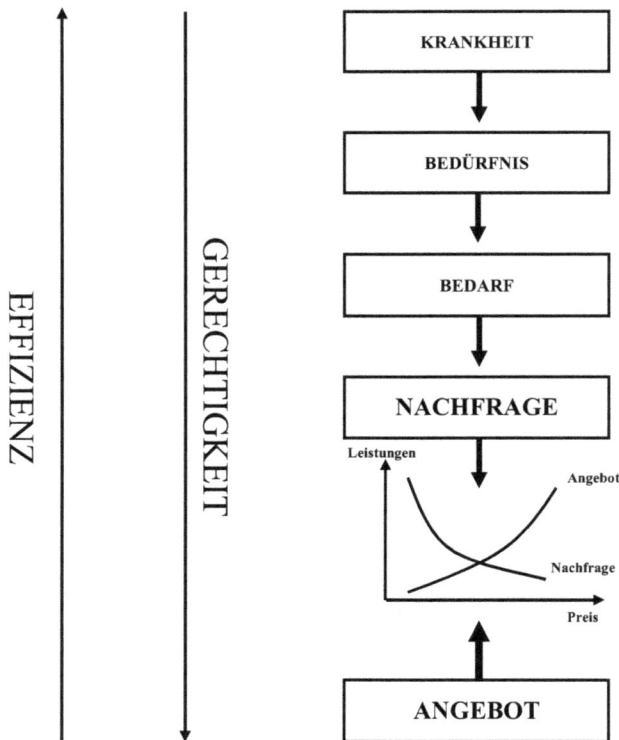

Abbildung 2.17: Gesundheitsökonomisches Rahmenmodell (in Anlehnung an Abbildung 2.7)

Die Gerechtigkeit kann ebenfalls an den einzelnen Elementen des Rahmenmodells festgemacht werden:

- Krankheit: Die Gerechtigkeitsanalyse ermittelt gesundheitliche Ungleichheit, d.h., das Ziel wäre eine gleich gute Gesundheit für alle.
- Bedürfnisse: Es wird untersucht, ob jedes Individuum seine Gesundheitsbedürfnisse gleich gut befriedigen kann.
- Bedarf: Die Analyse beschreibt, ob jeder seinen Bedarf an Gesundheitsdienstleistungen stillen kann, d.h., ob jeder die Leistungen bekommt, die er sich wünscht.
- Nachfrage: Die Analyse ermittelt, ob jeder das bekommt, was er sich leisten und was er (räumlich) erreichen kann.
- Angebot: Es wird analysiert, ob jeder dieselben Gesundheitsdienstleistungen erhält.

Wiederum ist offensichtlich, dass die einzelnen Gerechtigkeitskonzeptionen widersprüchlich sind und nicht vollständig miteinander versöhnt werden können. Entscheidend ist für die Gesundheitspolitik, dass sie ihre Begriffe und Ziele exakt definiert. Ethik ist deshalb eine Grundvoraussetzung für die Gesundheitspolitik.

Zusammenfassend können wir folglich festhalten, dass das Gesundheitsmanagement eine handlungsorientierte Wissenschaft ist, die Entscheidungsträgern des Gesundheitswesens in der Planung, Implementierung und Kontrolle gesundheitsrelevanter Maßnahmen unterstützt. Daraus leitet sich eine hohe Interdisziplinarität ab, denn das Gesundheitsmanagement schöpft aus den Wissenschaften Public Health, Epidemiologie, Demografie, Soziologie, Geografie, Ökologie, Landwirtschaft, Wasserbau, Siedlungswesen etc. und setzt ihre Erkenntnisse für eine praxisorientierte Steuerung gesundheitsrelevanter Prozesse in Wert. Ausgangspunkt ist hierbei immer das Werte- und Zielsystem einer Population, so dass die Diskussion der gesundheitspolitischen Ziele die Basis aller weiteren Ausführungen darstellt.

Die Werte und Ziele verschiedener Gesellschaften unterscheiden sich. Hofstede[56] unterscheidet beispielsweise die Kriterien „Machtdistanz", „Individualismus", „Maskulinität", „Ungewissheitsvermeidung" und „langfristige Orientierung" als Dimensionen nationaler Kultur und zeigt auf, dass diese Werte sich in den von ihm untersuchten Ländern bzw. Weltregionen erheblich unterscheiden. Aus den Werten ergibt sich der historische Pfad, der wiederum die Werte prägt, so dass auch zu erwarten ist, dass die gesundheitspolitischen Ziele unterschiedlicher Länder sich erheblich unterscheiden werden. Betrachtet man diese Pfadabhängigkeit der Gesundheitssysteme, die unterschiedliche Ressourcenausstattung und die differenten epidemiologischen, ökologischen und demografischen Gegebenheiten, so wird deutlich, dass es für eine praxisorientierte Wissenschaft wie das Gesundheitsmanagement nicht eine einheitliche, kulturunabhängige Lehre geben kann. Vielmehr ist auch das Gesundheitsmanagement regional ausdifferenziert, so dass Erkenntnisse, die in einer Region gewonnen wurden, zwar befruchtend für andere Regionen sein können, jedoch nicht unmittelbar und unreflektiert übertragen werden können. Deshalb wird es notwendig, ein Internationales Gesundheitsmanagement als Wissenschaft zu etablieren. Diesem Ziel sollen die weiteren Ausführungen dieses Buches dienen.

2.2   Gesundheit und Entwicklung

Das Internationale Gesundheitsmanagement analysiert und vergleicht die Steuerung gesundheitsrelevanter Prozesse in verschiedenen Regionen, um praxisrelevante Empfehlungen für eine effiziente Gesundheitsversorgung abzuleiten. Gerade die unterschiedliche Ressourcenausstattung in den einzelnen Weltregionen ist hierbei von großer Bedeutung für die Analyse. Deshalb ist es für die weiteren Diskussionen unabdingbar, den Zusammenhang von Gesundheit und Entwicklung bzw. von Krankheit und Ressourcen des Gesundheitswesens zu analysieren.

---

[56]   Vgl. Hofstede 1983.

2.2.1   Grundlegender Zusammenhang

Gesundheit und Entwicklung[57] sind Elemente eines autokatalytischen Prozesses, d.h., Investitionen in die Gesundheit führen zu Entwicklungseffekten, die wiederum eine Verbesserung der Gesundheit induzieren. Um diesen Zusammenhang zu untersuchen, sollen zuerst die Begriffe Wirtschaftswachstum und Wirtschaftsentwicklung gleichgesetzt werden. Diese Bedingung wird anschließend hinterfragt.

Der zweite Zusammenhang (Wirtschafswachstum schafft Gesundheit) ist relativ eingängig, da die Gesundheit der Bevölkerung zum Teil das Ergebnis von Gesundheitsdienstleistungen ist, die unter Einsatz volkswirtschaftlicher Ressourcen produziert werden müssen. Einer reichen Nation stehen deshalb mehr Ressourcen zur Verfügung, um Gesundheitsdienstleistungen zu produzieren, so dass sich in der Regel die Gesundheit der Bevölkerung aller Länder auf dem Entwicklungspfad verbessert. Dies hat beispielsweise in der Entwicklungspolitik zu dem Standpunkt geführt, die beste Gesundheitspolitik sei Wirtschaftspolitik, da eine wachsende Wirtschaft langfristig von selbst die Ressourcen für eine verbesserte Gesundheit bereitstellt.

Der erste Zusammenhang (Gesundheit schafft Wirtschaftswachstum) war hingegen lange umstritten. Ausgangspunkt hierzu ist die volkswirtschaftliche Produktionsfunktion, bei der der Faktor menschliche Arbeit eine wichtige Rolle spielt, z.B. in der folgenden Form einer Cobb-Douglas-Produktionsfunktion:[58]

$$Y = aK^{\alpha}L^{\beta} \text{ , mit}$$

Y	Sozialprodukt
a	Produktivitätsparameter
K	Kapitalstock
α, β	Partielle Produktionselastizitäten
L	Arbeitskraft

Wichtige Determinanten des Wirtschaftswachstums sind hierbei die quantitative Erhöhung der Produktionsfaktoren Arbeit und Kapital, wobei die Produktionsfunktion leicht um die Produktionsfaktoren Boden bzw. natürliche Ressourcen und Humankapital ergänzt werden kann. Darüber hinaus spielt der technische Fortschritt eine entscheidende Rolle, da er die Produktivität der Produktionsfaktoren erhöhen kann. Beispielsweise führt der Einsatz moderner Maschinen dazu, dass mit demselben Einsatz an Arbeit mehr erzeugt werden kann.

Die Gesundheit ist ein Faktor, der die Quantität und Qualität des Produktionsfaktors Arbeit beeinflusst. Beispielsweise führt die Bekämpfung von Krankheiten dazu, dass die Bevölkerung weniger Fehlstunden aufweist und damit der Produktionsfaktor Arbeit mehr zur Verfügung steht. Damit kann man vereinfachend die obige Produktionsfunktion auch als

---

[57]   Vgl. auch Johnson 2011.
[58]   Vgl. Cobb & Douglas 1928, S. 189; Lachmann 2006.

$$Y = aK^{\alpha}(hL)^{\beta} \text{, mit}$$

h Gesundheitszustand

ausdrücken. Das Wirtschaftswachstum ergibt sich damit als

$$\frac{\dot{Y}}{Y} = \frac{\dot{a}}{a} + \alpha\frac{\dot{K}}{K} + \beta\frac{\dot{h}}{h} + \beta\frac{\dot{L}}{L}$$

bzw. ceteris paribus als

$$\frac{\dot{Y}}{Y} = \beta\frac{\dot{h}}{h},$$

wobei sich $\frac{\dot{h}}{h}$ als Rate eines gesundheitserhöhenden technischen Fortschritts interpretieren lässt.

Dieser grundlegende Zusammenhang wurde im Jahr 2000 von der Weltgesundheitsorganisation in das Zentrum der internationalen Gesundheitspolitik gestellt. Auf Grundlage des Abschlussberichtes der "Commission on Macroeconomics and Health"[59] postulierte die WHO, dass Gesundheitsausgaben nicht ausschließlich humanitäre Hilfsleistungen, sondern lohnenswerte Investitionen in die Gesundheit einer Bevölkerung seien. Nach ausführlicher Debatte gilt diese Aussage als allgemein anerkannt,[60] wobei der grundlegende Zusammenhang auch für entwickelte Länder geltend gemacht wird. So schloss die Europäische Union im Jahr 2005 in ihrem Bericht „The Contribution of Health to the Economy in the European Union": „…good health promotes earnings and labor supply. Of particular relevance to Europe, with its ageing population, they show how poor health increases the likelihood of early retirement. Taken together, this evidence provides a powerful argument for European governments to invest in the health of their populations, not only because better health is a desirable objective in its own right, but also because it is an important determinant of economic growth and competitiveness."[61] Sogar für Länder mit sehr hohem Einkommen, wie z.B. Deutschland wird proklamiert, dass Gesundheit eine Voraussetzung für wirtschaftliche Entwicklung sei und dass Investitionen in die Gesundheit sich rentieren.[62]

Zumindest für Entwicklungsländer könnten Investitionen in die Gesundheit sogar ausgesprochen rentabel sein, da es ihnen gelingt, die klassischen Entwicklungsfallen zu überwinden, wie sie bereits 1956 von Nelson beschrieben wurden.[63] Ausgangspunkt ist eine Kapitalinvestition (vgl. Abbildung 2.18), z.B. in Form der Entwicklungshilfe. Gemäß obiger Wachstumformel führt diese auch zu einem Wirtschaftswachstum, das jedoch in vielen Entwicklungsländern in einem starken Anstieg des Bevölkerungswachstums resultierte, was wiederum

---

[59]   Vgl. Pföhler et al. 2000; WHO 2001; Sachs 2002a; Sachs 2002b.

[60]   Vgl. Ivinson 2002; Morrow 2002; Möller et al. 2004.

[61]   Kyprianou 2005, S. 5.

[62]   Vgl. Siadat & Stolpe 2005.

[63]   Vgl. Nelson 1956.

zwei Folgen hatte. Zum einen impliziert die hohe Geburtenrate langfristig eine Überforderung der staatlichen Daseinsvorsorge, namentlich des Gesundheitswesens. Eine immer größere Bevölkerung muss mit Gesundheitsdienstleistungen versorgt werden, was häufig nicht möglich war, so dass der Gesundheitszustand der Bevölkerung sich verschlechterte.

An dieser Stelle zeigt es sich, dass ein autokatalytischer Prozess zwei Richtungen einnehmen kann. Eine verbesserte Gesundheit führt zu einem steigenden Wirtschaftswachstum, was wiederum zu eine verbesserten Gesundheit führt, so dass der Prozess, einmal in Gang gesetzt, selbstverstärkend zu einer deutlichen Verbesserung der wirtschaftlichen Lage führt. Auf der anderen Seite führt die Reduktion von Gesundheit auch zu einem Teufelskreis, da die schlechte Gesundheit zu einer abnehmenden Arbeitsleistung und damit zu einer Reduktion der wirtschaftlichen Leistungsfähigkeit führt, die wiederum negative Wirkungen auf die Gesundheitsversorgung hat. Damit wird ein Teufelskreis in Gang gesetzt.

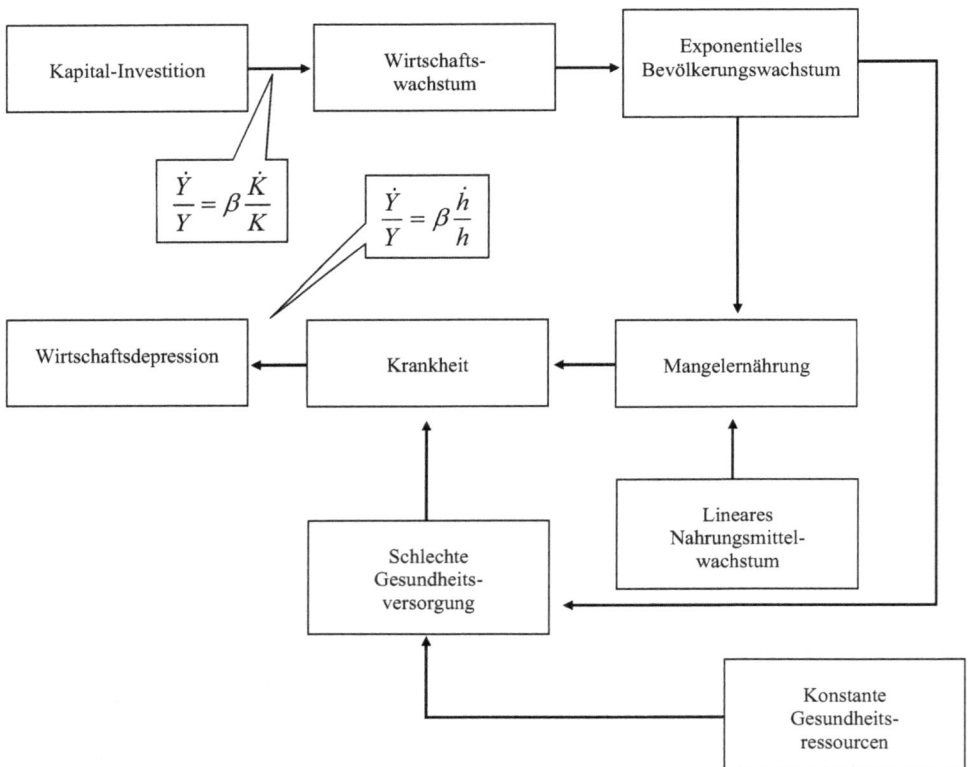

In der Abbildung treten folgende Formeln auf:

$$\frac{\dot{Y}}{Y} = \beta \frac{\dot{K}}{K}$$

$$\frac{\dot{Y}}{Y} = \beta \frac{\dot{h}}{h}$$

Abbildung 2.18: Entwicklungsfallen[64]

---

[64]   Quelle: Eigene Darstellung.

Der zweite Effekt wurde häufig als „Malthus-Falle" bezeichnet. Der englische Pfarrer und Sozialphilosoph Robert Malthus (1766–1834) hatte prognostiziert, dass die Nahrungsmittelversorgung linear, die Bevölkerung jedoch exponentiell wachsen würde, so dass sich eine Hungersnot ergeben müsste. Tatsächlich führten Kapitalinvestitionen in einigen Entwicklungsländern in den 50er und 60er Jahren des 20. Jahrhunderts zu einem überproportionalen Anstieg der Bevölkerung, so dass die landwirtschaftliche Produktion nicht mehr mithalten konnte und die Kapitalinvestition schließlich verpuffte.

Tatsächlich konnte in vielen Entwicklungsländern nachgewiesen werden, dass originäre Kapitalinvestitionen langfristig relativ wirkungslos blieben, da sie lediglich zu einem überproportionalen Bevölkerungswachstum führten. Investitionen in die Gesundheit, so argumentiert die Commission on Macroeconomics and Health, haben hingegen diese negativen Effekte nicht. Wie Abbildung 2.19 zeigt, haben Gesundheitsinvestitionen drei Wirkungen. Erstens führen sie unmittelbar zu einer Erhöhung der Gesundheit der Bevölkerung. Zweitens führen sie zu Wirtschaftswachstum, da beispielsweise die Renovierung von Gesundheitseinrichtungen für die örtliche Wirtschaft Nachfrage bedeutet. Vor allem aber führen Gesundheitsinvestitionen zu einer gefühlten Sicherheit der Daseinsvorsorge. Die Bürger nehmen wahr, dass der Staat sich um sie kümmert, dass es ihnen besser geht und ihre Lebensqualität steigt. Dies hat zu einem kleineren Teil mit dem Gesundheitszustand selbst zu tun, zu einem größeren Teil jedoch implizieren Gesundheitsinvestitionen einen Wandlungsprozess in der Perzeption der Bevölkerung. So erleben beispielsweise Eltern, dass es nicht mehr nötig ist, zehn Kinder zu gebären, damit mindestens zwei davon überleben und später die Eltern versorgen können. Vielmehr entwickelt sich ein Gefühl der Lebenssicherheit, Lebensqualität und verbesserter Bedürfnisbefriedigung, das die Geburtenrate reduziert.

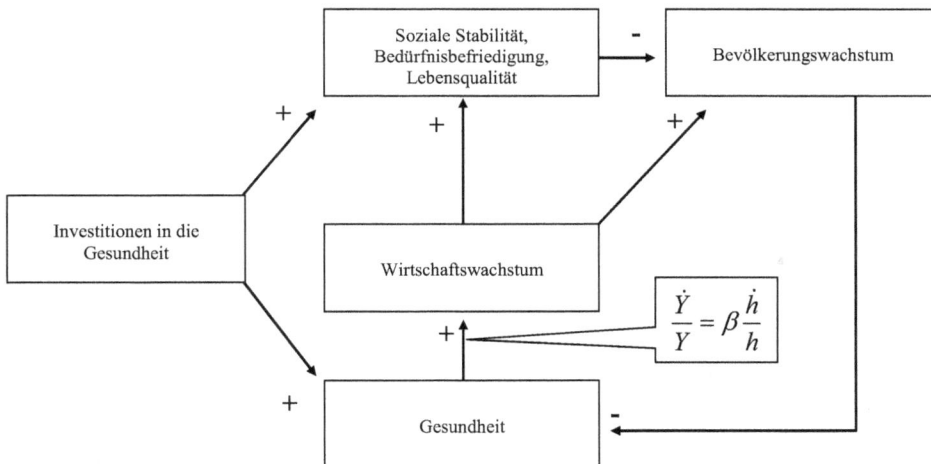

Abbildung 2.19: Gesundheit und Entwicklung[65]

Das Wirtschaftswachstum führt folglich nach wie vor tendenziell zu einem Anstieg der Geburtenrate, die gefühlte Sicherheit jedoch reduziert sie, so dass ceteris paribus unter Umständen sogar eine Reduktion des Bevölkerungswachstums eintritt. Damit ergibt sich eine positive Entwicklungsspirale aus Gesundheit und Entwicklung, die die Entwicklungsfallen überwinden kann.

Tatsächlich lässt sich ein empirischer Zusammenhang von Gesundheit und Entwicklung
ablesen. Wie die folgenden Abbildungen zeigen, ist die Korrelation von Gesundheit und
Entwicklung für die so genannten Entwicklungsländer relativ hoch. Hier ist davon auszuge-
hen, dass Entwicklung Gesundheit und Gesundheit Entwicklung schafft. Für entwickelte
Länder trifft dies hingegen nicht so pauschal, sondern nur für bestimmte Sozialgruppen zu.

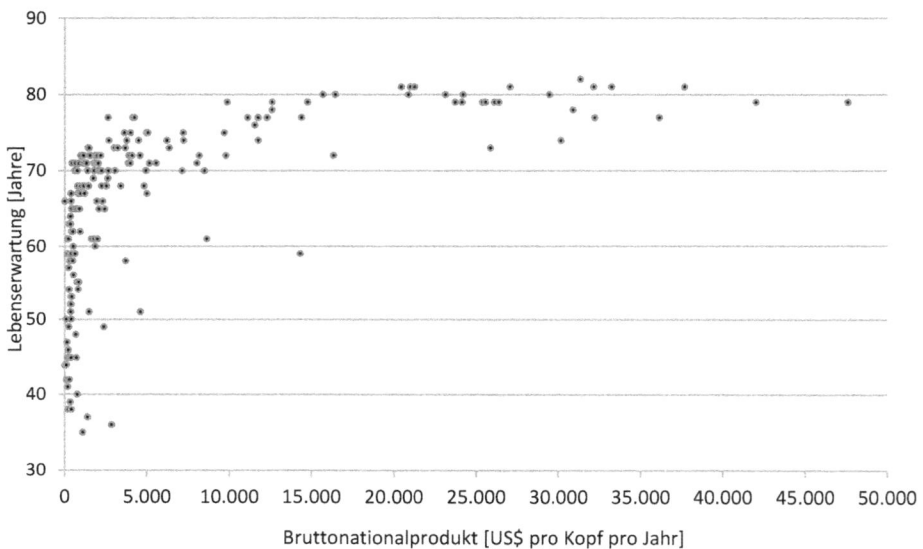

Abbildung 2.20: Bruttonationalprodukt und Lebenserwartung (2008)[66]

Abbildung 2.20 zeigt, dass die Korrelation von Bruttonationalprodukt pro Kopf und Lebenserwartung am höchsten für die ärmeren Länder ist. Für Länder mit einem jährlichen Bruttonationalprodukt von weniger als 1.000€ pro Kopf ergibt sich ein Korrelationskoeffizient von
0,53, für Länder zwischen 1.000 und 4.999€ von 0,22, für Länder zwischen 5.000 und
16.000€ von 0,24 und für reichere Länder von -0,11. Ähnlich eindeutig ist der Zusammenhang von Sozialprodukt und Kindersterblichkeit (Abbildung 2.21). Der Korrelationskoeffizient beträgt -0,53 für Länder mit einem Bruttonationalprodukt pro Kopf von weniger als
1.000€, -0,19 für Länder zwischen 1.000 und 4.999€, +0,6 für Länder zwischen 5.000 und
16.000€ und -0,05 für die reicheren Länder. Man kann auch hier klar schließen, dass Ge-

---

[66]   Quelle: Eigene Darstellung nach Weltbank 2010c.

sundheit und Entwicklungsstand korreliert sind, jedoch der Zusammenhang für ärmere Länder besonders stark ist.

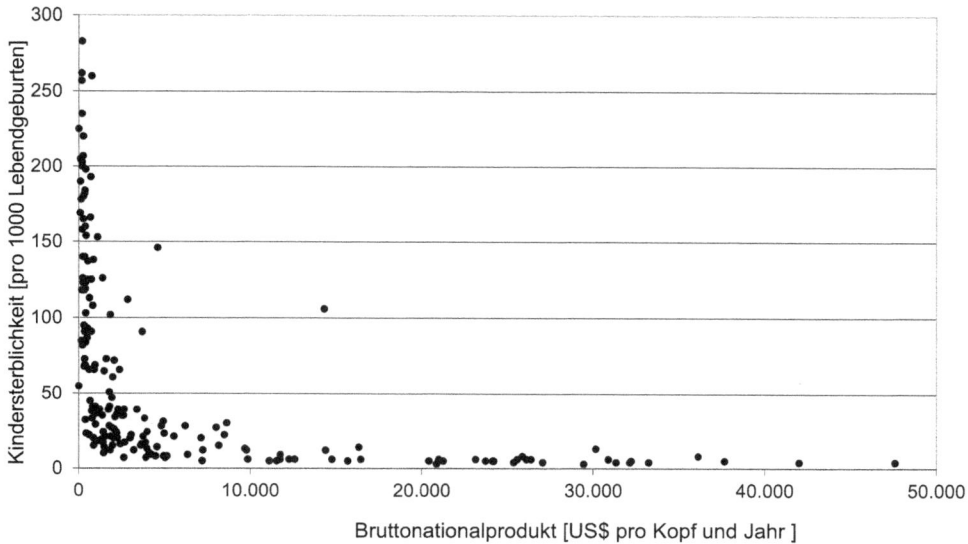

Abbildung 2.21: Bruttonationalprodukt und Kindersterblichkeit (2008)[67]

Auch wenn der generelle Zusammenhang zwischen Gesundheit und Entwicklung für reichere Länder nicht so deutlich ist, so gilt er doch eindeutig für die Sozialgruppen innerhalb dieser Länder. Abbildung 2.22 verdeutlicht den Regelkreis aus Armut und Krankheit, der gerade für Armutsgruppen einer Gesellschaft relevant ist.[68] Armut führt zu einer geringen Schulbzw. Ausbildung. Deshalb stehen Armen bzw. Kindern aus armen Familien überwiegend schlecht bezahlte Berufe mit hohem gesundheitlichem Risiko offen. Auch die Wohnverhältnisse stellen ein Gesundheitsrisiko dar. Gleichzeitig haben Arme weniger Bewältigungsressourcen, da viele gesundheitsförderliche Freizeitaktivitäten (z.B. Urlaub) für sie nicht erschwinglich sind. Aufgrund ihrer materiellen Armut erhalten sie eine schlechtere medizinische Versorgung. Selbst Leistungen, die ihnen unentgeltlich zustehen würden, können sie wegen ihrer geringen Bildung nicht einfordern. Da Arme in der Regel auch keine sozialen Pressuregroups sind, können sie ihre Ansprüche nicht durchsetzen. Die genannten Faktoren bedingen ein schlechtes Gesundheitsverhalten, d.h., Arme rauchen verhältnismäßig viel, trinken mehr Alkohol und leiden häufiger an Übergewicht als der Durchschnitt. Vor allem jedoch suchen sie erst dann ärztliche Hilfe, wenn die Symptome massiv werden (Symptom-Toleranz). Aus allen diesen Faktoren ergibt sich ein erheblich gesteigertes Krankheits- und Sterblichkeitsrisiko.

---

[67]   Quelle: Eigene Darstellung nach Weltbank 2010c.

[68]   Vgl. Mielck 2000.

Die höhere Morbidität und Mortalität führt nun wiederum zu wachsender Armut. Wer öfters krank ist, hat ein höheres Arbeitslosigkeitsrisiko. Er hat keine Kraft, an Fortbildungen teilzunehmen und sich weiter zu qualifizieren. Unter Umständen wird ein Teil der häuslichen Arbeitskraft durch die Pflege des Kranken absorbiert. Die materielle Armut wird erhöht. Damit entwickelt sich ein Teufelskreis: Armut führt zu Krankheit und Krankheit zu steigender Armut. Ist dieser Prozess einmal in Gang gekommen, katalysiert er sich immer wieder selbst.

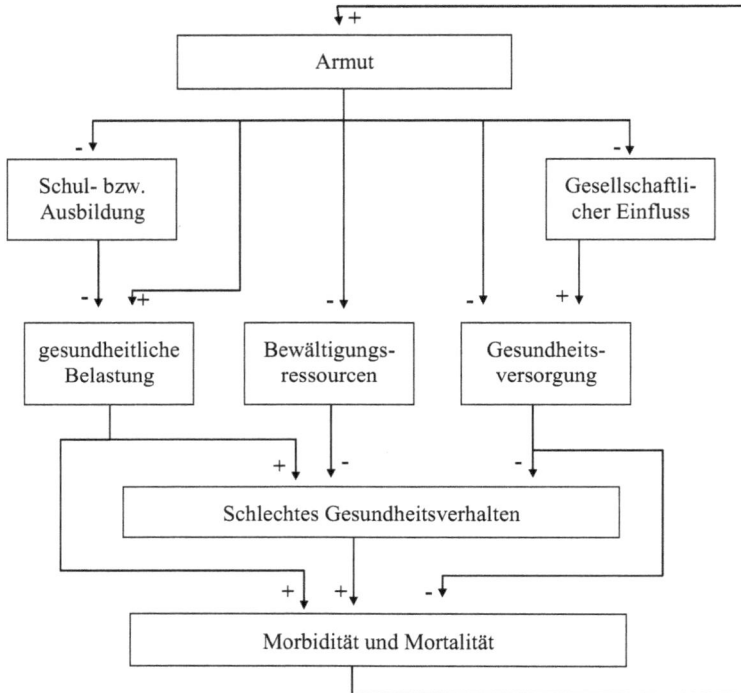

Abbildung 2.22: Gesundheit und Armut als Regelkreis[69]

Es ist deutlich belegt, dass das Krankheitsrisiko von der sozialen Schicht abhängt. Beispielsweise ist das Herzinfarktrisiko im ersten Einkommensquintil gegenüber dem fünften um 150% erhöht, das Diabetesrisiko um 85%, das Krebsrisiko um 126%. Arme Männer haben durchschnittlich ein 126% höheres Risiko übergewichtig zu sein, bei Frauen beträgt diese Statistik sogar 318%. Dadurch ergibt sich eine Lebenserwartung von 82 Jahren für das

---

[69]   Quelle: in Anlehnung an Elkeles & Mielck 1997, S. 139.

reichste Quintil und 72 Jahre für das ärmste Quintil, d.h., Armut kostet in Deutschland 10 Lebensjahre.[70]

Die traditionelle Annahme, der Herzinfarkt sei eine „Managerkrankheit", d.h. ein Problem der Oberschicht, ist folglich falsch. Der Herzinfarkt ist zum großen Teil ein Armutsproblem. Die unteren Schichten ernähren sich fettreicher und treiben weniger Sport als die oberen, da eine gesunde Ernährung teuer und körperliche Fitness in den billigeren Wohngegenden schwierig oder kostenintensiv ist. Interessant ist hierbei insbesondere, dass das Sterberisiko in der Oberschicht von 1970 bis 1991 um 54% abnahm, während es in der Unterschicht um 10% stieg.

Zusammenfassend können wir festhalten, dass Gesundheit und Entwicklung bzw. Wirtschaftswachstum die Pole eines autokatalytischen Prozesses sind. Investitionen in die Gesundheit einer Bevölkerung führen zu einem Wirtschaftswachstum, das selbst wiederum gesundheitsförderlich sein kann. Wird dieser Prozess einmal angestoßen, verstärkt er sich stetig selbst, so dass Gesundheit und Wohlstand einer Population kontinuierlich steigen. Die klassischen Entwicklungsfallen, die primär auf der Wirkung des Wirtschaftswachstums auf die Bevölkerung beruhen, können durch die stabilisierenden Konsequenzen gesundheitsförderlicher Investitionen überwunden werden. Auf der anderen Seite können rückläufige Investitionen in die Gesundheit oder externe Schocks (wie z.B. neue Krankheiten) zu einem sich selbst verstärkenden Teufelskreis auf Armut und Krankheit führen. Diese Aussagen können für so genannte Entwicklungsländer sowie Armutsgruppen in entwickelten Ländern nachgewiesen werden. Für Länder mit mittleren und höheren Einkommen bzw. für die Oberschicht ist der Zusammenhang hingegen kaum existent.

2.2.2 Entwicklung und Entwicklungsländer

Wir haben bislang die Begriffe „Entwicklung" und „Wirtschaftswachstum" gleichgesetzt sowie die Termini „Entwicklungsland" bzw. „entwickelte Länder" intuitiv gebraucht. Bevor wir die Struktur des Gesundheitswesens in Entwicklungsländern grundlegend betrachten, ist es deshalb notwendig, diese Begriffe so weit wie möglich exakt zu definieren.

2.2.2.1 Statischer Entwicklungsbegriff

Bislang existiert keine eindeutige Definition von „Entwicklung" oder „Entwicklungsland". „Übertreibend könnte gesagt werden, dass es so viele Definitionen des Begriffes Entwicklung gibt, wie Institutionen, die sich mit diesem Thema beschäftigen"[71]. Auch die entwicklungsökonomische Literatur ist ausgesprochen umfangreich, und es soll hier nicht versucht werden, einen umfassenden Überblick zu geben.[72] Vielmehr soll der Entwicklungsländerbegriff nur insoweit geklärt werden, wie es zum Verständnis des Zusammenhangs von Gesundheit und Entwicklung bzw. zur Abgrenzung der betroffenen Räume nötig ist.

---

[70] Vgl. Geyer 2001; Helmert & Voges 2001.

[71] Lachmann 2003a, S. 14.

[72] Exemplarisch siehe hierzu: Hemmer & Wilhelm 2001; Kesselring 2003; Lachmann 2003a; Nuscheler 2007.

Grundsätzlich kann man einen statischen und einen dynamischen Entwicklungsländerbegriff unterscheiden. Der statische Begriff analysiert Kriterien, die auf einen bestimmten Entwicklungsstand schließen lassen, während der dynamische Entwicklungsländerbegriff auf den Entwicklungsprozess bestimmter Länder abstellt. Als Entwicklungsländer im Sinne des statischen Begriffes bezeichnet man also Staaten, deren soziale und ökonomische Indikatoren auf eine niedrige Entwicklungsstufe schließen lassen. Typische Indikatoren sind das Pro-Kopf-Einkommen (vgl. Abbildung 2.23), der Gini-Koeffizient der Einkommensverteilung, die Analphabeten-Quote und die Kindersterblichkeit. Gemäß diesen Indikatoren unterschied man „entwickelte Länder" und „unterentwickelte Länder", wobei der früher übliche Begriff „unterentwickelte Länder" heute nicht mehr offiziell verwendet wird, da er tendenziell abwertend klingt. In der Amtssprache der UN-Organisationen wurden seit Anfang der 1970er Jahre Länder mit einem geringen Pro-Kopf-Einkommen als „Less Developed Countries" (LDC) bezeichnet, um den Begriff „Developing Countries" zu vermeiden. Innerhalb der Gruppe LDCs wurden die ärmsten Länder als „Least Developed Countries" (LLDC) genannt. Die Unterscheidung wird heute von den UN-Organisationen nicht mehr angewandt, wurde jedoch in der Entwicklungspolitik beibehalten.

Die UN-Vollversammlung legte 1971 Kriterien für die Zugehörigkeit zu den LLDCs fest, die bis 1990 gültig waren. Als LLDC wurde eingestuft, wer mindestens zwei der folgenden Kriterien erfüllte:

- Ein jährliches Pro-Kopf-Einkommen von weniger als 355 US$,
- Anteil der Industrieproduktion am Bruttonationalprodukt von weniger als 10%,
- Alphabetisierungsrate von weniger als 20% der Erwachsenen.

In Folge der 2. UN-Konferenz der LLDCs (1990) wurden neue Kriterien erarbeitet, die mit leichten Anpassungen bis heute gültig sind und eine genauere Einstufung der Armut ermöglichen. Folgende Kriterien müssen derzeit erfüllt sein:[73]

- Einkommen: Das jährliche Pro-Kopf-Einkommen darf im Dreijahresdurchschnitt höchstens 905$ betragen.
- Economic Vulnerability Index (EVI): Dieser Index beschreibt die „Verwundbarkeit von Gesellschaften", die sich primär aus der Abhängig von einer Einnahmequelle ergibt, z.B. Exporterlöse, Anteil der Agrarproduktion und Anteil von verarbeitender Industrie und Dienstleistungen am Bruttoinlandsprodukt.
- Human Assets Index (HAI): Der HAI gibt Auskunft über das Humankapital, z.B. Ernährungssicherheit, Unterernährung, Kindersterblichkeit, Einschulungsraten, Lesefähigkeit bei Erwachsenen.

---

[73]   Vgl. http://www.unohrlls.org/en/ldc/25/.

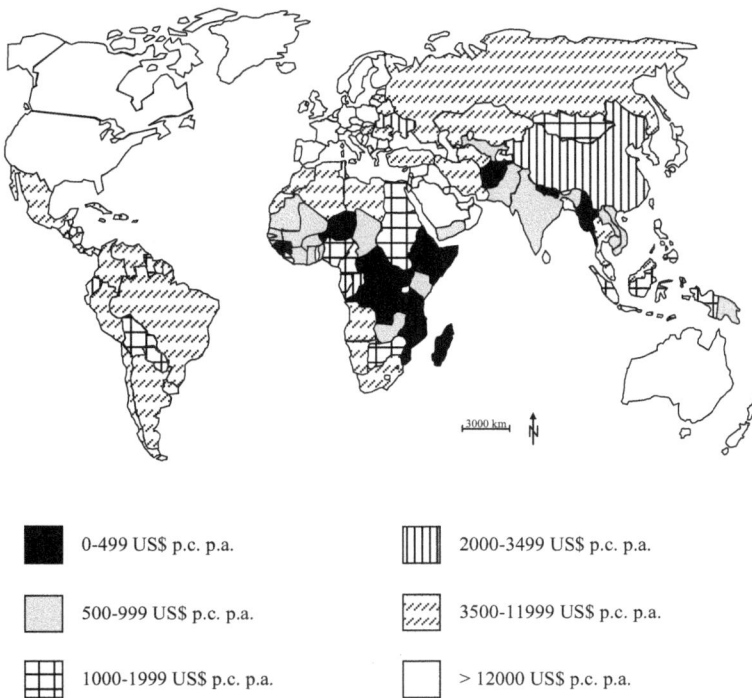

■	0-499 US$ p.c. p.a.	▥	2000-3499 US$ p.c. p.a.
▨	500-999 US$ p.c. p.a.	▨	3500-11999 US$ p.c. p.a.
▦	1000-1999 US$ p.c. p.a.	□	> 12000 US$ p.c. p.a.

Abbildung 2.23: Bruttoinlandsprodukt pro Kopf (2007)[74]

Wie Abbildung 2.24 zeigt, galten im Jahr 2010 49 Länder als Least Developed Countries, wobei 33 Länder in Afrika liegen. Zehn asiatische und ein amerikanisches Land (Haiti) gelten als LLDC. Fünf der Länder liegen in Ozeanien, wobei ihre Gesamtbevölkerung weniger als eine Million beträgt.

Es gibt eine Reihe von weiteren Kategorisierungen der Länder nach ihrem Entwicklungsstand. So teilte man bis 1990 die Länder gerne nach ihrem Wirtschaftssystem ein. Als Erste Welt bezeichnete man Länder, deren Volkswirtschaften überwiegend marktwirtschaftlich orientiert waren, während die Zweite Welt vorwiegend sozialistische Länder mit Zentralplanungswirtschaften waren. Als Dritte Welt galten die Volkswirtschaften, die vor allem durch Tauschverträge gekennzeichnet waren. Diese Bezeichnung kann als überholt angesehen werden, da es kaum mehr Länder gibt, die überwiegend auf Tauschwirtschaft beruhen, aber die Bezeichnung hat sich bis heute gehalten.

Eine weitere Möglichkeit, Länder zu kategorisieren, ist der Human Development Index (HDI). Er wird jährlich vom United Nations Development Programme (UNDP) veröffentlicht und vereinigt Gesundheit und Bildung als soziale sowie Einkommen als ökonomische Komponente der Entwicklung in einer Kennziffer. Less Developed Countries haben tenden-

---

[74]   Quelle: http://www.econguru.com/2007-gdp-nominal-per-capita-world-map-imf.

ziell einen HDI von unter 0,4, Least Developed Countries von unter 0,25, wobei eine vollständige Zurechnung nicht möglich ist.

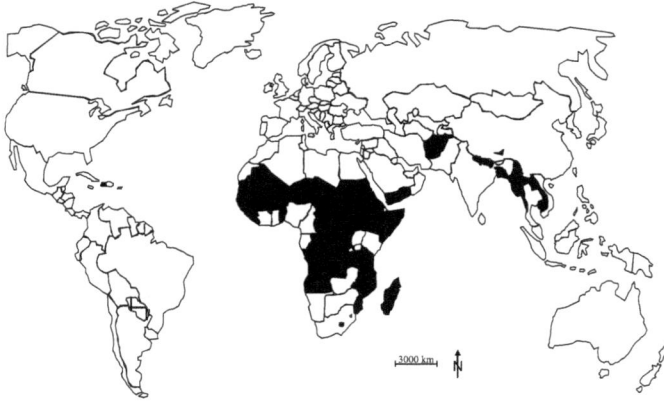

Abbildung 2.24: Least Developed Countries[75]

Eine weitere Kategorisierung nimmt die Weltbank vor, die zwischen „Low-Income Countries", „Middle-Income Countries", „Severely Indebted Low-Income Countries", „Severely Indebted Middle-Income Countries" und „Most seriously affected countries" (MSAC) unterscheidet. Diese Gruppierung ist insbesondere für die Kreditkonditionen relevant, die den jeweiligen Ländern angeboten werden.

Schließlich unterscheidet die UNO noch die „Small Island Developing States" sowie die Landlocked Developing Countries, wobei bei letzteren erstmals auch europäische Länder (Armenien, Aserbaidschan, Moldawien, Mazedonien) genannt werden. Diese Länder haben gemein, dass sie aufgrund ihrer Insellage oder ihrem fehlenden Zugang zu Häfen und damit zum internationalen Handel besondere Entwicklungshemmnisse aufweisen.

So vielschichtig die Kategorisierung von Entwicklungsländern im statischen Sinn erscheinen mag, so deutlich ist die Situation bezüglich Afrika südlich der Sahara.[76] Dieser Kontinent hat in statischer Definition den geringsten Entwicklungsstand – und dementsprechend auch die schwerwiegendsten Entwicklungs- und Gesundheitsprobleme. Dies zeigt sich insbesondere in dem hohen Verlust an gesundheitsbezogener Lebensqualität, den die Weltbank erstmals 1993 vergleichend ermittelt hat. In keinem anderen Großraum sterben die Menschen so früh und leiden so dramatisch an Krankheiten und Behinderung wie in Afrika (vgl. Abbildung 2.25).

---

[75]   Quelle: http://www.unohrlls.org/en/ldc/25.
[76]   Sub-Saharan Africa (SSA).

Zusammenfassend können wir schließen, dass der statische Entwicklungsländerbegriff hilfreich ist, um Länder zu kategorisieren und bestimmte Regelhaftigkeiten aufzuzeigen. Die Gesundheitsprobleme der Entwicklungsländer bzw. die spezifischen Schwierigkeiten ihrer Gesundheitssysteme sind tatsächlich überwiegend vom verfügbaren Volkseinkommen abhängig. Mit Ausnahme weniger Länder, die zwar höhere Einkommen haben, jedoch strukturell als Entwicklungsländer zählen (z.B. Malediven), zeichnen sich Entwicklungsländer primär durch eine geringe gesamtwirtschaftliche Produktion aus, so dass auch nur geringe Gesundheitsressourcen zur Verfügung stehen. Aus dieser Sicht ist es deshalb durchaus verantwortbar, Wirtschaftskraft und Entwicklungsstand gleichzusetzen. Der statische Entwicklungsbegriff ist jedoch ausschließlich präskriptiv, d.h., er ist unzureichend, um den Entwicklungsprozess zu erklären und Handlungsanweisungen für das Gesundheitsmanagement abzuleiten. Hierzu ist es nötig, den Entwicklungsprozess zu betrachten, d.h. einen dynamischen Entwicklungsländerbegriff einzuführen.

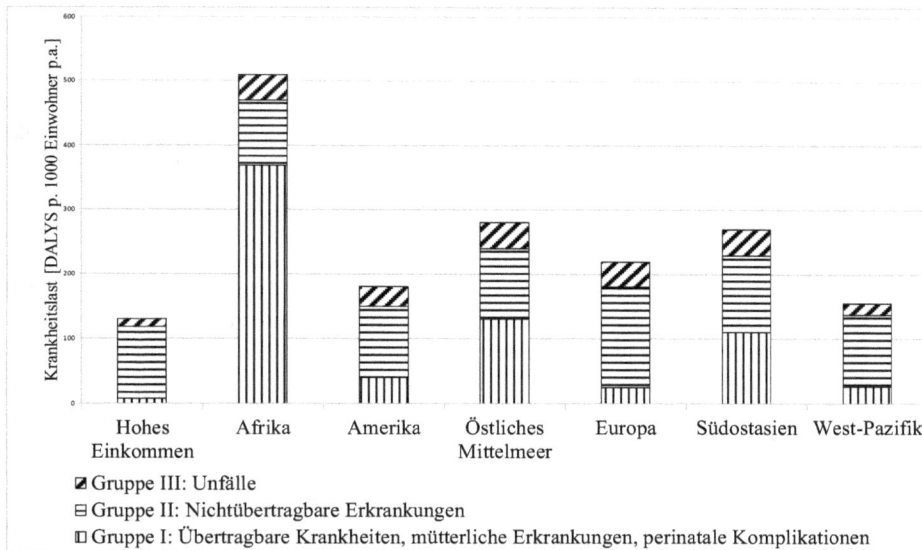

Abbildung 2.25: Krankheitslast [jährlicher Verlust an Disability Adjusted Life Years pro 1000 Einwohner][77]

2.2.2.2   Dynamischer Entwicklungsbegriff

Im Gegensatz zum statischen Entwicklungsländerbegriff, für den der Entwicklungsstand eines Landes maßgeblich ist, wird bei einer dynamischen Auffassung des Begriffs Entwicklung als Prozess verstanden. Entwicklungsländer wären folglich diejenigen Staaten, die sich weiterentwickeln. Entwicklung ist hierbei als eine Erhöhung der Systemkomplexität definiert,[78] was grundsätzlich von der reinen Expansion der vorhandenen Systemstruktur

---

[77]   Quelle: WHO 2008b, S. 41.
[78]   Vgl. Ritter 2001, S. 166–171.

(Wachstum) zu unterscheiden ist. Wachstum erhöht die Anzahl der Elemente eines Systems, während Entwicklung eine erhöhte Spezialisierung der Elemente, einen höheren Grad der Arbeitsteilung und eine Erweiterung bzw. Intensivierung der Relationen zwischen diesen Elementen (Kommunikations- und Transportbeziehungen) umschreibt. So bedeutet Entwicklung in der Biologie nie das reine Wachstum eines Individuums, sondern einen evolutorischen Akt, wie er etwa in der Metamorphose einer Raupe zu einem Schmetterling zu sehen ist. Der Schmetterling ist nicht größer oder schwerer als die Raupe, jedoch biologisch komplexer, da er geschlechtsfähig ist.

In gleicher Weise ist die ökonomische Entwicklung nicht allein durch ein höheres Sozialprodukt zu beschreiben, sondern auch durch Spezialisierung und Arbeitsteilung, was intensivere Austauschbeziehungen nötig macht. So beschreibt beispielsweise Bobek[79] als Vertreter einer Stufentheorie[80] die menschliche Entwicklung in sechs Stufen: Jäger und Sammler, spezialisierte Jäger und Sammler, Sippenbauerntum, herrschaftlich organisierte Agrarwirtschaft, älteres Städtewesen und produktiven Kapitalismus. Jede Stufe unterscheidet sich von der vorigen durch einen höheren Grad an Arbeitsteilung und Spezialisierung, woraus sich eine exponentiell steigende Effizienz ergibt.

Interessant ist in diesem Zusammenhang die Frage, was nach der Lebensformengruppe „produktiver Kapitalismus/neueres Städtewesen" kommt. Geht man davon aus, dass die Entwicklung zu einer höheren Stufe jeweils durch die Überwindung des limitierenden Produktionsfaktors ausgelöst wurde, so könnte man postulieren, dass viele Länder heute auf dem Weg in ein Informationszeitalter sind, dessen primäre Ressource die Information darstellt. Exakter dürfte jedoch sein, von einem Wissenszeitalter zu sprechen, da Information per se für die Produktivität eines Sozialsystems irrelevant ist. Effizienzvorteile verschafft nur das an die Person gebundene Wissen, das die Grundlage für die Entscheidungsfähigkeit bildet. Man könnte in diesem Sinne auch von einem Zeitalter der Weisheit sprechen, in dem der dispositive Faktor und hier insbesondere seine Ent- und Unterscheidungsfähigkeit die knappen Produktionsfaktoren darstellen, während die reinen Informationen längst als gegeben vorausgesetzt werden können.

Den Übergang von einer Stufe zur anderen bezeichnet Ritter[81] als Entwicklung, während das (teilweise Jahrtausende währende) Verharren in einer stabilen Phase als Persistenz bezeichnet wird. Eine rein quantitative Outputsteigerung, die allein auf einer Erhöhung der Zahl identischer Systemelemente beruht, stellt keine Entwicklung dar, sie kann sogar zu einer Involution führen. Allerdings wird die Erhöhung der Systemkomplexität umgekehrt in der Regel von einer Erhöhung des Outputs (z.B. Sozialprodukt) und der Tragfähigkeit des Systems (z.B. Bevölkerungszahl) begleitet sein.[82]

Betrachtet man die Entwicklung der Volkswirtschaften seit der industriellen Revolution, so fallen die langfristigen Wellen auf, die 50- bis 70-jährige Zyklen aufweisen. Kondratieff

---

[79] Vgl. Bobek 1959.
[80] Vgl. Stavenhagen 1969, S. 629; Corsten & Gössinger 2007, S. 1–2.
[81] Vgl. Ritter 2001, S. 166–171.
[82] Vgl. Affemann, Pelz & Radermacher 1998.

(1892–1938) führte die langen Wellen wirtschaftlicher Aktivität auf Basisinnovationen zurück, die eine Jahrzehnte dauernde Aufschwungphase einleiten würden. Derartige Basisinnovationen waren bislang Dampfmaschine und Baumwolle (K1), Stahl und Eisenbahn (K2), Elektrotechnik und Chemie (K3), Petrochemie und Automobil (K4) sowie Informationstechnik bzw. Computer (K5). Die Basisinnovation führt zu einer Inwertsetzung einer Ressource, die vorher kaum genutzt wurde. Im ersten bis vierten Zyklus waren diese Ressourcen materiell, im K5 sind sie informationell (vgl. Abbildung 2.26).

Derzeit wird spekuliert, welche dominante Kraft den nächsten langfristigen Aufschwung einleiten könnte. Nefiodow[83] postuliert, dass die „psychosoziale Gesundheit und Kompetenz von Menschen" in Zukunft die dominante Basisressource sein könnte, auf der sich alles andere aufbauen wird. Gesundheitsdienstleistungen werden damit zur Schlüsseltechnologie.

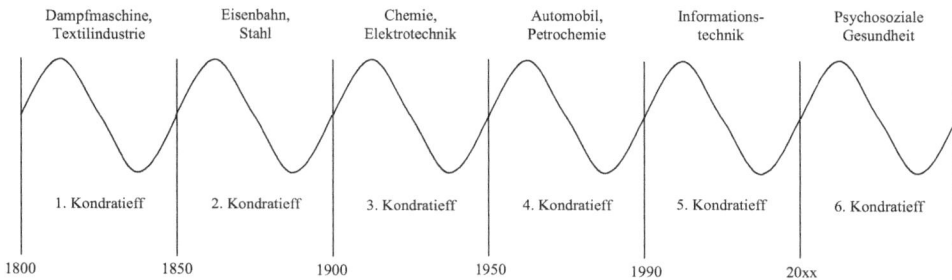

Abbildung 2.26: Basisinnovationen[84]

Andere Autoren gehen von einem etwas weiteren Ansatz aus und erklären die Humantechnologie zur Basisinnovation des 6. Kondratieff.[85] Im Gegensatz zum Industrie- und Informationszeitalter, in dem Fach- und Methodenkompetenz die Schlüsselfaktoren für erfolgreiche Wirtschaften waren, erscheinen nun Sozial- und Selbstkompetenzen als limitierender Faktor der Wirtschaftsentwicklung. Die gut ausgebildeten, mobilen und selbstbewussten Arbeitnehmer erfordern Führungskräfte, die ihre Autorität nicht mehr aus Bedrohung, Belohnung, Legitimation oder Expertise ziehen, sondern primär aus ihrer Persönlichkeit. Selbststeuerung, Selbsteinschätzung, Zeitmanagement, Proaktivität, Integrität und Vertrauenskompetenz (in sich selbst, in Mitarbeiter, in das Leben) sind auf der Stufe zum sechsten Kondratieff die entscheidenden Produktionsfaktoren, deren Stärkung über die Effizienz der Wirtschaftssysteme entscheiden. Hierzu gehört auch die Frage nach der Spiritualität und den großen philo-

---

[83]   Vgl. Nefiodow 2001.
[84]   Quelle: Fleßa 2007, S. 159.
[85]   Vgl. Baaseke 2002.

sophischen Themen, die gerade in den letzten Jahren wieder stärker in den Fokus des Managements geraten sind.[86]

Neumann[87] hinterfragt die These der spontan entstehenden Basisinnovationen und führt die Kondratieff-Wellen auf die langfristige Veränderung der Zeitpräferenzrate zurück. Als Zeitpräferenz bezeichnet er die systematische Geringerschätzung zukünftiger Nutzen, wobei er empirisch nachweist, dass eine hohe Gegenwartsorientierung zu geringen (bis negativen) Wachstumsraten des Volkseinkommens führen, während eine hohe Zukunftsorientierung zu starken Investitionen und damit auch zu den Basisinnovationen führen. Entscheidend ist hierbei, dass sich die Zeitpräferenz zyklisch verändert, da die Konsumneigung in der Kindheit und Jugend geprägt wird. Arme Eltern erziehen ihre Kinder, die einen tiefen Wunsch nach Verbesserung ihrer Lebenssituation in sich tragen, jedoch gleichzeitig keine übermäßigen Konsumerwartungen ausgeprägt haben. Sie investieren, d.h., sie haben eine geringe Zeitpräferenz. Reichere Eltern hingegen verwöhnen ihre Kinder, die in der Folge ein hohes Konsumniveau haben und dies auch lebenslang erwarten. Die Investitionsneigung wird gering sein. Neumann nennt das Phänomen sich verändernder Zeitpräferenzraten im Generationenwechsel das Buddenbrook-Syndrom, da diese Kaufmannsfamilie eben diesen Zyklus in drei Generationen erlebt hat: Die Gründergeneration baute in einer Kombination von Glück, Sparsamkeit (niedrige Zeitpräferenz!) und Fleiß ein Vermögen auf. Die Erhaltergeneration hatte bereits eine höhere Konsumneigung (mittlere Zeitpräferenz) und eine etwas geringere Arbeitsneigung. Die Verderbergeneration hingegen war durch eine hohe Zeitpräferenzrate geprägt, so dass sie primär an Konsum und Freizeit interessiert war. Damit ergeben sich in der Generationenfolge die 50- bis 70-jährigen Kondratieff-Zyklen.

Neumann begründet folglich ein ökonomisches Phänomen (Konjunktur) kulturell und verbindet damit die Metaebene der Wissenschaften (hier: Zeitpräferenz als kultureller Wert) mit der Realebene der Ökonomik.

Den Stufen- und Wellentheorien ist die Vorstellung einer fortschreitenden Entwicklung eigen, aus der sich im Zeitablauf immer effizientere Wirtschaftssysteme entwickeln, in dem jeweils der limitierende Faktor durch Produkt- und Verfahrensinnovationen überwunden wird. Als Entwicklungsland ist folglich ein Regionalgebilde zu bezeichnen, das sich auf dem Weg zu einem höheren Entwicklungsstand macht, unabhängig davon, auf welcher Ebene es sich gerade befindet. Eine konsequente Anwendung der dynamischen Definition der Entwicklung würde deshalb dazu führen, einige Least Developed Countries nicht als Entwicklungsländer einzustufen, da sie sich qualitativ kaum weiterentwickeln. Viele westliche Industrieländer wären hingegen als Entwicklungsländer zu kategorisieren, da sie sich in einer Transition von der Industrie- zur Dienstleistungsgesellschaft bzw. zur Informationsgesellschaft befinden.

---

[86]   Vgl. hierzu die „klassischen Fragen", wie sie beispielsweise der Organisationstheoretiker Rieckmann formuliert: „Welcher Sinn ist sinnvoll?", „Welcher Wert ist wertvoll?", „Welches Leben ist lebenswert?", „Welcher Geist begeistert mich?" Rieckmann 2005.

[87]   Vgl. Neumann 1990.

Im Folgenden soll das Gesundheitswesen in ressourcenarmen Ländern dargestellt werden. Im Sinne des statischen Begriffs handelt es sich um Entwicklungsländer. Im dynamischen Sinne sind einige von ihnen (z.b. Myanmar, Sudan, Haiti) eher von Persistenz geprägt denn von einer echten Entwicklung.

2.2.2.3   Armutsursachen

Da die Gesundheitsversorgung und der Gesundheitszustand primär eine Funktion der zur Verfügung stehenden Ressourcen sind, muss an dieser Stelle eine kurze Diskussion der Ursachen für Armut erfolgen. Es ist dabei zu beachten, dass Armut und Reichtum in gewisser Beziehung das Ergebnis derselben Faktoren ist, so dass die Erkenntnis der Armutsursachen auch Aufschlüsse über die Quellen des Reichtums gibt et vice versa. Die Analyse kann an dieser Stelle nicht erschöpfend sein, sondern soll lediglich ein grundlegendes Verständnis der Faktoren ermöglichen, die die weltweite Verteilung von Armut und Reichtum und damit von Gesundheit erklären.

Abbildung 2.27 gibt einen Überblick über mögliche Armutsursachen, wobei nicht alle Faktoren gleichermaßen auf das Individuum, eine Sozialschicht und eine größere Bevölkerung zutreffen. Beispielsweise sind die Faktoren Rasse, Lebensraum und Kultur ex definitione nur für größere Gruppen relevant. Ebenso ist der Umkehrschluss, dass Populationen oder Individuen, die als arm bezeichnet werden können, die hier genannten Armutsursachen erfüllen, nicht vollständig richtig, da auch der Zufall eine gewisse Rolle spielt. Auf keinen Fall darf deshalb ein Vorwurf (z.B. „Armen fehlt der Fleiß") aus dieser Tabelle abgeleitet werden.

Die Armutsursachen lassen sich in die physische Disposition, den Lebensraum und das Verhalten kategorisieren. Die physische Dimension hatte in der Menschheitsgeschichte einen sehr dominanten Einfluss, darf aber auch heute nicht vernachlässigt werden. Beispielsweise stellt eine Behinderung auch in Deutschland, aber vor allem in ressourcenarmen Ländern ein erhebliches Armutsrisiko dar, da die ökonomische Leistungsfähigkeit in der Regel reduziert oder nur mit Hilfe eines höheren Aufwandes in Wert gesetzt werden kann. Somit sind Regionen, in denen Behinderungen besonders häufig auftreten, tendenziell arm. Dies kann man z.B. in Gebieten nachweißen, in denen die Onchozerkose noch immer ein höheres Erblindungsrisiko impliziert (z.B. Burkina Faso), so dass ein hoher Anteil der Erwachsenen erblindet und die fruchtbaren Flusstäler verlassen werden.[88]

Eine weitere Disposition ist die kognitive Intelligenz,[89] wobei über ihre Bedeutung erheblich diskutiert wird.[90] Im Industriezeitalter spielt die mathematisch-naturwissenschaftliche Denkfähigkeit eine große Rolle, so dass zweifelsohne ein Kind, das mit einer unterdurchschnittlichen kognitiven Intelligenz geboren wird, auch ceteris paribus mit höherer Wahrscheinlichkeit ein unterdurchschnittliches Lebenseinkommen haben wird. Unterdurchschnittliche mathematisch-naturwissenschaftliche Intelligenz erscheint deshalb im Industriezeitalter als Armutsrisiko. Daraus kann jedoch nicht abgeleitet werden, dass der Einfluss der angebore-

---

[88]   Vgl. Hoerauf et al. 2003.

[89]   Vgl. Murray 1998.

[90]   Z.B. Becker & Lauterbach 2010.

nen kognitiven Intelligenz dominant sei. Vielmehr ist sie in gewissem Rahmen durchaus durch Bildung veränderbar.[91] Selbst wenn man die gewagte Annahme trifft, dass die mathematisch-naturwissenschaftliche Denkfähigkeit zu 60% genetisch determiniert sei, so entscheiden die restlichen 40% doch darüber, ob jemand einen IQ von 80 oder von 120 entwickelt und damit ob er tendenziell arm oder reich sein wird. Die Bedeutung der genetischen Disposition für die kognitive Leistungsfähigkeit und damit das Armutsrisiko darf nicht überbetont werden.

Hinzu kommt, dass die rein mathematisch-naturwissenschaftliche Denkfähigkeit durchaus kein Garant dafür ist, dass jemand im Leben Erfolg hat. Zum einen ist die Messung der Intelligenz sehr problematisch, da sie nur bedingt eine Aussage über die Lebensbewältigung und den Lebenserfolg zulässt.[92] Die Intelligenztests sind für eine ganz spezifische Denkfähigkeit für bestimmte Kulturgruppen zugeschnitten und nicht einfach auf andere Denktraditionen (z.B. die Personallogik Afrikas im Gegensatz zur Sachlogik Europas) übertragbar. Auf supraindividueller Ebene ist deshalb die mathematische Intelligenz kaum als Armutsursache definierbar. Zum anderen spielen in der Dienstleistungsgesellschaft die emotionale und soziale Intelligenz[93] eine deutlich größere Rolle als die häufig überschätzte kognitive Intelligenz. Wenn die globale Wirtschaftsentwicklung immer mehr von der Industrie- zur Beziehungsökonomie tendiert, so kann auch der Reichtum der Nationen unter Umständen völlig neu verteilt werden.

Behinderung und Intelligenz sind teilweise genetisch bedingt, wobei der Grad der Disposition umstritten ist. Andere Merkmale, wie z.B. die Hautfarbe und bestimmte Unverträglichkeiten, sind hingegen praktisch vollständig genetisch determiniert und können deshalb unterschieden werden. Beispielsweise ist die starke Pigmentierung von Bevölkerungen, die an die starke Sonneneinstrahlung in den Tropen angepasst sind, ein wirkungsvoller Schutz gegen einige Formen von Hautkrebs. Die Ureinwohner Australiens sind deshalb weniger vom malignen Melanom betroffen als die überwiegend hellhäutige Bevölkerung, die nach 1770 das Land besiedelte. Hellhäutigkeit stellt damit ein gewisses Armutsrisiko dar – allerdings eines, das durch kulturelle Systeme (Sozialstaat) stark reduziert und von zahlreichen anderen Faktoren (z.B. soziale Benachteiligung der Ureinwohner) überlagert wird. Ein weiteres Beispiel für überwiegend genetische Disposition sind die Nahrungsmittelunverträglichkeiten. Beispielsweise konnte sich bei den Bantustämmen im südlichen Afrika keine Milchwirtschaft entwickeln, da die überwiegende Mehrheit der Erwachsenen laktoseintolerant ist.[94] Die Milchwirtschaft konnte deshalb die hohe Bedeutung, die sie für die Ernährung und die wirtschaftliche Entwicklung z.B. in Europa hatte, in weiten Teilen Afrikas nicht entwickeln.

---

[91] Vgl. Goleman 2006, S. 147–161.
[92] Vgl. Goleman 2008, S. 55.
[93] Vgl. Goleman 2006; Goleman 2008.
[94] Vgl. Meade & Emch 2005, S. 39.

Armutsursachen

Physische Disposition	Lebensraum	Verhalten	
Genetische Disposition	Bodenschätze	**Individualverhalten**	**Kultur**
Behinderung	Tiere und Pflanzen	Fleiß	Religion
Intelligenz	Klima, Relief, Achsen	Sparsamkeit	Politisches System
...	Maritimität	Risikobereitschaft	Wirtschaftliches System
	Krankheiten	Durchsetzungs-vermögen	Soziales System
	...	...	...

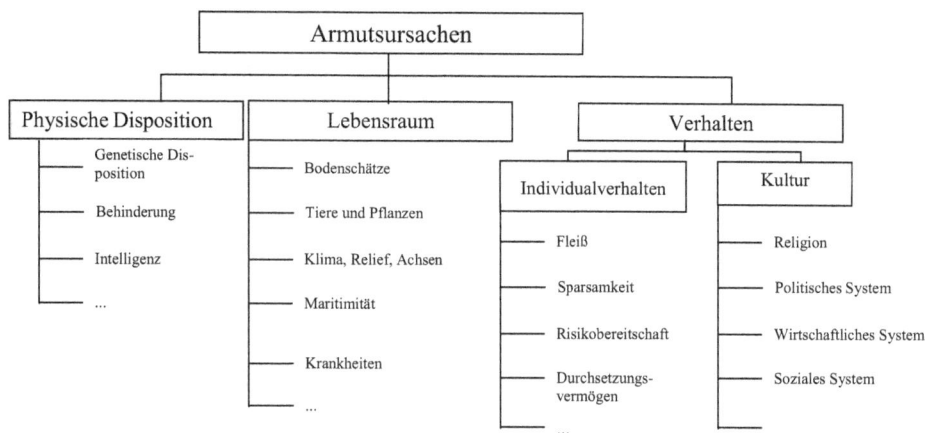

Abbildung 2.27: Armutsursachen[95]

Auch der Lebensraum kann einen komparativen Nachteil darstellen, wobei dies insbesondere für ganze Bevölkerungen gilt. Der Lebensraum ist hierbei vor allem für die Wirtschaftsentwicklung vor der Neuzeit höchst prägend, während seither kulturelle Faktoren deutlich wichtiger geworden sind. Trotzdem sind Faktoren wie z.B. Bodenschätze, Tiere und Pflanzen, Klima, Relief, Achsen, Maritimität und Krankheiten bis heute maßgeblich für Armut und Reichtum verantwortlich.

Bodenschätze stellen einen essentiellen Produktionsfaktor und damit eine Grundlage des Reichtums von Individuen, Gruppen und Nationen dar. Der Aufschwung der Bergbaugebiete und die „Bonanza" der Erdölländer sind eindeutig auf die Existenz von Bodenschätzen zurückzuführen. Trotzdem ist der Schluss „Je mehr Bodenschätze, desto reicher" nicht in jedem Fall korrekt. Beispielsweise dürfte der Abstieg Spaniens als Großmacht zumindest zum Teil durch die enormen Funde an Gold und Silber in den südamerikanischen Kolonien bedingt sein, die es Spanien ermöglicht hat, praktisch alles zu kaufen, was es an Konsumgütern wünschte, ohne selbst zu produzieren und sich technologisch zu entwickeln.[96] Mit der Erschöpfung der Bodenschätze verblasste die Macht Spaniens, das mit der technologischen Entwicklung der scheinbar ärmeren europäischen Länder nicht mithalten konnte. So wurde aus den rohstoffarmen Niederlanden eine Großmacht, während Spanien verarmte – ein Schicksal, das manchen ölproduzierenden Ländern drohen könnte, wenn es ihnen nicht gelingt, ihre Rohstoffeinnahmen in Kapital und Arbeitskraft zu transferieren.[97]

---

[95] Quelle: Fleßa 2003a, S. 123.

[96] Vgl. Landes et al. 1999, S. 322–323.

[97] Vgl. Landes et al. 1999, S. 415.

Auch in der globalisierten Welt implizieren Bodenschätze nicht immer Reichtum. Die Commission on Macroeconomics and Health[98] zeigt auf, dass gerade Entwicklungsländer mit lukrativen Vorkommen natürlicher Ressourcen von Armut betroffen sind, da der vermeintliche Reichtum Bürgerkrieg, internationale Interventionen und Korruption induzieren kann. So sind Länder mit Diamantenvorkommen in Westafrika oder die östlichen Regionen des Kongo signifikant häufiger von Unruhen und Armut betroffen als ressourcenärmere Nachbarländer.

Auch das Klima und das Relief sind von Bedeutung für die Entwicklung einer Region. Steile Hänge, Trockenheit, Überflutungen, Kälte, Hitze und vor allem hohe Variabilität dieser Parameter stellen die Landwirtschaft vor erhebliche Herausforderungen, so dass „gemäßigte Breiten" einen natürlichen Wirtschaftsvorteil gegenüber extremen Regionen haben. Vor allem aber prägen Klimate die Kultur. Beispielsweise fordern die strengen Winter in Mitteleuropa eine intensive Lagerhaltung und vorbeugende Wartung, um die kalte Jahreszeit überleben zu können, während ganzjährige Vegetationsperioden und hohe Temperaturen tendenziell Lagerhaltung und Wartung unnötig und sinnlos erscheinen lassen.

Neben Bodenschätzen, Klima und Relief sind auch die vorherrschenden Tiere und Pflanzen von großer Bedeutung für die ökonomische Entwicklung einer Region. Beispielsweise führt Diamond[99] aus, dass die Voraussetzungen für die Domestizierung von Pflanzen und Tieren und damit für die neolithische Revolution äußerst ungleich zwischen den Großräumen verteilt waren. Beispielsweise müssen Pflanzen, um schnell und einfach als Grundlage neuer landwirtschaftlicher Produkte zu dienen, die folgenden Bedingungen aufweisen: Es muss sich um einjährige Pflanzen handeln, da eine mehrjährige Investitionsperiode für eine beginnende Landwirtschaft hinderlich ist. Die Pflanzen müssen für die Ernährung relevant sein, d.h. einen hohen Eiweißgehalt haben. Es sollten großsämige Pflanzen sein, die bereits von Natur aus einen hohen Ertrag haben. Beispielsweise sind die Urformen des Weizens bereits sehr stärkehaltig, während die natürlichen Varianten des Mais sehr weit von den heutigen Kolben entfernt sind. Gut geeignet sind wechselwarme Klimate mit eindeutiger, zeitlich begrenzter Fruchtphase, so dass eine verlässliche Anbau- und Vegetationsperiode vorliegt. Weiterhin sollten diese Pflanzen eine unkomplizierte Fruchtbarkeit aufweisen, d.h., zwittrige Selbstbestäuber sind zu bevorzugen. Wie Tabelle 2.4 zeigt, ist beispielsweise das Vorkommen großsämiger Gräser als Grundlage für die Zucht von Getreide sehr ungleichmäßig auf der Erde verteilt. Allein schon auf dieser Grundlage wundert es nicht, dass die neolithische Revolution zwar an verschiedenen Orten in Asien, Europa und Amerika stattfand, jedoch die Effektivität der Landwirtschaft und ihr Diffusionpotenzial erheblich divergierte. Der so genannte „Fruchtbare Halbmond" war von Anfang an prädestiniert, das Zentrum der Agrarwirtschaft zu werden, und hat bereits in der Antike große Bevölkerungen ernährt.

---

98   Vgl. Sachs 2001.
99   Vgl. Diamond 2001, S. 91–115.

Tabelle 2.4 Verbreitung großsämiger Gräser auf der Welt[100]

Region	Zahl der Arten
Mittelmeerraum (Westliches Asien, Europa, Nordafrika)	32
England	1
Ostasien	6
Afrika südlich der Sahara	4
Nordamerika	4
Mittelamerika	5
Südamerika	2
Nordaustralien	2

Tabelle 2.5 Entstehung landwirtschaftlicher Zentren[101]

Region	Pflanzen	Tiere	Zeitpunkt
Fruchtbarer Halbmond	Weizen, Erbse, Olive	Schaf, Ziege	8500 v.Chr.
China	Reis, Hirse	Schwein, Seidenraupe	7500 v. Chr.
Mittelamerika	Mais, Bohne, Kürbis	Truthahn	3500 v. Chr.
Anden/Amazonas	Kartoffel, Maniok	Lama, Meerschwein	3500 v. Chr.
Osten der USA	Sonnenblume	-	2500 v. Chr.
Westafrika	Jams, Ölpalme	-	3000 v. Chr.
Neu-Guinea	Banane, Zuckerrohr	-	7000 v. Chr.

Auch die natürlichen Vorkommen von Tieren erfüllten die Voraussetzungen der Domestizierung sehr unterschiedlich. Erfolgreiche Kandidaten für die Landwirtschaft mussten effizient und relativ einfach in Gefangenschaft ernährt werden können, ein hohes Wachstumstempo und geringe Fortpflanzungsprobleme in Gefangenschaft aufweisen. Wichtig ist auch eine gewisse Friedfertigkeit – weshalb beispielsweise der Auerochse leichter zu domestizieren war als das Nashorn. Für Herdentiere ist auch wichtig, dass sie keine Neigung zu panikartiger Flucht haben und eine hohe soziale Rangordnung zeigen, so dass der Mensch die Rolle des Leittiers einnehmen konnte (z.B. Hund). Wiederum zeigt sich, dass der natürliche Bestand an domestizierbaren Tieren in Europa und Asien (und hier vor allem im Fruchtbaren Halbmond) besonders hoch war, während beispielsweise in Amerika lediglich das Lama und Alpaka bzw. in geringerem Umfang das Meerschweinchen als Domestizierungskandidaten zur Verfügung standen.

Die natürliche Existenz von Tieren und Pflanzen stellt nach Diamond zumindest eine Erklärung für die ungleiche weltweite Verteilung von Armut und Reichtum dar, da die gesicherte Ernährung durch eine effektive Landwirtschaft die Grundlage der Entstehung erster stabiler Gemeinwesen, Städte, Staaten und Großreiche wurde. Die Argumentation ist natürlich überwiegend historisch, aber bis heute ist die Verfügbarkeit von Pflanzen und Tieren und damit eine effektive Landwirtschaft eine Grundlage der Ernährungssicherung, gerade auch in Entwicklungsländern. Bis heute kann beispielsweise ein Teil der Ernährungsprobleme in Afrika auf die geringe Anpassung der wichtigsten Getreide sowie der Kartoffel an das Klima dieses Kontinents zurückgeführt werden. Fehl- und Mangelernährung beruht heute zumindest zum Teil auf der spärlichen Ausstattung dieses Kontinents mit effektiven Nahrungspflanzen.

---

[100]   Quelle: Diamond 2001, S. 162.
[101]   Quelle. Diamond 2001, S. 162.

Es stellt sich allerdings die Frage, weshalb sich die domestizierten Pflanzen nicht zügig aus den Zentren der neolithischen Revolution ausgebreitet haben und beispielsweise in Afrika angepasst wurden. Hierzu ist es wichtig zu sehen, dass Pflanzen in der Regel an ein bestimmtes Klima (Temperaturen, Regenmengen, Regenzeiten) und an ein Relief bzw. eine Höhenlage angepasst sind. Dabei liegt es in der Natur, dass die Ausbreitung einer Pflanze auf einem Breitengrad (d.h. von Ost nach West oder von West nach Ost) einfacher ist als auf dem Längengrad (d.h. von Nord nach Süd bzw. von Süd nach Nord), da hier keine grundlegend anderen Klimaregionen überwunden werden mussten. Die Ausbreitung der Kulturpflanzen aus der Mittelmeerregion nach Afrika scheiterte überwiegend daran, dass diese an das mediterrane Klima gewöhnten Gewächse auf ihrem Weg in den Innertropen zu Grunde gingen. Das Klima im südlichen Afrika wäre durchaus für diese Pflanzen geeignet, aber den Weg durch Wüsten und Regenwälder Afrikas konnten die Pflanzen des Fruchtbaren Halbmondes nicht überleben bzw. sich auch in längeren Zeiträumen nicht so anpassen, dass sie zuerst tropengeeignet wurden und sich dann wiederum in ihre mediterranen Vorgänger verwandelten. Erst als die Europäer ihr Saatgut aus Europa ins südliche Afrika brachten, konnte dort effektive Landwirtschaft betrieben werden. Wie Abbildung 2.28 zeigt, ist die Ausbreitung landwirtschaftlicher Innovationen deshalb in Eurasien besonders effektiv, während sie beispielsweise in Amerika extrem schwierig ist.

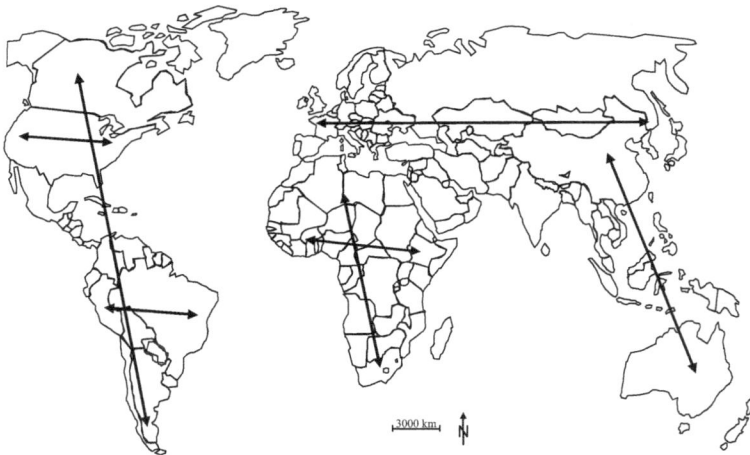

Abbildung 2.28: Kontinentalachsen[102]

Die Maritimität bezeichnet die Nähe zum Meer. Binnenländer haben keinen Zugang zu den Ressourcen bzw. zu den Handelsrouten der Meere, insbesondere, wenn sie mit keinen schiffbaren Flüssen verbunden sind. Es liegt deshalb nahe, dass Binnenländer ceteris paribus ein höheres Armutsrisiko haben. Diesem Tatbestand kommt die UNO mit ihrer Kategorie der Landlocked Developing Countries nach, denn auch im Zeitalter der globalen Transportmittel

---

[102]   Quelle: Diamond 2001, S. 209.

stellt eine Mittellage für ein Land einen erheblichen Wettbewerbsnachteil dar. Diese Länder können gar nicht so günstig produzieren, dass sie ihre höheren Transportkosten zu den Häfen wettmachen können, und es gibt nur wenige Produkte, die so leicht sind, dass die Transportkosten keine Bedeutung haben.

Schließlich spielen die Krankheiten (und hier traditionell insbesondere die Infektionskrankheiten) eine große Rolle in der Wirtschaftsentwicklung. Die Pest im Mittelalter, Masern und Pocken in Amerika und die Cholera in der frühen Industrialisierung hatten erhebliche Bedeutung für die Verarmung ganzer Regionen. Beispielsweise konnten die Spanier unter Cortés überhaupt nur in Südamerika Fuß fassen, da sie nach einer vernichtenden Niederlage die feindlichen Gruppen – unbeabsichtigt – mit Masern und Pocken infiziert hatten, gegen die in Südamerika keinerlei Immunität existierte.[103] Der größte Teil der Bevölkerung der Azteken und vieler weiterer Völker Mittel- und Südamerikas wurden nicht von spanischen Waffen, sondern von europäischen Keimen wie Pocken, Masern, Grippe, Typhus, Diphterie, Malaria, Mumps, Keuchhusten, Pest, Tbc und Gelbfieber getötet, die alle vor dem Eintreffen der Europäer in Amerika unbekannt waren. Im Gegenzug schleppten die spanischen Seefahrer und Soldaten wahrscheinlich die Syphilis in Europa ein, doch dies ist umstritten. Es stellt sich natürlich die Frage, warum der Erregeraustausch derartig einseitig war.

Wichtig ist hierbei die Feststellung, dass viele Infektionskrankheiten des Menschen einen tierischen Ursprung haben. Erst das enge Zusammenleben von Mensch und Haustier in der bäuerlichen Gesellschaft gibt die Möglichkeit, dass Erreger vom Tier effektiv auf den Menschen übertreten, und zwar in einer Zahl, die eine Anpassung des Erregers an den neuen Wirt wahrscheinlich macht. Tabelle 2.6 zeigt, dass die gefürchteten Erreger, die insbesondere für den politischen, militärischen und wirtschaftlichen Niedergang Nord-, Mittel- und Südamerikas sowie 350 Jahre später der Länder Afrikas südlich der Sahara verantwortlich waren, überwiegend von Tieren stammen, die in Europa domestiziert worden waren oder zumindest dort über Jahrtausende in enger Gemeinschaft mit dem Menschen existiert hatten. In Amerika hingegen hätte lediglich das Lama ein entsprechendes Potenzial gehabt, aber bis heute ist die Enge der Lamahaltung nicht zu vergleichen mit der geradezu häuslichen Gemeinschaft zwischen Mensch und Rind in Europa. Krankheiten hatten folglich eine zentrale Rolle in der Entstehung ärmerer und reicherer Regionen.

Tabelle 2.6 Tierischer Ursprung von Infektionskrankheiten[104]

Krankheit des Menschen	Tierische Quelle
Masern	Rind (Rinderpest)
Tuberkulose	Rind (RinderTB)
Pocken	Rind (Kuhpocken) und andere Tierarten mit verwandten Pockenviren
Grippe	Schwein, Ente
Keuchhusten	Schwein, Hunde
Malaria	Hühner und Enten

---

[103]   Vgl. Landes et al. 1999, S. 124.
[104]   Quelle: Diamond 2001, S. 247.

Wie in Kapitel 2.2.1 dargestellt, stellen Krankheiten einen erheblichen Entwicklungshemm-faktor und damit eine Armutsursache dar. Die Entstehung von Krankheiten, ihre Ausbreitung und ihre Mortalität hängen wiederum stark vom Klima, natürlichen Barrieren (Flüsse, Berge etc.) und der Maritimität ab. Zu einem gewissen Anteil sind deshalb Armut und Reichtum auch durch Geofaktoren bedingt, eine Tatsache, die in Diamond mit den Worten beschrieben wird: „Die auffälligen Unterschiede zwischen der Geschichte der Völker der verschiedenen Kontinente, in großen Zeiträumen betrachtet, beruhen nicht auf angeborenen Unterschieden zwischen den Völkern, sondern auf der Unterschiedlichkeit ihrer Umwelt".[105]

Neben der physischen Disposition und den Lebensraum determiniert das menschliche Ver-halten die Armut bzw. den Reichtum. Dies trifft sowohl auf das Individuum als auch auf die Kultur von Bevölkerungsgruppen zu. Es ist dabei offensichtlich, dass Fleiß, Sparsamkeit, Risikobereitschaft und Durchsetzungsvermögen wichtige Voraussetzungen für individuellen ökonomischen Erfolg sind. Hofstede[106] verwendet allerdings diese Charakteristika ebenfalls als Dimensionen nationaler Kultur, d.h., Individualwerte prägen die Primärkultur, wobei jedoch Religion, politisches, wirtschaftliches und soziales System Ausprägungen der Sekun-därkultur sind, die über das individuelle Verhalten hinaus armutsfördernd oder -mindernd sein können.

Der Zusammenhang von Wirtschaftssystem und Wirtschaftswachstum ist häufig diskutiert worden. So zeigt beispielsweise Jay[107] auf, dass die industrielle Revolution in England nur in einem relativ freien Wirtschaftssystem möglich war, und Sen[108] weist die Bedeutung der Demokratie für den wirtschaftlichen Fortschritt nach. Auch die Religion spielt eine wichtige Rolle, wobei neuere Forschungen[109] die klassische These von Weber[110] bestätigen, dass die Religion bzw. die Konfession einen erheblichen Einfluss auf Sparquote, Innovationsfreude und Wirtschaftswachstum haben. Beispielsweise beschränken religiöse Tabus der Tiernut-zung die landwirtschaftliche Entwicklung, reduziert die traditionelle Rolle der Frauen in bestimmten Weltregionen den Ideenpool einer Bevölkerung und führen Fatalismus und ein zyklisches Denken mancher Glaubensvorstellungen zu geringer Eigeninitiative.

---

[105]   Diamond 2001, S. 501.
[106]   Vgl. Hofstede 1983.
[107]   Vgl. Jay 2000, S. 279–326.
[108]   Vgl. Sen 1983.
[109]   Vgl. Berger 1994; Iannaccone 1998.
[110]   Vgl. Weber 1958.

Zusammenfassend können wir festhalten, dass die Armut von Individuen, Sozialgruppen und Bevölkerungen zahlreiche Ursachen hat, die selbst wiederum ein interdependentes System mit starken gegenseitigen Abhängigkeiten und autokatalytischen Prozessen bilden. Eine einfache, lineare Verknüpfung einer Ursache mit einer Wirkung ist nicht möglich. Tendenziell sind heute und für ganze Bevölkerungen die kulturellen Faktoren von höherer Bedeutung als die anderen Einflusskräfte, d.h., insbesondere dem politischen System, der Wirtschaftsordnung und dem Sozialsystem kommen eine prägende Rolle zu. Die ausschließlich Fokussierung ökonomischer Gegebenheiten (wie z.B. der Spareigung) kann jedoch Armut und Reichtum auf der Welt nicht erklären – und greift damit auch zu kurz, die Ungleichheit der Verteilung von Gesundheit und Krankheit zu begründen. Wenn im Folgenden ein Überblick über die grundlegende Struktur des Gesundheitswesens in ressourcenarmen Ländern gegeben wird, so muss der Leser sich dessen bewusst sein, dass es viele Gründe für die Eingruppierung in diese Ländergruppe geben kann. Dementsprechend werden sich auch die Gesundheitssysteme und die Gesundheitsprobleme in verschiedenen ressourcenarmen Ländern unterscheiden.

2.2.3   Gesundheitswesen in ressourcenarmen Ländern

2.2.3.1   Grundlegende Struktur

Die Weltgesundheitsorganisation definierte 1978 in der so genannten Deklaration von Alma Ata[111] (vgl. Kapitel 2.3.2) die folgenden Ziele der internationalen Gesundheitspolitik, um eine „Health for All by the Year 2000" zu erreichen:[112]

- Lebenserwartung bei der Geburt > 60 Jahre,
- Säuglingssterblichkeit < 50/1000 Lebendgeburten,
- Kindersterblichkeit < 70/1000 Lebendgeburten.

Gegen Ende der Planperiode bis zum Jahr 2000 wurde deutlich, dass diese Ziele in den meisten ressourcenarmen Ländern weitestgehend verfehlt wurden. Im Jahr 2000 einigte sich die 55. Generalversammlung der Vereinten Nationen auf dem so genannten Millenniumgipfel auf die Ziele der Entwicklungspolitik zur Bekämpfung extremer Armut bis zum Jahr 2015, wobei (vgl. Tabelle 2.7) die Ziele vier, fünf und sechs primäre Gesundheitsziele sind, während die Ziele sieben und acht in der Spezifizierung gesundheitsrelevante Aspekte enthalten.

---

[111]   Vgl. WHO 1978.
[112]   Vgl. WHO 1998, S. 39.

Tabelle 2.7 Millenniumziele[113]

Nr.	Ziel	Gesundheitsspezifische Präzisierung
1	Bekämpfung von extremer Armut und Hunger	
2	Primärschulbildung für alle	
3	Gleichstellung der Geschlechter/Stärkung der Rolle der Frauen	
4	Senkung der Kindersterblichkeit	Zwischen 1990 und 2015 Senkung der Kindersterblichkeit von Unter-Fünf-Jährigen um zwei Drittel (von 10,6% auf 3,5%).
5	Verbesserung der Gesundheitsversorgung der Mütter	Zwischen 1990 und 2015 Senkung der Sterblichkeitsrate von Müttern um drei Viertel. Bis 2015 allgemeinen Zugang zu reproduktiver Gesundheit erreichen.
6	Bekämpfung von HIV/AIDS, Malaria und anderen schweren Krankheiten	Bis 2015 die Ausbreitung von HIV/AIDS zum Stillstand bringen und eine Trendumkehr bewirken. Bis 2010 weltweiten Zugang zu medizinischer Versorgung für alle HIV/AIDS-Infizierten erreichen, die diese benötigen. Bis 2015 die Ausbreitung von Malaria und anderen schweren Krankheiten zum Stillstand bringen und eine Trendumkehr bewirken.
7	Ökologische Nachhaltigkeit	Bis 2015 Halbierung des Anteils der Menschen ohne dauerhaft gesicherten Zugang zu hygienisch einwandfreiem Trinkwasser (von 65% auf 32%). Bis 2020 eine deutliche Verbesserung der Lebensbedingungen von mindestens 100 Millionen Slumbewohnern und -bewohnerinnen bewirken.
8	Aufbau einer globalen Partnerschaft für Entwicklung	In Zusammenarbeit mit den Pharmaunternehmen Zugang zu unentbehrlichen Arzneimitteln zu erschwinglichen Preisen in Entwicklungsländern gewährleisten.

Wie Abbildung 2.29 zeigt, ist die Kindersterblichkeit tatsächlich erheblich zurückgegangen, jedoch noch weit von dem Millenniumziel für 2015 entfernt. Im Durchschnitt der Entwicklungsländer betrug die Kindersterblichkeit 2008 noch 218% der Zielvorgabe, in den Ländern Afrikas südlich der Sahara (ohne Südafrika und Namibia) sogar 237%.

Die Ermittlung der Müttersterblichkeit ist unter den Bedingungen von Entwicklungsländern sehr schwierig, da es kaum verlässliche Statistiken gibt. Die Zahl der Geburten, die von Fachkräften betreut wurden, ist ein Indikator für die Qualität der Versorgung der Mütter. Wie Abbildung 2.30 zeigt, hat sich der Anteil der fachkundigen Entbindungen deutlich erhöht, liegt jedoch in Südasien und Afrika südlich der Sahara noch unter 50%. Dies impliziert, dass mehr als die Hälfte der Geburten von traditionellen Hebammen unter überwiegend unhygienischen Bedingungen durchgeführt werden. Das Risiko für Mutter und Kind ist erheblich. An dieser Stelle ist nicht der Raum zu diskutieren, ob eine Entbindung in einem schlecht ausgestatteten und annähernd verfallen Dispensarium unter Leitung einer unterbezahlten und demotivierten Hebamme stets besser ist als die traditionelle Entbindung. Es muss lediglich festgehalten werden, dass – auch wenn die Datenlage mager ist – die Erreichung von Millenniumziel fünf noch weit entfernt ist.

---

[113]   Vgl. Vereinte Nationen 2010.

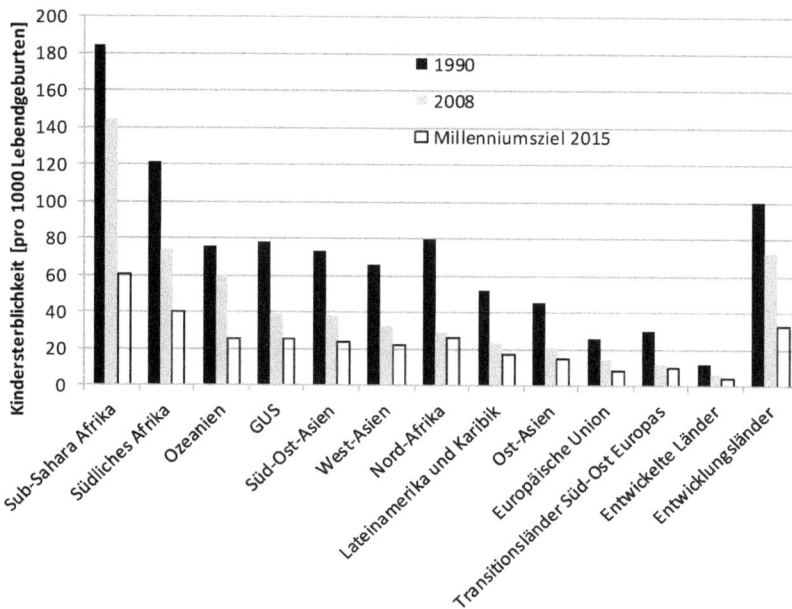

Abbildung 2.29: Millenniumziel 4[114]

Auch das Millenniumziel sechs wurde bei weiten noch nicht erreicht. Es wird geschätzt, dass im Jahr 2008 2,6 Millionen Menschen sich neu mit dem HI-Virus infiziert haben.[115] In diesem Jahr lebten 33,4 Millionen Menschen mit der Infektion, knapp zwei Millionen starben an AIDS. Von einem Stillstand der Ausbreitung kann folglich derzeit noch nicht gesprochen werden, und die Erreichung dieses Zieles bis zum Jahr 2015 wird nur möglich sein, wenn neue, verlässliche Technologien (z.B. Impfung) verfügbar sein werden. Dies erscheint derzeit jedoch eher zweifelhaft.

Auch der Zugang zur medizinischen Versorgung und insbesondere zu anti-retroviralen Medikamenten bleibt bislang hinter den Zielen zurück. Zwar stieg vom Jahr 2005 bis zum Jahr 2008 der Anteil der Patienten, die Zugang zu diesen Medikamenten haben, von 16 auf 42%, aber es wird erheblicher Anstrengungen bedürfen, um hier noch auf eine Vollabdeckung zu kommen, insbesondere, da die Zahl der Infizierten noch immer zunimmt.

---

[114] Quelle: Vereinte Nationen 2010, S. 26.
[115] Vgl. Vereinte Nationen 2010, S. 40.

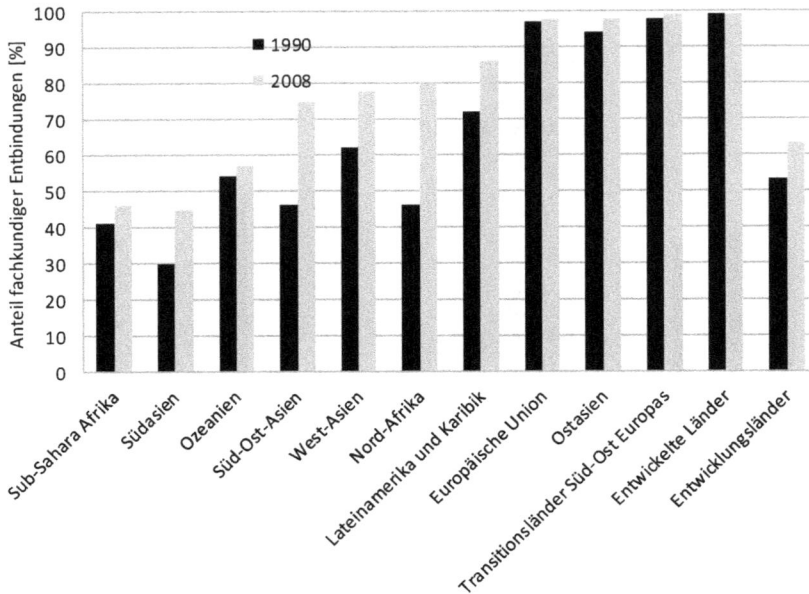

Abbildung 2.30: Millenniumziel 5[116]

Bei Malaria und Tuberkulose scheint die Bekämpfung deutlich erfolgreicher voran zu gehen. So stieg von 2004 bis 2009 die jährliche Produktion dauerhaft imprägnierter Bettnetze weltweit von 30 Millionen auf 150 Millionen an, und in einigen Ländern stieg der Anteil der Kinder unter fünf Jahren, die mit einem derartigen Netz gegen Infektionen geschützt sind, vom Jahr 2000 bis zum Jahr 2009 von annähernd null auf über 50% (z.B. Ruanda: von 4% auf 56%).[117] Auf der anderen Seite gibt es Länder, in denen Bettnetze noch immer eine Ausnahme darstellen (z.B. Swasiland, Elfenbeinküste, Nigeria,...).

Die Tuberkulose ist auf dem Rückzug, aber gerade in Afrika südlich der Sahara hat sie sich als opportunistische Infektion von AIDS weiter ausbreiten können. Weiterhin besteht die Gefahr, dass die Erfolge bei der Bekämpfung dieser drei Fokuskrankheiten AIDS, Malaria und TB die Investitionen in die Bekämpfung anderer Krankheiten reduzieren, so dass „neglected diseases" entstehen.[118]

---

[116]   Anteil der Entbindungen, die durch ausgebildete Fachkräfte durchgeführt werden. Quelle: Vereinte Nationen 2010, S. 31.

[117]   Vgl. Vereinte Nationen 2010, S. 51.

[118]   Vgl. Moran et al. 2009.

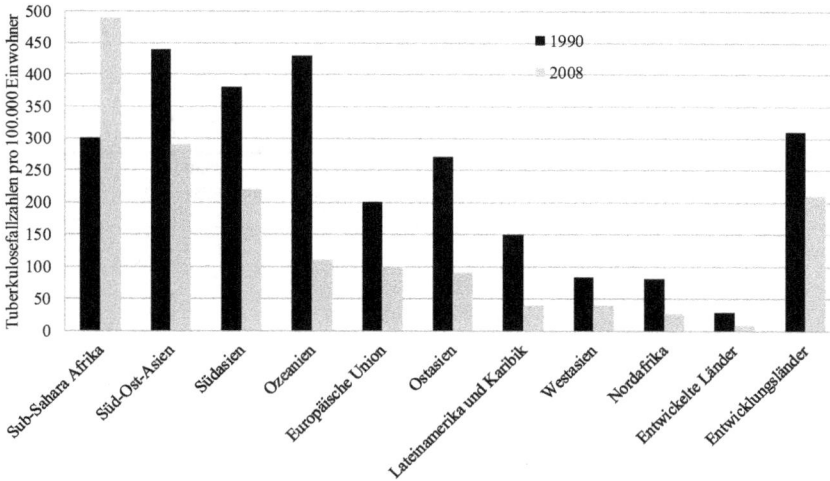

Abbildung 2.31: Millenniumziel 6[119]

Morbidität und Mortalität in ressourcenarmen Ländern unterscheiden sich erheblich von den entsprechenden Größen in den reicheren Weltregionen. Die Lebenserwartung bei Geburt in den ärmsten Ländern der Erde beträgt durchschnittlich 56,4 Jahre, während sie in den reichen OECD-Ländern bei 79,84 Jahren liegt. [120] Die Spanne zwischen dem Land mit der geringsten (43,6 in Afghanistan) und der höchsten Lebenserwartung (82,6 in Liechtenstein) betrug im Jahr 2007 immerhin 39 Jahre.

Wie in Kapitel 3.1.2 ausgeführt wird, unterscheiden sich nicht nur die Raten, sondern auch die Mortalitätsursachen. In Entwicklungsländern sind mehr als die Hälfte der Krankheits- und etwas weniger als die Hälfte der Todesfälle auf Infektionskrankheiten zurückzuführen, während die Bewohner entwickelter Ländern überwiegend an chronisch-degenerativen Krankheiten leiden und sterben. Die AIDS-Epidemie hat sowohl die Lebenserwartung in Entwicklungsländern erheblich reduziert als auch die Bedeutung der Infektionskrankheiten verstärkt, wobei – wie wir später noch zeigen werden – die chronisch-degenerativen Erkrankungen in diesen Ländern durchaus existent und auf dem Vormarsch sind.

Die Gesundheitsressourcen variieren ebenfalls erheblich und sind stark mit dem Sozialprodukt korreliert. In den reichen OECD-Ländern lag das durchschnittliche Bruttonationalprodukt pro Kopf im Jahr 2007 bei 39.893 US$, während es in den Least Developed Countries 1.254 US$ betrug. In der ersten Ländergruppe wurden durchschnittlich 4.618 US$ (4.327 US$ kaufkraftadjustiert) bzw. 11,44% des BSP für die Gesundheitsversorgung investiert, während es in der LLDC-Gruppe nur 23,51 US$ (55,44 US$ kaufkraftadjustiert) bzw. 4,34% des BSP waren. Wichtig ist hierbei, dass auch die LLDCs erhebliche Unterschiede aufweisen. Beispielsweise gab Myanmar im Jahr 2007 nur 7,19 US$ (25,75 US$ kaufkraftadjus-

---

[119] Quelle: Vereinte Nationen 2010, S. 51.
[120] http://data.worldbank.org/data-catalog.

tiert) bzw. 1,93% des Bruttonationalprodukts für die Gesundheit aus, während das vergleichsweise reiche Sambia 57,10 US$ (bzw. 79,06 US$ kaufkraftadjustiert) bzw. 6,16% des BSP investierte.

Tabelle 2.8 Gesundheitsausgaben ausgewählter Länder [2007][121]

Land	Bruttonational-produkt p.c. [US$ 2007]	Gesund-heitsausgaben p.c. [US$ 2007]	Gesundheits-ausgaben p.c. [PPP US$ 2005]	Gesund-heitsausgaben [% BSP]	Lebens-erwartung [Jahre]
Afghanistan	1.084	41,60	125,79	7,57	43,6
Bangladesch	1.248	14,72	42,21	3,38	65,7
Benin	1.416	31,88	69,55	4,76	60,9
Burkina Faso	1.125	29,27	66,57	6,07	52,7
Burundi	370	17,35	51,25	13,88	50,0
Kambodscha	1.820	35,81	108,05	5,94	60,4
Zentralafr. Republik	724	16,47	29,81	4,10	46,6
Dem. Rep. Kongo	297	9,16	17,67	5,75	47,6
Eritrea	634	9,07	20,01	3,29	59,0
Äthiopien	784	9,18	29,69	3,79	54,7
Gambia	1.295	21,89	90,19	5,50	55,6
Guinea	1.009	25,58	61,78	5,56	57,3
Guinea-Bissau	521	15,51	32,83	6,09	47,5
Haiti	1.104	35,03	58,02	5,29	61,0
Laos	1.971	26,87	83,88	4,00	64,5
Mozambique	786	18,07	38,22	4,93	47,8
Myanmar		7,19	25,75	1,93	61,1
Nepal	1.045	19,61	55,42	5,06	66,3
Niger	635	16,45	34,05	5,30	50,8
Rwanda	929	37,25	90,48	10,32	49,6
Sierra Leone	745	13,52	32,26	4,41	47,2
Sudan	1.991	40,47	70,56	3,55	57,8
Tansania	1.220	21,71	63,05	5,32	55,0
Timor-Leste	716	57,92	115,85	13,60	60,7
Togo	824	32,94	68,36	6,10	62,1
Uganda	1.076	27,77	74,49	6,28	51,9
Sambia	1.284	57,10	79,06	6,16	44,5
Least Developed Countries	1.254	23,51	55,44	4,34	56,5
High Income Countries (OECD)	39.893	4.618,43	4.327,80	11,44	79,84

Generell kann man festhalten, dass die Gesundheitsausgaben in Entwicklungsländern absolut und relativ sehr gering sind und die Ausgaben mit zunehmendem Sozialprodukt absolut steigen, aber relativ fallen. Innerhalb der hier aufgeführten, größeren LLDCs beträgt die Korrelation zwischen Bruttonationalprodukt pro Kopf und Gesundheitsausgaben pro Kopf 0,44 (bzw. 0,54 für die kaufkraftadjustierten Gesundheitsausgaben). Die Korrelation zwischen dem Sozialprodukt und dem Anteil der Gesundheitsausgaben am Sozialprodukt beläuft sich auf -0,35, d.h. reichere Länder innerhalb der LLDCs investieren nicht proportional in die Gesundheit der Bevölkerung.

Auch die Ausstattung an sachlichen und personellen Ressourcen unterscheidet sich erheblich zwischen den einzelnen Ländern. In den reichen OECD-Ländern kamen im Durchschnitt 28 Ärzte auf 10.000 Einwohner (2007), während es in den LLDCs nur 1,3 waren.[122] In Deutschland arbeiteten 35 Ärzte, in Kuba 69 für diese Einwohnerzahl, während in mehreren Entwicklungsländern ein Arzt mehr als 20.000 Einwohner versorgen musste.

Auch die Zahl der examinierten Pflegekräfte streut erheblich. Sie betrug im Jahr 2007 5,9 pro 10.000 Einwohner in den LLDCs, jedoch 81,0 in den reichen OECD-Ländern. Mit 163 Pflegekräften pro 10.000 Einwohner nahm Norwegen den Spitzenplatz ein, immerhin mehr als doppelt so viele wie in Deutschland (80). Auch innerhalb der LLDCs streut die Zahl der Pflegekräfte im Verhältnis zur Einwohnerzahl erheblich. Während beispielsweise Tansania seinen Bedarf an Pflege decken kann, haben andere Länder (z.B. Niger) nur eine Pflegekraft pro 10.000 Einwohner.

Auch die Zahl der Krankenhausbetten variiert erheblich. Die Weltgesundheitsorganisation und die Weltbank gehen davon aus, dass unter den Bedingungen eines Entwicklungslandes in den Tropen ein Krankenhausbett pro 1.000 Einwohner ausreichen müsste, um eine angemessene Versorgung zu gewährleisten.[123] Tatsächlich entspricht die Bettenausstattung im Durchschnitt der LLDCs exakt diesem Wert, wohingegen der Durchschnitt der reichen OECD-Länder (58 Betten pro 10.000 Einwohner) sowie der deutsche (80) und der japanische Wert (139) durch eine völlig andere epidemiologische und Versorgungssituation bedingt sind. Allerdings gibt es innerhalb der LLDCs Länder, die diesen Wert nicht einmal zur Hälfte erreichen (z.B. Guinea, Togo, Afghanistan).

Der Leser muss an dieser Stelle mit großer Vorsicht vorgehen, denn die Verlässlichkeit der Daten ist gering. Häufig beruhen ökonomische, demografische und epidemiologische Werte auf Schätzungen, da die Statistiken entweder nicht oder unvollständig bzw. falsch erhoben werden. Widersprüchliche bzw. abweichende Werte in offiziellen Statistiken (z.B. Weltbank und Weltgesundheitsorganisation) sind häufig anzutreffen. Was Lane Anfang der 1980er Jahre über die Datenlage in Tansania schrieb, trifft wohl noch heute auf viele Entwicklungsländer zu: „Perhaps the major problem of any researcher in Tanzania is the lack of data, the almost complete unreliability of what data is available and the absence of any recent data"[124], so dass „scarcity of information inhibits governments from making informed choices about the allocation of public resources for better health, as well as improvements in the management of publicly provided and/or financed services".[125]

---

122 Vgl. http://www.who.int/whosis/whostat/2010/en/index.html.
123 Vgl. Weltbank 1993.
124 Vgl. Lane 1984, S. 2.
125 Vgl. Ferranti, Lovelace & Pannenborg 1999, S. IV.

Tabelle 2.9 Ärzte, Pflegekräfte und Krankenhausbetten in ausgewählten Ländern [2007][126]

Land	Ärzte [/10.000 EW]	Pflegekräfte [/10.000 EW]	Krankenhausbetten [/10.000 EW]
Afghanistan	2,0	5	4
Bangladesch	3,0	3	4
Benin	1,0	8	5
Burkina Faso	1,0	7	9
Burundi	<0,5	2	7
Kambodscha	2,0	8	
Zentralafr. Republik	1,0	4	12
Dem. Rep. Kongo	1,0	5	8
Eritrea	1,0	6	12
Äthiopien	0,5	2	2
Gambia	0,5	6	11
Guinea	1,0	1	3
Guinea-Bissau	<0,5	6	10
Haiti			13
Laos	3,0	10	12
Mozambique	<0,5	3	8
Myanmar	4,0	10	6
Nepal	2,0	5	50
Niger	<0,5	1	3
Rwanda	<0,5	4	16
Sierra Leone	<0,5	2	4
Sudan	3,0	9	7
Tansania	1,0	22	
Timor-Leste	1,0	3	9
Togo	1,0	13	4
Uganda	<0,5	2	11
Sambia	1,0	7	19
Least Developed Countries	1,3	5,9	10,0
High Income Countries (OECD)	28,0	81,0	58,0

Die in Tabelle 2.9 exemplarisch ausgeführte Dichte der Krankenhausbetten darf nicht zu dem Schluss verleiten, dass das Krankenhaus der Fokus des Gesundheitswesens in ressourcenarmen Ländern sei. Vielmehr findet sich in diesen Regionen häufig ein hierarchisches Überweisungssystem, das häufig als Gesundheitspyramide dargestellt wird (vgl. Abbildung 2.32).[127]

---

[126] Vgl. WHO 2010.
[127] Vgl. Phillips 1990, S. 11–13.

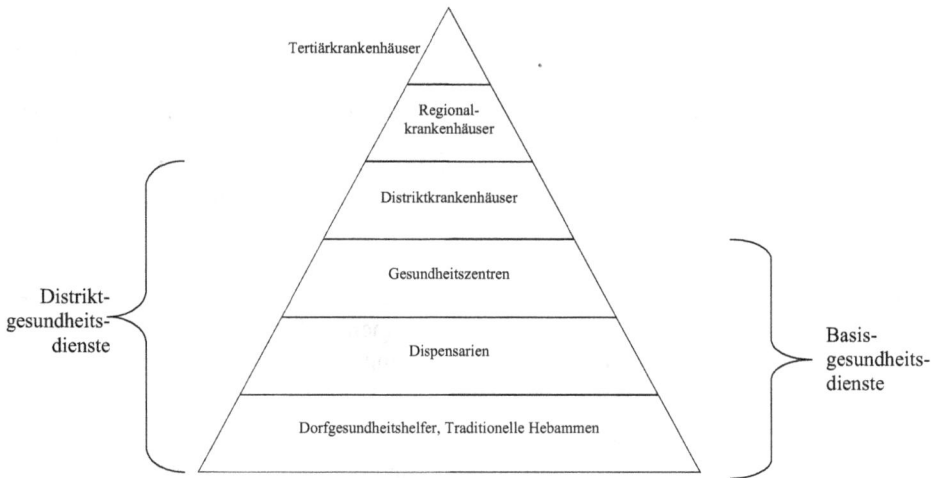

Abbildung 2.32: Gesundheitspyramide[128]

Die Weltgesundheitsorganisation propagiert ein Gesundheitssystem, in dessen Fokus ein weitgehend unabhängig planender Gesundheitsdistrikt steht, in den Präventionsprogramme (z.B. Impfprogramme, Aufklärung), kurative Einrichtungen, traditionelle Medizin und intersektorale Maßnahmen (z.B. Wasserbau, Landwirtschaft) integriert sind. Alle Akteure, die direkt oder indirekt einen Einfluss auf die Gesundheit der Bevölkerung nehmen können, sollen in den Gesundheitsdistrikt involviert sein.[129] Als geografische Einheit soll der Gesundheitsdistrikt klein genug sein, um die Mitwirkung der Bevölkerung zu gewährleisten (§ 4). Andererseits soll er ausreichend groß sein, um eine effiziente Planung und Steuerung aller gesundheitsfördernden und -verbessernden Aktivitäten zu garantieren (Empfehlung 15). Das WHO Global Programme Committee definierte: „A district health system based on primary health care is a more or less self-contained segment of the national health system. It comprises first and foremost a well-defined population, living within a clearly delineated administrative and geographic area, whether urban or rural. It includes all institutions and individuals providing health care in the district, whether governmental, private or traditional. A district health system, therefore, consists of a large variety of interrelated elements that contribute to health in homes, schools, work places and communities, through the health and other sectors. It includes self-care and all health workers and facilities, up to and including the hospital at first referral level and appropriate laboratory, other diagnostic and logistic support services. Its component elements need to be well co-ordinated by an officer assigned to this function in order to draw together all these elements and institutions into a fully comprehensive range of promotive, preventive, curative and rehabilitative health activities".[130]

---

[128] Quelle: Fleßa 2006, S. 11. Vgl. auch Abbildung 2.6.

[129] Vgl. WHO 1978, § 7.

[130] Vgl. WHO 1996, S. 2.

Das Distriktgesundheitssystem umfasst folglich die Dorfgesundheitshelfer, traditionelle Hebammen, Dispensarien, Gesundheitszentren und Distriktkrankenhäuser. Die unteren drei Ebenen (vgl. Abbildung 2.32) bilden die Basisgesundheitsdienste (Primary Care). Die Weltgesundheitsorganisation hat hierfür lange Zeit eine flächendeckende Versorgung mit Dorfgesundheitshelfern und traditionellen Hebammen propagiert, um die nicht-institutionelle Basisversorgung sicherzustellen. Der Dorfgesundheitshelfer (Village Health Worker, Community Health Workers) leitet den Dorfgesundheitsposten, der kurative Medizin auf einfachstem Niveau anbietet, jedoch einen klaren Schwerpunkt im Bereich der Prävention und Gesundheitsförderung hat.[131] Sein Zuständigkeitsbereich soll maximal einen Radius von einer Stunde Fußweg umfassen, damit so die Basisorientierung erhalten bleibt. Die traditionelle Hebamme (traditional birth attendant) ist in der Regel eine mehrfache Mutter, die andere Mütter während der Geburt betreut und keine formale Ausbildung erhalten hat. In vielen ressourcenarmen Ländern unterstützen sie bis heute die Mehrheit der Geburten.

Die zweite Ebene der Gesundheitspyramide stellen die Dispensarien dar, die von den Gesundheitszentren durch ihre geringere Funktionalität und das Fehlen von Betten unterschieden werden. Beide Institutionen haben nur paramedizinisches Personal, jedoch keinen Arzt. Im Distriktkrankenhaus können schwerere Fälle behandelt werden, da dort Mediziner tätig sind, Operationssäle und ein Labor existieren. Das Distriktkrankenhaus und die Basisgesundheitsdienste bilden zusammen die Grundkomponenten des Gesundheitsdistrikts.

Das Distriktkrankenhaus übernimmt als integraler Bestandteil des Gesundheitsdistriktes einerseits die Aufgabe der Koordination und Administration der Gesundheitsdienste im Distrikt.[132] Dies beinhaltet die Aus- und Fortbildung von Dorfgesundheitshelfern und traditionellen Hebammen sowie der Mitarbeiter der Dispensarien, Gesundheitszentren und Präventionsprogramme. Weiterhin werden alle Akteure des Gesundheitsdistrikts (Mitarbeiter, Institutionen, Programme) hier administrativ und logistisch unterstützt. Andererseits dient das Distriktkrankenhaus als Überweisungskrankenhaus, d.h., schwere Fälle werden von den Gesundheitszentren ans Distriktkrankenhaus überwiesen. Die Bereitstellung insbesondere von grundlegenden chirurgischen Diensten (z.B. Kaiserschnitt, Hernienchirurgie, Appendektomien) und besseren Voraussetzungen, auch für die Diagnostik in Krankenhäusern, stärkt das Vertrauen der Distriktbevölkerung in das Gesundheitssystem und fördert die Akzeptanz der Präventionsprogramme. So ist es z.B. werdenden Müttern nur schwer zu vermitteln, warum sie an einer Schwangerschaftsvorsorgeuntersuchung teilnehmen sollen, wenn kein Krankenhaus existiert, in dem ein Kaiserschnitt durchgeführt werden kann.

Die Mehrheit der Patienten geht zu Fuß ins Dispensarium und ins Gesundheitszentrum. Häufig geht man davon aus, dass sie maximal zwei Stunden ins Dispensarium und maximal vier Stunden ins Gesundheitszentrum auf sich nehmen, aber dies sind Schätzwerte. Die realen Größen hängen von der Infrastruktur, dem Relief, der Dringlichkeit der Krankheit etc. ab. Bei Distriktkrankenhäusern wird häufig angenommen, dass die maximale Anreisedistanz eine Tagesreise beträgt. Für ländliche Regionen impliziert dies eine Maximaldistanz von 50 km, da die Mehrheit der Bevölkerung zu Fuß oder mit einfachen Fahrzeugen (z.B. Eselskar-

---

[131] Vgl. Shaffer 1987; Adegoroye 1989, S. 37–38.
[132] Vgl. Tarimo 1991; WHO 1992.

ren) ins Krankenhaus kommt. Für Gebiete mit funktionierendem öffentlichem Nahverkehr kann das Einzugsgebiet durchaus größer sein.

Das Distriktgesundheitssystem ist nach Vorstellung der WHO das Fundament des Gesundheitswesens. Das Distriktmanagementteam legt die Prioritäten kurativer und präventiver Medizin fest, erstellt Pläne und implementiert selbständig Maßnahmen zur Erreichung dieser Ziele. Darüber hinaus gibt es jedoch auch seltenere und schwerere Krankheiten, die nicht im Distriktkrankenhaus behandelt werden können. Diese Patienten werden an ein Regionalkrankenhaus überwiesen. Hier stehen Fachabteilungen (innere Medizin, allgemeine Chirurgie, Gynäkologie und Geburtshilfe, Psychiatrie) zur Verfügung. In den meisten ressourcenarmen Ländern gibt es auch ein oder mehrere Tertiärkrankenhäuser, die weitere Spezialisierungen (z.B. Orthopädie, Augenheilkunde, HNO, ...) aufweisen und in der Regel gleichzeitig Lehrkrankenhäuser sind. Die Koordination der Gesundheitsdistrikte, der Regional- und Tertiärkrankenhäuser obliegt dem Gesundheitsministerium (Ministry of Health, MoH), das gleichzeitig die Allokation des Gesundheitsbudgets auf die einzelnen Ebenen des Gesundheitswesens übernimmt.

Diese grundlegende Struktur findet sich in den meisten Ländern, wobei teilweise abweichende Bezeichnungen gewählt werden (z.B. Provinz- statt Regionalkrankenhaus). Einige Autoren definieren das Distriktkrankenhaus noch als Element der Basisgesundheitsdienste, während andere die Begriffe Primary Care und Primary Health Care gleichsetzen. Wie wir später noch zeigen werden (vgl. Kapitel 2.3.2), handelt es sich bei Primary Health Care jedoch nicht um eine Ebene des Gesundheitssystems, sondern um eine Denkhaltung bzw. ein Paradigma, das alle Ebenen umfassen sollte. Man muss sich jedoch darüber im Klaren sein, dass das Internationale Gesundheitsmanagement eine sehr junge Wissenschaft ist, so dass manche Begrifflichkeiten noch nicht verbindlich geklärt sind.

2.2.3.2   Historische Entwicklung

Die Gesundheitssysteme in ressourcenarmen Ländern können nur in ihrem geschichtlichen Kontext interpretiert werden. Deshalb sollen im Folgenden die historischen Pfade beschrieben werden, auf denen sich die Gesundheitssysteme entwickelt haben.

Grundlegend ist hierbei die Annahme, dass alle Kulturen und Lebensformengruppen Gesundheitssysteme gemäß den Ressourcen ihres Lebensraumes und den Ansprüchen ihrer Entwicklungsstufe generieren.[133] Die westliche, naturwissenschaftliche Medizin hat zwar weltweite Verbreitung gefunden, sie konnte jedoch die traditionellen Systeme vieler Regionen nicht vollständig verdrängen. So besteht beispielsweise die chinesische Medizin, die sich während der Chou- (1121–225 v. Chr.) und Han- Dynastie (206 v. Chr. – 225 n. Chr.) entwickelte,[134] parallel zur westlichen Medizin fort, ja konnte sich über fast die ganze Erde ausbreiten. Die indische traditionelle Medizin (z.B. Ayurveda) und auch die arabische Heilkunst (Unani) sind bis heute weit verbreitet. Diese Systeme wurden von Hochkulturen entwickelt,

---

[133]   Vgl. Leiniger 1970; Leiniger 2005.
[134]   Vgl. Meade & Emch 2005, S. 435–437.

die nach Bobek[135] dem älteren Städtewesen zuzuordnen sind. Sie sind über ganze Kulturkreise diffundiert, und es gab und gibt offizielle Ausbildungsgänge für die Heilberufe.

Auch Kulturen, die sich auf der Stufe des Sippenbauerntums, des Nomadentums sowie der herrschaftlich organisierten Agrarwirtschaft befinden, entwickeln Gesundheitssysteme mit einem eigenen Beruf des Heilers. Das jeweilige System bzw. das jeweilige Heilungs- und Krankheitsverständnis ist jedoch in der Regel an den eigenen Stamm gebunden und damit kleinräumig verbreitet. Es handelt sich um Gesellschaften mit partikularen (im Gegensatz zu universellen) Religionen. Charakteristisch für sie ist, dass das Individuum in den Stamm und die Ahnenvorstellung hineingeboren wird und damit automatisch die Glaubensvorstellungen übernimmt. Eine nachträgliche Veränderung der Religion ist somit nicht möglich: „Ihre Mitgliedschaft wird vererbt. Zugehörigkeit zur Religion deckt sich mit der Zugehörigkeit [...] zu Stamm oder Volk sowie zur gemeinsamen Kultur. Eine Konversion zur Religion allein scheint so unmöglich wie undenkbar".[136] Damit ist das Verständnis von Heil und Heilung stets auf die Stammesgrenzen beschränkt.

In Gesellschaften mit partikularen Religionen gab es auch keine institutionalisierten Schulen, in denen der Beruf des Heilers erlernt werden konnte. Weiterhin war die Verbindung von Heilung und Religion sehr viel enger als bei der chinesischen, indischen oder arabischen traditionellen Medizin. Gesundheit und Krankheit werden in traditionellen Religionen als Ausdruck der Harmonie des Individuums mit seiner sozialen und spirituellen Umwelt verstanden.[137] Die Ursache einer Krankheit wird meist in einem Tabuverstoß oder der Missachtung eines Ahnen oder Geistes gesehen, so dass auch nur ein Versöhnungsakt (z.B. ein Tieropfer) die Ursache der Krankheit beseitigen kann.[138] In den meisten LLDCs gab es vor Eintreffen der Europäer (insbesondere in Afrika) bzw. der Chinesen (insbesondere in Süd-Ost-Asien) kaum Herbalisten oder traditionelle Chirurgen, die sich nicht magischer Elemente in ihren Heilungsritualen bedienten.[139]

Vor dem Ersten Weltkrieg war der Einfluss westlicher Medizin auf das Leben der Menschen in Entwicklungsländern sehr gering.[140] Die wenigen Kolonialoffiziere und Missionare waren von der Überlegenheit ihrer Zivilisation und damit auch ihrer Medizin überzeugt. Ihre Ressourcen waren jedoch zu gering, um größere Anteile der einheimischen Bevölkerung zu erreichen. Während das koloniale Gesundheitswesen primär den zentralörtlichen Strukturen folgte und Krankenhäuser in erster Linie in den größeren Städten errichtete, gingen Missionare in abgelegene Gebiete auf dem Land. Originäres Ziel der Missionsmedizin war „to unlock the soul of Africans",[141] was natürlich auf die Bevölkerung aller Missionsgebiete auch außerhalb Afrikas übertragbar ist. Allerdings wurde schon 1873 beklagt, „that the medical missionaries won confidence was not necessarily a blessing, since blind and ignorant

---

135   Vgl. Bobek 1959.
136   Drehsen & Baumotte 1995, Sp. 1187.
137   Vgl. Feierman & Janzen 1992a; Mbiti 1992; Mbiti 1994.
138   Vgl. Mbiti 1994, S. 84.
139   Vgl. Kasiloo 2000.
140   Vgl. Schweikart 1992, S. 11; Schott 2000, S. 370.
141   Anderson 1988, S. 84.

confidence in the omnipotent doctor was more harmful than beneficent [...] As a converting agency, [...] the hospital had been a failure".[142]

Es gibt zahlreiche Berichte über das aufopfernde Dienen der ersten Missionsschwestern und -ärzte.[143] Wie beeindruckend die Ergebnisse dieser frühen Institutionen im engeren Einzugsbereich auch sein mögen, für den größten Teil der einheimischen Bevölkerung waren sie ohne Bedeutung, denn sie lebten viel zu weit entfernt von diesen Einrichtungen, um deren Hilfe in Anspruch nehmen zu können. Die frühe Kolonialzeit ist durch eine strikte Dichotomie zwischen westlicher Medizin in den Städten bzw. Missionsstationen und der traditionellen Medizin der ländlichen Bevölkerungsmehrheit gekennzeichnet.

Die Periode nach dem Ersten Weltkrieg bedeutete für viele Kolonien (bzw. Protektorate) eine Intensivierung der westlichen Medizin. Einerseits wurden die bestehenden Institutionen ausgebaut, andererseits wurden ganz bewusst fernere Gebiete mit sogenannten „Outreach-Programmes" zu erreichen gesucht. Ein Team aus Ärzten und Pflegern besuchte von einem Krankenhaus aus regelmäßig entfernte Dörfer, um dort ambulante Sprechstunden durchzuführen. Zuerst wurde ausschließlich kurative Individualmedizin angeboten, die später um Elemente der Prävention erweitert wurde, um Epidemien übertragbarer Krankheiten zu vermeiden. Diese Präventionsprogramme waren überwiegend auf die Bekämpfung einzelner Krankheiten in bestimmten Regionen, z.B. der Schlafkrankheit, gerichtet.[144] Dies veranlasst manche Autoren zu bezweifeln, dass sie aus humanitären Gründen durchgeführt wurden. Es wird vermutet, dass diese Maßnahmen primär der Sicherung des Arbeitskräftepotentials der kolonialen Farmen bzw. der Verwaltung dienten: „Throughout the colonial period, public health activities were initiated either to combat diseases that affected the European populations (e. g. malaria and sleeping sickness) or as attempts to maintain a healthier work-force and so ensure healthy profits". Gegen Ende der Kolonialzeit war deshalb auch die Mehrheit der Bevölkerung der heutigen LLDCs noch auf traditionelle Heiler als ausschließliche Anbieter von Gesundheitsdienstleistungen angewiesen.

Im Jahr 1949 proklamierte Mao die Volksrepublik China, und Tausende von Missionaren mussten China verlassen. Sie suchten neue Aufgabenfelder, und insbesondere die Ärzte unter ihnen wurden in den armen Ländern Afrikas und Asiens gerne willkommen geheißen. Dort arbeiteten sie in der Tradition der China-Mission weiter, die bereits Mitte des 19. Jahrhunderts begonnen hatte. Als in dieser Zeit die ersten Missionsärzte nach China kamen,[145] fanden sie eine funktionsfähige einheimische Medizin vor, die in vielen Gebieten der Internistik weiter war als die europäische Schulmedizin dieser Zeit. Allerdings gab es in China keine Chirurgie, da die Öffnung eines toten Körpers – eine Grundvoraussetzung der Ausbildung von Chirurgen – ein traditionelles Tabu darstellte. Folglich spezialisierten sich China-Missionare auf Chirurgie, d.h., ärztliche Mission und Chirurgie wurden geradezu syno-

---

[142] Scarborough 1873, S. 259. Vgl. auch Young 1973.
[143] Vgl. z.B. Weishaupt 1936; Gilmurray, Riddell & Sanders 1979, S. 35–37.
[144] Vgl. Calwell 1993, S. 1–42.
[145] Eine gute Einführung in die Geschichte der ärztlichen Mission gibt Grundmann 1992. Die Ausführungen über die Bedeutung Chinas für das missionsärztliche Selbstverständnis folgen insbesondere S. 130–168.

nym.[146] Als dann die ärztlichen Missionare 100 Jahre später China verlassen mussten und nach Süd-Ost-Asien bzw. Afrika kamen, waren es vor allem Chirurgen, die in diesen neuen „Missionsfeldern" zu arbeiten begannen. Da ein Chirurg ein großes, funktionsfähiges Krankenhaus mit einem modernen Operationssaal benötigt, wurden überall, wo ehemalige China-Missionare tätig waren, die Krankenhäuser erweitert und große Operationssäle gebaut. Grundmann beschreibt diese Entwicklung seit 1949: „In der Folgezeit verschrieben sich die Missionsärzte auch weiterhin vor allem der Chirurgie, die zur Beobachtung und Nachsorge der Patienten eine stabilitas loci benötigte [...], weshalb ärztliche Mission und Hospital quasi identisch wurden".[147]

Die neuen Einsatzgebiete unterschieden sich von China dadurch, dass hier keine effiziente, einheimische innere Medizin existierte. Diese Tatsache wurde jedoch unter dem Druck der nach neuen Aufgabenfeldern verlangenden Chirurgen übersehen, und es entstanden die „disease palaces":[148] große, moderne Krankenhäuser mit hohen Kosten, die jedoch nur wenigen Menschen nützen. So ergaben beispielsweise eigene Erhebungen in Zentraltansania (Gesundheitsdistrikt Dodoma Rural), dass nur 0,368% aller Krankheitsfälle die Notwendigkeit eines chirurgischen Eingriffes implizieren. Die Kosten für Chirurgie lagen jedoch bei etwa 20% der Gesamtkosten des Gesundheitsdistriktes.

Das Ende der Kolonialzeit sowie die ersten Jahrzehnte der unabhängigen Staaten rückten die ländlichen Gebiete, wo die Mehrheit der Bevölkerung lebte, in den Mittelpunkt der Gesundheitspolitik. Neue, moderne Krankenhäuser wurden im ländlichen Raum errichtet, so dass die Zahl der Hospitäler stark anstieg, während die Anreisedistanz sank. In Tansania beispielsweise reduzierte sich die durchschnittliche Anreisedistanz von 36,57 km (1963) auf 25,39 (1996). In diese Periode fällt auch die Gründung der meisten Tertiärkrankenhäuser in den Großstädten. Sie wurden zuerst allgemein als große Errungenschaft begrüßt, konsumierten jedoch den überwiegenden Teil der nationalen Gesundheitsbudgets,[149] weshalb sie manchmal als „white elephants" bezeichnet werden.

In einigen Ländern ging diese Zeit der großen Krankenhausbauten einher mit der Verstaatlichung privater und kirchlicher Gesundheitsinstitutionen. Die jungen Staaten waren finanziell in der Lage, diese neuen, großen Betriebe zu unterhalten, da sie einerseits umfangreiche Hilfen aus dem Ausland erhielten, andererseits die 1960er Jahre in vielen LLDCs eine Periode hohen wirtschaftlichen Wachstums waren. Somit entstand in den 1960er und 1970er Jahren eine Infrastruktur an Krankenhäusern, die bis heute das Rückgrat der naturwissenschaftlichen Medizin in den Entwicklungsländern bildet, namentlich in Afrika. Allerdings konnte die westliche Medizin die traditionellen Heiler in vielen Entwicklungsländern nur partiell verdrängen. In einigen Ländern wurden sie offiziell integriert (z.B. in Vietnam, China), andernorts wurden sie geduldet oder bekämpft. Trotzdem geht man davon aus, dass bis heute 50–80% der Bevölkerung in Afrika und Asien die Dienstleistungen traditioneller Heiler

---

[146]   Beispielsweise betitelte Skinsnes seine Erfahrungen in der ärztlichen Mission in China „Scalpel and Cross in Honan", Skinsnes 1952.

[147]   Grundmann 1992, S. 273.

[148]   Morley & Lovel 1986, S. 164.

[149]   Vgl. Barnum, Kutzin & Roemer 1993, S. 23–33.

aufsuchen. Komparative Vorteile der traditionellen Heiler sind häufig ihre räumliche Nähe zu den Patienten, die Akzeptanz nichtmonetärer Entgeltung (z.B. Lebensmittel, Arbeitskraft), die kulturelle Nähe (z.B. gleiche Stammessprache) und insbesondere die Integration der spirituellen Dimension in den Heilungsprozess.

Mitte der 1970er Jahre zeichnete sich eine globale Krise der Gesundheitsversorgung in Entwicklungsländern ab, die ein Umdenken erforderte. Die Deklaration von Alma Ata bzw. das Primary Health Care Konzept (vgl. Kapitel 2.3.2) wurden jedoch bis heute nur sehr zögerlich umgesetzt, so dass sich in den 1980er und 1990er Jahren die Situation der Gesundheitsversorgung in Entwicklungsländern dramatisch zuspitzte. Die folgenden Elemente einer globalen Krise des Gesundheitswesens werden hier nur skizziert und im Folgenden größtenteils vertieft:

- Technische Effizienz: Das Verhältnis von geleisteten Dienstleistungen und dem Ressourcenverbrauch in den Gesundheitseinrichtungen der Entwicklungsländer deutet auf eine geringe technische Effizienz und erhebliche Rationalisierungsreserven hin. Obwohl die Personalkosten in Afrika Mitte der 1990er Jahre vergleichsweise gering waren, lagen die Kosten pro Leistungseinheit afrikanischer Dispensarien bei 200% vergleichbarer asiatischer Institutionen. Bei Krankenhäusern betrugen sie sogar 500%.[150] Studien weisen darauf hin, dass die Produktivität der Einrichtungen gleicher Versorgungsebene innerhalb eines Landes erheblich schwankt.[151] Aspekte der technischen Effizienz werden in Kapitel 4.1 vertieft.

- Allokative Effizienz: Trotz der Selbstverpflichtung aller Länder und trotz der zahlreichen Appelle der Weltgesundheitsorganisation, die Basisgesundheitsdienste zu fördern, änderte sich nach der Konferenz von Alma Ata wenig an den Prioritäten staatlicher Gesundheitsbudgets. So stellte die Weltbank für Afrika südlich der Sahara fest, dass „major urban hospitals (so-called tertiary facilities) often receive half or more of the public funds spent on health and commonly account for 50 to 80% of recurrent health sector expenditures by the government. In the mid-1980s, for example, the major hospitals' share of public recurrent health expenditures was 74% in Lesotho, 70% in Somalia, 66% in Burundi, 54% in Zimbabwe, and 49% in Botswana".[152] Wir werden uns der Allokation auf die Versorgungsebenen in Kapitel 4.2.1 erneut zuwenden.

- Reduktion staatlicher Gesundheitsbudgets: Die meisten Regierungen in Entwicklungsländern waren in den 1980er und 1990er Jahren finanziell nicht mehr in der Lage, die Gesundheitsbudgets aufrecht zu erhalten oder gar zu erhöhen.[153] Die geringen Staatseinnahmen, eine große Zahl von Staatsbediensteten und wirtschaftliche Fehlsteuerung (z.B. überbewertete Währungen) führten dazu, dass zahlreiche Entwicklungsländer nur noch mit Hilfe von Darlehn und Zuschüssen internationaler Organisationen, wie z.B. der Weltbank und dem Internationalen Währungsfond, zahlungsfähig blieben. Diese Fi-

---

[150] Vgl. Tarimo & Webster 1996, S. 1.

[151] Z.B. Patienten pro Arzt, Patienten pro Pflegekraft, Infusionen pro Operation, Malariatabletten pro Malariafall. Vgl. Fleßa 2003b, S. 99–137.

[152] Weltbank 1994, S. 46.

[153] Vgl. Creese & Kutzin 1997.

nanzorganisationen konnten jedoch ihre Unterstützung nur gewähren, wenn garantiert werden konnte, dass diese Ressourcen auch wirksam waren, so dass so genannte Strukturanpassungsprogramme implementiert werden mussten. Diese beinhalteten regelmäßig eine Reduktion des Gesundheits- und Sozialbudgets, wobei jedoch die Wirkung auf die Sozialindikatoren umstritten ist.[154]

- Reduktion privater Kaufkraft: Bis heute lebt ein größerer Teil der Bevölkerung in Entwicklungsländern primär von der Subsistenzlandwirtschaft. Geldeinkommen, das beispielsweise für die Bezahlung der Gesundheitsdienste benötigt wird, erzielen in der Regel die Cash-Crops (z.B. Kaffee, Tee, Sisal, Baumwolle, Kakao), die auf dem Weltmarkt gehandelt werden. Die Abhängigkeit von Klimaschwankungen, der Ernte und den Weltmarktpreisen führt zu einer hohen inter- und intra-annualen Streuung der privaten Kaufkraft. Insbesondere in den 1990er Jahren sank die Zahlungsfähigkeit der ländlichen Bevölkerung in vielen Entwicklungsländern, so dass die Weltbank beispielsweise für Tansania feststellen musste: „The really poor – the bottom 10 percent or so of the income distribution – appear to have fallen behind. They need special attention. Income inequality between cities and the countryside, and even within the countryside, has increased".[155] Die Reduktion privater Kaufkraft führte ceteris paribus auch dazu, dass die Zahlungsfähigkeit für Gesundheitsdienstleistungen abnahm, so dass sich der durchschnittliche Gesundheitszustand verschlechterte.

- Bevölkerungswachstum: Die bestehende Infrastruktur bzw. ein konstantes Gesundheitsbudget genügen nicht, um die ständig wachsende Bevölkerung mit einer gleich bleibenden Quantität und Qualität an Gesundheitsdienstleistungen zu versorgen. Die durchschnittliche Bevölkerungswachstumsrate der LLDCs betrug in der Zeitspanne von 1978 (Deklaration von Alma Ata) und dem Jahr 2000 (Zielpunkt der „Health for All by the Year 2000", vgl. Kapitel 2.3.2) etwa 2,5% p.a. Dies bedeutet, dass im Jahr 2000 fast doppelt so viele Menschen in den LLDCs lebten wie im Jahre der Alma-Ata-Erklärung und etwa dreimal so viele wie bei der Unabhängigkeit der meisten Entwicklungsländer (≈ 1960–1965). Um sie alle mit einer gleichwertigen Ausstattung an Gesundheitsinstitutionen und -programmen zu versorgen, wären hohe Investitionen notwendig gewesen.

- Verfall der Substanz: Viele Gesundheitseinrichtungen in den LLDCs wurden gegen Ende der Kolonialzeit bzw. im ersten Jahrzehnt nach der Unabhängigkeit gebaut. Die Bausubstanz ist folglich 35–45 Jahre alt. Ersatzinvestitionen wurden lange nicht getätigt, wodurch die nachhaltige Bereitstellung medizinischer Dienstleistungen gefährdet ist.[156]

- Epidemien: Das Auftreten neuer Krankheiten (z.B. AIDS), die Verschlechterung der Situation bekannter Infektionskrankheiten (z.B. Malaria) sowie die Alterung der Bevölkerung führen zu einer erhöhten Nachfrage nach Gesundheitsdienstleistungen. Es ist jedoch auch eine Zunahme von so genannten Zivilisationskrankheiten (z.B. Übergewicht und Nikotinmissbrauch) zu verzeichnen.[157] Die Weltgesundheitsorganisation hat deshalb

---

[154]   Vgl. Gaag & Barham 1998.
[155]   Weltbank 1999, S. 4. Vgl. auch Ferreira 1994; Rösch 1995.
[156]   Vgl. Yudkin 1999.
[157]   Vgl. Jones & Kirigia 1999; Okosun et al. 1999; Seidell 1999.

diese negativen Begleiterscheinungen wirtschaftlicher Entwicklung als Fokus ihrer Aktionen für eine „Health for All in the 21st Century" bestimmt.[158]

Die Bedrohungen der Gesundheit und der menschlichen Entwicklung in ressourcenarmen Ländern wurde von der nationalen und internationalen Politik erkannt. Das Gesundheitswesen schob sich seit Ende der 1990er Jahre langsam aus einer verschämten Nische humanitärer Hilfsorganisationen in das Zentrum der Entwicklungspolitik. Von besonderer Bedeutung war hierbei der Millenniumgipfel (vgl. Kapitel 2.2.3.1). Hierbei ist zu beachten, dass sich parallel zur demografischen und epidemiologischen Transition auch eine Siedlungstransition ereignet hat, die das Krankheitspanorama sowie die Möglichkeiten und Grenzen der Gesundheitspolitik erheblich beeinflusst hat. Lebten im Jahr 1970 in den damaligen Entwicklungsländern nur etwa 750 Millionen Menschen in Städten, so waren es im Jahr 1990 schon etwa 1,3 Milliarden. Man schätzt, dass ihre Zahl bis zum Jahr 2025 auf 4 Milliarden angestiegen sein wird, d.h., selbst in Afrika wird mehr als die Hälfte der Bevölkerung in Städten leben.[159] Die besondere Bedeutung der Megastädte für das Gesundheitswesen in Entwicklungsländern wird in Kapitel 3.4.6 diskutiert.

2.3 Konzeptionen

Das Gesundheitswesen ist traditionell ein Krankenheilungswesen, d.h., der Schwerpunkt aller Gesundheitssysteme liegt auf der Behandlung von bestehenden Krankheiten. Die Kuration ist dabei technologisch weit fortgeschritten und hat beeindruckende Institutionen hervorgebracht. Bis heute ist das handlungsleitende Denken der Mediziner, Pflegekräfte und Gesundheitspolitiker primär heilungsorientiert, obwohl bereits Hippokrates die Bedeutung der Vorbeugung von Krankheiten ins Zentrum seiner Aktivitäten gestellt hat. Medizin wird von vielen noch als identisch mit Kuration angesehen, und daran haben auch die in immer wiederkehrenden Wellen postulierten Präventionsappelle wenig geändert.[160] In der globalen, nationalen und berufspolitischen Arena ist die Prävention – trotz anderslautender Proglamationen – bestenfalls ein Innovationskeimling,[161] der noch auf seinen Systemdurchbruch wartet.

Diese Zustandsbeschreibung ist jedoch für eine Grundlegung des Gesundheitsmanagements kein Anlass die Prävention zu vernachlässigen. Vielmehr zeigen zahlreiche Arbeiten auf, dass die Prävention häufig effizient und in einigen Fällen sogar der einzige Weg ist, Krankheiten nachhaltig zu bekämpfen.[162] Ungeachtet des Nischendaseins der Prävention im Internationalen Gesundheitsmanagement wollen wir uns im Folgenden mit Konzeptionen des Gesundheitswesens beschäftigen, die nicht als Alternative, wohl aber als gleichwertige Partner der Kuration gesehen werden können. Wir gehen hierbei historisch vor und entwickeln

---

[158]   Vgl. WHO 1998.
[159]   Vgl. Heineberg 2000.
[160]   Vgl. Werner et al. 1997.
[161]   Ritter 2001, S. 146.
[162]   Z.B. bei nicht heilbaren Krankheiten wie HIV/AIDS.

aus der Prävention die Primary Health Care und die Gesundheitsförderungsinitiativen. Das Kapitel schließt mit kurzen Anmerkungen zu den neueren Entwicklungen des Internationalen Gesundheitsmanagements.

2.3.1   Prävention

Prävention bedeutet schlicht die Vorbeugung oder Vermeidung eines negativen Ereignisses oder Prozesses (lat.: praevenire = zuvorkommen, verhüten), d.h., im Gesundheitswesen die Vermeidung einer Krankheit, einer Verschlechterung eines Gesundheitszustandes oder der Neuerkrankung.[163] Der in letzter Zeit häufiger benutzte Begriff der „Gesundheitsprävention" ist unsinnig, da ja nicht die Gesundheit, sondern die Krankheit vermieden und damit ihr vorgebeugt werden soll.

Wie Abbildung 2.33 zeigt, unterscheidet man Primär-, Sekundär- und Tertiärprävention. Primärprävention versucht zu verhindern, dass Krankheiten überhaupt entstehen. Man kann Verhaltens- und Verhältnisprävention unterscheiden. Die Reduktion der Abgase ist eine Verhältnisprävention, da das Individuum von der allgemeinen Verbesserung der Lebensverhältnisse profitiert. Der Verzicht auf Rauchen ist für den Einzelnen hingegen eine Verhaltensänderung.

Ist eine Infektion erfolgt bzw. eine chronisch-degenerative Erkrankung entstanden, so muss diese so bald als möglich erkannt werden, damit sie noch vor der klinischen Manifestation angegangen werden kann. Die meisten Vorsorgeuntersuchungen sind hier zu nennen. So dient die regelmäßige Vorsorgeuntersuchung beim Zahnarzt nicht der Vermeidung von Karies, sondern dem frühzeitigen Erkennen bereits kariöser Zähne, so dass diese im frühesten Stadium saniert und damit die Karies aufgehalten werden kann. Die Fluoridprophylaxe dient hingegen der Kariesvermeidung und wäre damit eine Primärprävention.

Nach einer erfolgreichen Behandlung erfolgt eine Tertiärprävention. Sie soll verhindern, dass der Geheilte (oder Behandelte) erneut krank wird bzw. sein Zustand sich erneut verschlechtert. Menschen, die einen Herzinfarkt erlitten haben, kommen deshalb anschließend zur Rehabilitation, um gesunde Ernährung und körperliche Bewegung zu erlernen.

Prävention ist damit ein sehr umfassendes Konzept und umfasst so umfangreiche Elemente wie Impfprogramme, Screening (z.B. Mamascreening), Mutter-Kind-Programme (z.B. Schwangerenvorsorge, Vorsorgeuntersuchungen von Kindern und Jugendlichen), Ernährung und Ernährungszusätze, Trinkwasserkontrolle, Hygieneüberwachung, Fleischkontrollen, bauliche Standards, Produktsicherheit, Arbeitsplatzbedingungen und Verkehrssicherheit, wobei insbesondere die letztgenannten Aspekte des Gesundheitsschutzes überwiegend außerhalb des Kerngesundheitswesens angesiedelt und überwiegend hoheitliche Aufgaben sind. Dies entspricht dem klassischen Hygieneverständnis, wie es im 19. Jahrhundert entwickelt und in der Hygienepolizei manifestiert wurde.

---

[163]   Vgl. Walter & Schwartz 2003.

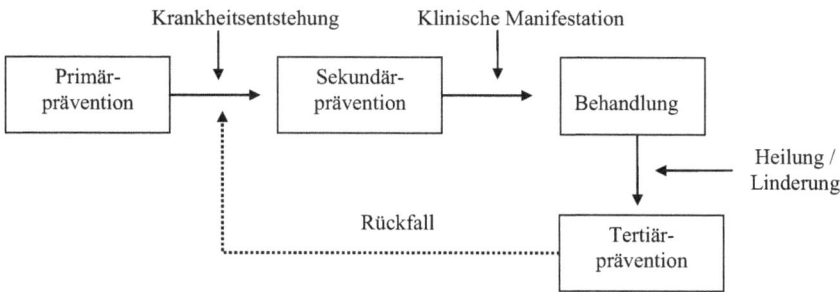

Abbildung 2.33: Präventionsphasen[164]

Zahlreiche Präventionsprogramme fokussieren auf die Bekämpfung übertragbarer Krankheiten, da diese meist eine eindeutige Ursache haben und deshalb leicht zu vermeiden sind (Single-Cause-Modelle, vgl. Kapitel 3.1.1). Beispielsweise wird das Dengue Fieber (DF) durch das Dengue Virus verursacht, das von eindeutig zu identifizierenden Stechmücken (insbesondere Aedes aegypti und die asiatische Tigermücke) übertragen wird, so dass ceteris paribus eine Bekämpfung der Überträgermücke zu einer Reduktion von Dengue führt. Entsprechende Programme zur Moskitobekämpfung bildeten deshalb schon früh einen Fokus der Präventionsmaßnahmen, z.B. durch die Rockefeller Foundation oder die Weltgesundheitsorganisation (vgl. Kapitel 3.2.2). Im Falle von Dengue, das schätzungsweise 2,5 Milliarden Menschen weltweit bedroht und unter Umständen in Form des gefährlichen hämorrhagischen Fiebers auftritt,[165] können die erwachsenen Mücken (z.B. durch Mückenstaubsauger, Indoor-Spraying), die Larven bzw. Puppen (Wasserdesinfektion, z.B. durch Insektizide, Bakterien oder Chlorierung) sowie die Brutplätze (Trockenlegen von Sümpfen, Reduktion der Wasserbehälter in Siedlungen) dezimiert werden. Es zeigt sich dabei, dass die Prävention von Dengue – wie bei sehr vielen Krankheiten – primär kein medizinisches Problem darstellt. Vielmehr ergibt sich die Krankheit als eine Konsequenz einer instabilen Trinkwasserversorgung, da die Menschen gezwungen sind, größere Wasserreserven in der Häuslichkeit vorzuhalten, um bei mehrtätiger Wasserknappheit noch immer ausreichend Wasser zu haben. Die Wasservorräte werden meist in Fässern gelagert, die ideale Brutbedingungen für Aedes Mücken sind. Dieses Beispiel ist typisch für die Interdisziplinarität der Prävention, die weit über die Medizin hinausgeht – eine Tatsache, die in der Primary Health Care Deklaration stark betont wurde.

2.3.2   Primary Health Care

Primary Health Care wurde 1978 auf der Weltgesundheitskonferenz als maßgebliches Konzept der Gesundheitsversorgung in *allen* Mitgliedsländern der Weltgesundheitsorganisation proklamiert. Es basiert auf Überlegungen und Konzepten, die bereits 10–20 Jahre früher in verschiedenen Ländern geäußert und ausprobiert wurden. Unter anderem waren die protes-

---

[164]   Quelle: Fleßa 2007, S. 17.

[165]   Vgl. Nimmannitya 2004; WHO 2011a.

tantische Kirchen und Missionen wichtig, da sie ihre eigene Rolle, ihre Erfolge und ihre
Zukunftschancen als maßgebliche Leistungsträger des Gesundheitswesens in den „Missionsgebiete" in den 1950er und 1960er Jahren zunehmend kritisch sahen und nach alternativen
Konzepten der Gesundheitsversorgung suchten. Erstens wurde erkannt, dass die große Bevölkerungsmehrheit der damaligen Kolonien nicht durch die bestehenden Dienste erreicht
wurde. Der langjährige Direktor der Christian Medical Commission (CMC), *McGilvray*,
schreibt rückblickend über diese Zeit: „... these church-related institutions, together with all
the other available facilities of Western medicine, were reaching only 20% of the population
in these countries and were thus sustaining a grave injustice to the 80% who remained de-
prived of any services at all".[166] Die Kirchen und Missionswerke erkannten, dass die Konzentration auf Krankenhausdienste der Erfüllung ihres Auftrages einer flächendeckenden
Missionierung entgegenstand. Der zweite Kritikpunkt betraf die finanzielle Seite: Die Fallkosten der medizinischen Behandlung in den bestehenden Institutionen wurden immer höher.
McGilvray stellt fest: „In den frühen 50er Jahren gab es eine drastische Kostensteigerung für
die medizinische Versorgung".[167] Missionsgesellschaften, die am medizinisch-technischen
Fortschritt teilhaben wollten und ihre Missionskrankenhäuser mit Laboratorien, Röntgenge-
räten und modernen Medikamenten ausstatteten, gerieten immer mehr unter Kostendruck.
Schließlich konnten sie die Kosten nicht mehr decken.

Drittens wurde immer öfter hinterfragt, ob die in Missionskrankenhäusern praktizierte rein
kurative und Institutionen-basierte Medizin mit dem christlichen Heilungsverständnis ver-
einbar ist. Es wurde erkannt, dass ärztliche Mission stets auch Präventivmedizin beinhalten
muss[168] und nicht vollständig an Ärzte oder Pfleger delegiert werden kann, sondern als Kirche insgesamt wahrzunehmen ist.[169]

Diese Fragestellungen wurden auf zwei internationalen Konferenzen in **Tübingen** diskutiert,
die als Tübingen I (19.-24. Mai 1964) und Tübingen II (1.-8. September 1967) weit über
kirchliche Kreise hinaus bekannt wurden. Die Delegierten dieser Konferenzen entwarfen
eine neue Konzeption kirchlicher Gesundheitsdienste:[170]

- Christliche Gesundheitsarbeit ist immer ganzheitlich. Eine rein physische Heilung widerspricht folglich dem biblischen Menschenbild,
- sie sollte möglichst viele Gemeindemitglieder involvieren, nicht nur Ärzte und Pfleger,
- sie sollte präventiv ausgerichtet sein,
- sie kann nicht losgelöst von anderen Entwicklungsplanungen gesehen werden, sie ist
  immer interdisziplinär.

Die Beschlüsse von Tübingen I und Tübingen II hatten tiefgreifenden Einfluss auf die weiteren Entwicklungen der Gesundheitssystemforschung. Direkt im Anschluss an die Tagungen
folgten zahlreiche Regionalkonferenzen, um die Erkenntnisse und Beschlüsse insbesondere

---

[166] McGilvray 1979, S. 3.
[167] McGilvray 1982, S. 19.
[168] Vgl. Ewert 1990.
[169] Vgl. Scheel 1987.
[170] Vgl. McGilvray 1982, S. 24–61.

in den Entwicklungsländern bekannt zu machen (z.B. Makumira Consultation 1967) und die Reflexion auf dem spezifischen Kulturhintergrund zu ermöglichen. Diese Arbeit wurde von der CMC koordiniert und gefördert. Sie stand insbesondere seit 1973 in engem Kontakt zur Weltgesundheitsorganisation, was durch den gemeinsamen Standort Genf erleichtert wurde.[171]

Auch die Weltgesundheitsorganisation musste erkennen, dass 25 Jahre nach ihrer Gründung (07.04.48) die größten Gesundheitsprobleme nicht abgenommen hatten. Vielmehr wurde die Finanzierung der bereits bestehenden Gesundheitsdienste immer schwieriger. Auf der Suche nach Lösungsstrategien erkannte der damalige Direktor der WHO, Halfdan Mahler, dass die Beschlüsse von Tübingen I und II durchaus für alle Gesundheitsdienste in Entwicklungsländern relevant waren. In der Folge wurden regelmäßige Konferenzen vereinbart. Die CMC-Zeitschrift CONTACT wurde für einige Jahre zur Pflichtlektüre in der WHO. Die Konzeption der Primary Health Care (PHC), die 1978 (6.-12. September) in Alma Ata vorgestellt wurde,[172] kann als eine säkulare Weiterentwicklung der Tübinger Erklärungen interpretiert werden.

„Primary Health Care" ist eine „aktualisierte Bezeichnung für Hygiene, [...] erweitert um gesundheitspolitische Forderungen im weitesten Sinn des Wortes und um ein stark partizipatorisches Element".[173] Primary Health Care ist somit eine Konzeption der Gesundheitspolitik. Es handelt sich also nicht um eine Stufe in der Pyramide der Gesundheitsdienste, sondern um eine umfassende Philosophie, die allen gesundheitspolitischen Entscheidungen auf allen Ebenen zu Grunde liegen sollte. Oberstes Ziel ist die Verbesserung des Gesundheitszustandes der Bevölkerung, so dass die „Health for all by the year 2000" (Alma Ata Deklaration §V) erreicht werden kann. PHC umfasst Elemente der Prävention und der kurativen Medizin, wobei folgende Prinzipien verfolgt werden:[174]

- PHC richtet sich an den konkreten Bedürfnissen der Zielgruppe aus; PHC verfolgt dabei die Angleichung der Gesundheitschancen verschiedener Bevölkerungsgruppen, d.h., die Zielgruppe ist keine soziale oder wirtschaftliche Elite, sondern die Bevölkerungsmehrheit.
- PHC bezieht grundsätzlich die Gemeinschaft („community") in die Ermittlung der relevanten Ziele und Maßnahmen mit ein. Die Beteiligten übernehmen damit selbst die Verantwortung für ihre Gesundheit („Community Based Health Care", CBHC).
- PHC bzw. CBHC bauen primär auf den vorhandenen eigenen Ressourcen auf und berücksichtigen die finanziellen Beschränkungen der Gemeinschaft. In LLDCs impliziert dies eine teilweise Umverteilung der Gesundheitsressourcen auf Basisgesundheitsdienste und Präventionsprogramme.
- PHC fordert, kurative und präventive Maßnahmen möglichst basisnah durchzuführen. Dies impliziert eine zentrale Rolle der Gesundheitserziehung im CBHC/PHC. Die oberen Ebenen der Gesundheitspyramide werden damit nicht ausgeschlossen; ihnen bleiben je-

---

[171]   Vgl. Diesfeld et al. 2001, S. 28–29.
[172]   Vgl. WHO 1978.
[173]   Diesfeld & Bichmann 1989, S. 120.
[174]   WHO 1978, § VIII.

doch diejenigen Fälle vorbehalten, die auf unteren Ebenen nicht behandelt werden können.

- PHC ist ein integraler Bestandteil des nationalen Gesundheitssystems.
- PHC ist grundsätzlich multisektoral, d.h., die Aktivitäten der Primary Health Care sind voll integriert in die anderen Sektoren menschlicher Entwicklung (z.B. Landwirtschaft, Ausbildung, Wasserwirtschaft).

Die Deklaration von Alma Ata wurde zum Teil als politisch einseitig abgelehnt, da sich in § III ein direkter Bezug zu einer „New International Economic Order" findet. § X führt die schlechte Gesundheitsversorgung in Entwicklungsländern auf zu hohe Militärausgaben zurück. Werner & Sanders schreiben dazu: „Many of the principles of Primary Health Care were garnered from China and from the diverse experiences of small, struggling non-governmental Community-Based Health Programs (CBHP) in the Philippines, Latin America, and elsewhere. The intimate connection of many of these initiatives to political reform movements explains to some extent why the concepts underlying PHC have received both criticism and praise for being revolutionary".[175] Trotzdem wurde die Deklaration von allen Mitgliedsländern der WHO unterzeichnet.

Schnell äußerten jedoch Gesundheitspolitiker ihre Bedenken, da sie die Ziele als utopisch einstuften. Sie forderten eine strikte Prioritätensetzung, d.h. die Konzentration auf wenige Ziele und Maßnahmen, die besonders effizient waren. Die Weltgesundheitsorganisation verfolgt bis heute ein umfassendes Konzept, die „Comprehensive Primary Health Care" (CPHC) genannt wird. Andere Institutionen, wie z.B. die UNICEF, befürworten hingegen die Konzentration auf wenige, leicht bekämpfbare Krankheiten. Dies wird als „Selective Primary Health Care" (SPHC) bezeichnet. Hierbei erwiesen sich die Mutter-und-Kind-Programme („Mother and Child Health Care", MCH) als besonders effizient. Die Implementierung des umfassenden PHC-Konzepts der WHO auf Länderebene war hingegen bislang kaum erfolgreich. Zwar gab es vielversprechende Anfangserfolge, jedoch zeigt sich heute, dass die Erwartungen nicht erfüllt wurden. Trotzdem titulierte die WHO ihren Weltgesundheitsbericht 2008, d.h. 30 Jahre nach Alma Ata: „Primary Health Care – now more than ever!" und sieht dieses Konzept noch immer als fundamental für eine gerechte und effiziente Gesundheitsversorgung, nicht nur in ressourcenarmen Ländern.

2.3.3   Gesundheitsförderung

Die Denkrichtung von Alma Ata wurden 1986 auf der ersten Internationalen Konferenz zur Gesundheitsförderung in Ottawa wieder aufgenommen und zu dem Konzept der Gesundheitsförderung verdichtet. Ausgangspunkt war ein Paradigmenwechsel in der Public Health Forschung. Während bis in die 1980er Jahre hinein das Augenmerk primär auf der Frage lag, wieso Menschen krank werden und was man dagegen tun kann (Pathogenese), wurde nun immer häufiger gefragt, wieso Menschen gesund bleiben und was unternommen werden kann, um die Gesundheit zu verbessern (Salutogenese). Die Ottawa-Charta wurde von der Weltgesundheitsversammlung verabschiedet und ist damit für (fast) alle Länder der Erde ein

---

[175]   Werner et al. 1997, S. 18.

verbindliches Dokument, das die Einbeziehung der Gesundheitsförderung in alle Lebens-
und Politikbereiche fordert.

Wie der Begriff naheliegt, erstrebt die Gesundheitsförderung (Health Promotion) eine Stärkung aller Strukturen, Institutionen und Prozesse, die sich förderlich auf die Gesundheit von
Individuen und Populationen auswirken. Sie geht folglich von einem dynamischen Gesundheitsverständnis (vgl. Kapitel 2.1.1) und der Möglichkeit einer Salutogenese aus. Sie „umfasst alle Maßnahmen, die auf die Veränderung und Förderung sowohl des individuellen und
des kollektiven Gesundheitsverhaltens als auch der Lebensverhältnisse abzielen, d.h. der
Rahmenbedingungen, die Gesundheit und Gesundheitsverhalten jedes einzelnen und ganzer
Bevölkerungen beeinflussen."[176] Hierbei kann man zwischen dem politischen und dem prak-
tischen Ansatz unterscheiden. Die Ottawa-Charta ist primär ein politisches Dokument, das
die Gesundheitsförderung in den Dienst gegen die „Ungleichheiten in der Gesundheits- und
Lebenserwartung unterschiedlicher sozialer Gruppen" stellt und „soziale Gerechtigkeit und
Chancengleichheit, […] Frieden, angemessene Wohnbedingungen, Bildung, Ernährung, ein
stabiles Ökosystem und eine sorgfältige Verwendung vorhandener Naturressourcen"[177] fordert. In Nachfolgekonferenzen (z.B. Adelaide 1988, Sundsvall 1991, Jakarta 1997, Mexiko
City 2000, Bangkok 2005, Nairobi 2009) wurden einzelne Handlungsbereiche noch präzi-
siert.

Von praktischer Relevanz sind die Handlungsstrategien der Ottawa-Charta:[178]

- Anwaltschaftliches Eintreten für Gesundheit: Alle Entscheidungsträger sind aufgerufen,
  die Gesundheitsdimension bei allen politischen Entscheidungen einzubeziehen, d.h., stets
  zu fragen, wie sich eine Entscheidung auf die Gesundheit der Menschen auswirkt. Sie
  sollen damit das politische, ökonomische, soziale, kulturelle und biologische Umsystem
  so gestalten, dass es sich förderlich für die Gesundheit der Bevölkerung auswirkt. Eine
  Reduktion der Gesundheitsförderung auf den Gesundheitssektor oder gar die Medizin ist
  damit ausgeschlossen. Vielmehr sollen auch Systeme gesundheitsförderlich wirken, die
  auch im Primary Health Care Konzept wenig Berücksichtigung fanden, z.B. die Finanz-
  politik und die Unternehmen.
- Befähigen und Ermöglichen: Das Ziel einer Reduktion bestehender Unterschiede im
  Gesundheitszustand kann nur dadurch erreicht werden, dass Individuen und Gruppen ihr
  eigenes Gesundheitspotential stärken. Hierzu bedarf es aber einer Stärkung ihrer Kompetenzen, ihres Informationsstandes sowie ihrer Bereitschaft und Fähigkeit, für ihre eigene
  Gesundheit Verantwortung zu übernehmen und dafür einzutreten. Empowerment, Kom-
  petenzförderung und Zugang zu relevanten Informationen sind damit Kernelemente der
  Gesundheitsförderung.
- Vermitteln und Vernetzen: Da Gesundheit ein komplexer Prozess ist, auf den zahlreiche
  Akteure einwirken, erfordert eine gesundheitsförderliche Gesamtkonzeption eine aktive
  und permanente Kooperation aller Stakeholder unabhängig davon, ob sie dem Gesund-
  heitssektor zugerechnet werden.

---

[176]   Brößkamp-Stone 2003, S. 244.
[177]   WHO 1986.
[178]   Vgl. Kickbusch 2003.

Diese Handlungsstrategien sollen in verschiedenen Handlungsfeldern umgesetzt werden, insbesondere in der Entwicklung einer gesundheitsförderlichen Gesamtpolitik, der Schaffung gesundheitsförderlicher Lebenswelten, der Unterstützung gesundheitsbezogener Gemeinschaftsaktionen, der Neuorientierung der Gesundheitsdienste und anderer gesundheitsrelevanter Dienste sowie der Förderung der Entwicklung persönlicher Kompetenzen. Entscheidend ist hierbei der so genannte Settings-Ansatz, der – vereinfacht – besagt, dass Gesundheitsförderung primär nicht an speziellen Orten (z.B. Arztpraxis) oder in besonderen Programmen geschieht, sondern dort, wo die Menschen leben. Damit müssen gesundheitsförderliche Wohnverhältnisse, Transportmittel, Straßen, Arbeitsplätze, Freizeitmöglichkeiten, Freundschaften, Vereine etc. gestärkt werden. Dies erfordert nicht nur strukturelle Voraussetzungen, sondern auch die Unterstützung gesundheitsförderlichen Verhaltens in den Rahmenbedingungen. Die WHO-Programme der gesunden Städte, gesundheitsfördernden Regionen, gesundheitsfördernden Schulen, gesundheitsfördernden Krankenhäuser und der Gesundheitsförderung am Arbeitsplatz sind Programme, die diesem Leitbild folgen.

Die Annahme dieser Programme in den ressourcenarmen Ländern war bis vor wenigen Jahren gering. Da ein großer Teil der Bevölkerung eigenständige Subsistenzlandwirte waren oder als Tagelöhner geringer Qualifikation substituierbar schienen, beschränkte sich die Gesundheitsförderung im Prinzip auf klassische Formen der Prävention, wie z.B. Impfprogramme und Hygiene. Hinzu kam die drückende Last der akuten Krankheiten in den Gesundheitseinrichtungen, die Gesundheitsförderung eher als sekundäres Problem erscheinen ließ.

In den letzten Jahren hat sich dies jedoch geändert. So wird beispielsweise immer häufiger der Gesundheitsaspekt bei der Stadtplanung von Bedeutung, da beispielsweise die Luftverschmutzung eine erhebliche Bedrohung darstellt. Auch Betriebe beginnen, über Gesundheitsförderung nachzudenken, da die wachsende Mittel- und Oberschicht in Entwicklungsländern sowie insbesondere die „young professionals" in den Städten kostbare Ressourcen sind, die es zu fördern und zu erhalten gilt. Alkohol- und Tabakmissbrauch, Übergewicht und AIDS sind existentielle Gefährdungen für Unternehmen, wenn ihr Arbeitskräftepotential davon betroffen ist. Immer häufiger übernehmen diese Betriebe deshalb Verantwortung und unterstützen ihre Mitarbeiter in einem gesundheitsbewussten Lebensstil.

Man sollte eigentlich erwarten, dass Unternehmen, Städte, Krankenhäuser etc. aus ethischer Überzeugung die Gesundheit ihrer Stakeholder fördern. Häufig geschieht dies jedoch aus ökonomischem Druck heraus. Dies ist einerseits bedauerlich, eröffnet andererseits jedoch Handlungsspielräume. Wenn es gelingt aufzuzeigen, dass Gesundheitsförderung für alle Beteiligten erhebliche Vorteile hat, kann das Konzept adoptiert und umgesetzt werden. So ernüchternd dies ist – häufig entscheidet nicht die Lebensqualität der Menschen über die Gesundheitspolitik, sondern die ökonomische Vorteilhaftigkeit. Hier ist es Aufgabe des Internationalen Gesundheitsmanagements, diese Vorteilhaftigkeit aufzuzeigen.

2.3.4   Neuere Entwicklungen

Seit Alma Ata und Ottawa wurden zahlreiche weitere internationale Erklärungen und Dokumente erstellt, die von Bedeutung für das Internationale Gesundheitsmanagement sind. Im

Folgenden sollen die wichtigsten kurz dargestellt werden. Häufig bringen sie nur Nuancen an Novität und verkaufen „alten Wein in neuen Schläuchen", teilweise stellen sie jedoch Quantensprünge bezüglich der öffentlichen Wahrnehmung dar.

Der Weltentwicklungsbericht 1993 stellt einen derartigen Innovationssprung dar. Bereits 1987 hatte die Weltbank den Bericht „Financing Health Care Services in Developing Countries – An Agenda for Reform"[179] veröffentlicht, der jedoch nur geringe Aufmerksamkeit fand. Das darauf aufbauende Dokument „Investing in Health"[180] von 1993 wurde jedoch in der politischen Arena ausführlich diskutiert. Er forderte in kaum vorher bekannter Klarheit eine Orientierung an effizienten Interventionsmaßnahmen, wobei die Effizienzmessung mit Hilfe von Disability Adjusted Life Years (vgl. Kapitel 3.1.1) erfolgte.[181] Die DALYs wurden von dem Weltbankökonomen Murray[182] entwickelt und stellen ein Maß für den krankheitsbedingten Verlust an Lebensjahren und Lebensqualität dar. Die Logik des Weltentwicklungsberichtes ist einfach: Er berechnet, wie viele DALYs durch die Investition eines US$ in die Gesundheit gewonnen werden können, und fordert, nur die Interventionen mit den höchsten Rentabilitäten zu finanzieren. Der Weltentwicklungsbericht stellt damit sowohl methodisch als auch politisch einen großen Fortschritt dar, in dessen Folge die Gesundheitsökonomie von immer größerer Bedeutung im internationalen Gesundheitswesen wurde. Selbst die WHO, die lange Zeit die Anwendung der DALYs und die Effizienzmaße bekämpft hatte, musste schließlich dieses Konzept adoptieren, was sich auch darin äußerte, dass Murray zur WHO wechselte.

Der Weltentwicklungsbericht 1993 forderte für die Least Developed Countries ein Gesundheitsbudget pro Kopf und Jahr von 12 US$, wobei 33% für Prävention und 67% für Kuration ausgegeben werden sollten – Werte die weder damals noch heute erreicht werden. Das Nachfolgedokument „Better health for Africa" (1994)[183] addierte noch 2 US$ pro Kopf und Jahr für die Organisation der Gesundheitsdienste, bestätigte jedoch die genannten Werte des Weltentwicklungsberichtes.

Die Millennium Development Goals stellten das nächste bahnbrechende Element dar. Wie in Kapitel 2.2.3.1 aufgezeigt, sind die Ziele 4, 5 und 6 ausschließlich der Gesundheitspolitik zuzuordnen, während die anderen Ziele zumindest teilweise von gesundheitspolitischer Relevanz sind. Die Bedeutung dieser Ziele liegt zum einen darin, dass erstmals die Politiker der großen Wirtschaftsnationen Verantwortung für die Lebenssituation der Menschen in Entwicklungsländern übernommen haben. Zum anderen wurden die Ziele quantifiziert und mit einer Frist belegt, so dass ihre Erreichung – im Gegensatz zu vielen anderen Zielen der internationalen Politik – gemessen und bewertet werden kann.

---

[179]   Vgl. Akin, Birdsall & De Ferranti 1987.

[180]   Vgl. Weltbank 1993.

[181]   Aus der mathematischen Formulierung (vgl. Kapitel 3.1.1) ergibt sich ein DALY als « Diasability Adjusted Life Year Lost », so dass der Term « Verlust an DALYs » eigentlich falsch ist. Häufig wird die Charakterisierung « lost » jedoch weggelassen, so dass man den Term durchaus verwendet.

[182]   Vgl. Murray 1994c; Murray 1994b.

[183]   Vgl. Weltbank 1994.

Die Weltgesundheitsorganisation, die seit Anfang der 1990er Jahre kaum auf der politischen Bühne wahrnehmbar war, übernahm mit ihrer neuen Direktorin, Gro Harlem Brundland, nun wieder die Federführung und setzte die „Commission on Macroeconomics and Health" ein.[184] Sie sollte untersuchen, unter welchen Bedingungen die Millennium Development Goals erreichbar wären. Die Kommission war hochkarätig besetzt, da u.a. der Ökonom Jeffrey Sachs und der Gesundheitswissenschaftler Robert Feachem die Leitung hatten.

Die grundlegenden Erkenntnisse wurden in Kapitel 2.2.1 beschrieben. Mit Hilfe umfangreicher ökonometrischer Modelle wiesen die Forscher nach, dass Gesundheit ein zentraler Produktionsfaktor ist und dass Investitionen in die Gesundheit der Bevölkerung rational sind, da eine bessere Gesundheit nicht – wie viele andere Maßnahmen – zu einer Erhöhung der Geburtenrate führt. Eine Investition in die Gesundheit hat damit eine höhere Rendite als zahlreiche andere Investitionen, d.h., Investitionen in Gesundheit ermöglichen es, die Entwicklungsfalle zu überwinden! Diese Erkenntnis war per se nicht wirklich innovativ, jedoch konnten sie die theoretische Annahme erstmals empirisch nachweisen.

Die positiven Wirkungen der Gesundheitsinvestitionen setzten jedoch eine gewisse Mindesthöhe voraus. So rechneten Sachs und Feachem vor, dass die Ausgaben für Gesundheit in Entwicklungsländern auf 30–40 US$ pro Kopf und Jahr erhöht werden müssten, um diese Erfolge zu erzielen. Sie forderten, dass Geberorganisationen eine Differenz zu den damaligen Ausgaben von bis zu 30 US$ pro Kopf und Jahr bzw. 27 Milliarden US$ pro Jahr abdecken müssten. Da im Jahr 2000 geschätzte 5 Milliarden US$ pro Jahr in die Unterstützung der Gesundheitsdienste in Entwicklungsländern floss, hätte diese bedeutet, dass 22 Milliarden US$ zusätzlich hätten aufgebracht werden müssen.[185]

Von Sachs wird der Satz überliefert: „For a macro-economist 22 billion are just peanuts". In der Realität erwies es sich jedoch, dass diese Gelder nicht aufzubringen sind. Zwar wurden in den letzten Jahren erhebliche zusätzliche Summen für die Bekämpfung von Krankheiten in Entwicklungsländern versprochen, aber nur ein Teil davon eingelöst. In Entwicklungsländern wurde diese Haltung teilweise mit großem Ärger aufgenommen.

Ein Ergebnis der Commission on Macroeconomics and Health war die Bereitschaft der Vereinten Nationen, sich intensiver mit dem Gesundheitswesen in Entwicklungsländern zu beschäftigen. Deshalb kam es 2001 unter der Führung des damaligen UN-Generalsekretärs Kofi Annan zur Gründung des „Global Fund to Fight AIDS, Tuberculosis and Malaria".[186] Der Global Fund, wie er meist nur genannt wird, ist ein Finanzierungsinstrument, das selbst keine Projekte implementiert, jedoch Gelder einwirbt (z.B. bei Staaten und Stiftungen), um damit Projekte zur Bekämpfung dieser drei Krankheiten zu finanzieren. Ursprünglich war ein Finanzvolumen von 10 Mrd. US$ pro Jahr erstrebt, das jedoch nie erreicht wurde.

Der Global Fund fokussiert unmittelbar das Ziel 6 der Millennium Development Goals, hatte jedoch erhebliche Nebenwirkungen. Erstens führte die Konzentration auf diese drei Krank-

---

[184]   Vgl. Feachem 2002; Ivinson 2002; Sachs 2002b.

[185]   Für aktuelle Daten siehe http://www.who.int/macrohealth/en/.

[186]   Vgl. www.TheGlobalFund.org.

heiten zu einer Vernachlässigung anderer Leiden, so dass die so genannten „neglected dise-ases" entstanden bzw. ihre Problematik verstärkt wurde. Zweitens sind die Projekte, die vom Global Fund gefördert werden, in der Regel sehr umfangreich und damit häufig größer, als die lokale Kapazität überhaupt zulässt. Ist die Absorptionsfähigkeit eines Landes jedoch kleiner als der Finanzzufluss, führt dies in der Regel zu Korruption. Drittens wurde den Ent-wicklungsländern sehr schnell klar, nach welchen Kriterien die Zuschüsse vergeben werden. Viele Berater leben davon, entsprechende Anträge zu formulieren, und die formale Richtig-keit des Antrags kann Priorität vor dem Inhalt gewinnen. Viertens führen die Projekte zu einer Ungleichverteilung der Mittel. So werden z.B. Patienten mit HIV verhältnismäßig gut behandelt, während andere Patienten an den miserablen Gesundheitsdiensten leiden. Fünf-tens werden von Projekten, die vom Global Fund finanziert werden, Mitarbeiter aus anderen Einrichtungen abgezogen, weil GF-geförderte Projekte besser bezahlen können. Schließlich hat der Global Fund lange Zeit sehr intensiv die anti-retroviralen Medikamente gefördert, mit deren Problematik wir uns in Kapitel 3.2.2.3 auseinandersetzen werden.

Der Global Fund hat auf diese Kritik meist mit dem Hinweis reagiert, dass er eben von der UN-Vollkonferenz dieses Mandat bekommen hat. Tatsächlich kann dieses Argument nicht überzeugen, denn auch Organisationen und Mandate können sich weiterentwickeln, und die Gesundheit der Weltbevölkerung bräuchte dringend einen „Global Fund of Health Promoti-on", der nach klaren Effizienzkriterien diejenigen Projekte finanziert, die den größten Ein-fluss auf die Gesundheit der Bevölkerung haben. Derzeit sind die meisten Projekte des Glo-bal Funds noch ein Rückfall in die vertikalen Programme der 1960er Jahre, die eigentlich durch Alma Ata abgelöst sein sollten.

Ein großes Problem, das jedoch nicht nur den Gesundheitssektor betrifft, ist die geringe Koordination der Geber untereinander. Dies führt dazu, dass die partikularen Interessen der Geber und Nehmer der Entwicklungshilfe ein Gesamtoptimum verhindern. Dieses Problem wurde erkannt und im Jahr 2005 auf der Konferenz von Paris (28.2.–2.3.2005) angegan-gen.[187] Ziel der „Paris Deklaration" ist die Steigerung der Wirksamkeit der Entwicklungszu-sammenarbeit, was unter anderem durch die Stärkung der Eigenverantwortung der Partner-länder (Ownership), die Ausrichtung der Entwicklungszusammenarbeit auf die nationalen Entwicklungsstrategien, -institutionen und -verfahren (Alignement), die Harmonisierung der Geberaktivitäten (Harmonisation), die Einführung eines ergebnisorientierten Managements (Managing for Results) und die gegenseitige Rechenschaftspflicht (Mutual Accountability) erreicht werden soll.

Ein wichtiges Instrument der Harmonisierung ist der so genannte „Sector Wide Approach" (SWAp). Hierbei entscheiden alle Stakeholder des (Gesundheits-)Sektors gemeinsam über ihre Prioritäten und setzen ihre Ressourcen entsprechend ein. Partikularinteressen werden zugunsten des Gesamtoptimums eines Sektors überwunden. In einigen Ländern wurde hierzu ein so genannter Basket Fund entwickelt. Anstatt, dass die einzelnen Finanziers (z.B. Ge-sundheitsministerium, Entwicklungshilfeorganisationen, Kirchen, Privatsektor) eigene Pro-gramme bzw. Projekte durchführen, werden die Ressourcen gepoolt. Anschließend soll ge-meinsam auf Grundlage klar definierter Ziele entschieden werden, welche Maßnahmen fi-

---

[187]   Vgl. OECD 2005.

nanziert werden. Dies könnte, z.B. bedeuten, dass die Gelder des Global Funds in diesen Basket fließen, jedoch teilweise auch für Infrastrukturmaßnahmen verwendet werden, weil die Stakeholder des Gesundheitswesens eines Landes dies derzeit für prioritär halten. Der Global Fund und einige andere größere Stiftungen (z.B. Clinton Foundation, Gates Foundation) lehnen dies bislang ab.

Output Based Aid (OBA) ist eine weitere Maßnahme, die sich aus der Paris-Deklaration ableiten lässt. Beim OBA, das federführend von der Kreditanstalt für Wiederaufbau entwickelt wurde und in zahlreichen Ländern eingesetzt wird, fließen Finanzmittel nicht einfach in die Grundfinanzierung von Gesundheitsdiensten, sondern nur für bestimmte Leistungen. Im Gegensatz zum „Pay for Performance" (P4P) werden jedoch nicht alle Leistungen belohnt, sondern nur ausgewählte Dienste für besonders bedürftige Bevölkerungsgruppen. So sind z.B. Schwangere aus den Armutsgruppen berechtigt, stark subventionierte Gutscheine für die Entbindung zu kaufen. Der Gesundheitsdienstleister reicht nach der Leistung diesen Schein bei einer hierfür beauftragten Agentur ein und erhält ein entsprechendes Entgelt. OBA ist damit ein Konzept für „Management by Results".

Schließlich rückt durch die Paris-Deklaration ein Entwicklungshilfekonzept wieder in den Vordergrund, das in den 1970er Jahren bewusst aufgegeben wurde: Die Förderung von Eliten, z.B. durch spezielle Ausbildungsprogramme in den Geberländern. Die Eliteförderung ist zweischneidig. Einerseits sind Eliten für die wirtschaftliche Entwicklung von großer Bedeutung, andererseits bedürfen auch die Eliten der Legitimation durch die Zivilgesellschaft. In einigen Partnerländern ist dies schwierig, so dass Eliteförderung mit Maßnahmen der Demokratisierung und der Good Governance verbunden werden muss.[188]

Betrachtet man die Entwicklung der letzten 50 Jahre, so stellt man einen Zyklus fest, der zwischen den Polen vertikal versus horizontal bzw. Primary Health Care versus Selective Health Care pendelt. Letztlich stellen diese „Innovationen" einen Versuch dar, einen Umgang mit der Realität zu erreichen, dass die Ressourcen der Entwicklungsländer nicht genügen, um eine auch nur niedrigsten Ansprüchen genügende Gesundheitsversorgung zu erreichen. Die Frustration über das Leid führt auch dazu, dass neue Konzepte – und seien es nur Neuauflagen von früheren Versuchen – mit einer „Heilandserwartung" aufgenommen und geradezu fanatisch verfolgt werden. Letztlich kann nur ein eigenes stabiles Wirtschaftswachstum eines Landes die Ressourcen bereitstellen, die das Gesundheitswesen benötigt, um dem Menschenrecht der Gesundheit Geltung zu verschaffen, zumindest, solange es keine Global Health Obligations als anerkannte Verpflichtung der Weltgemeinschaft gibt.

Dies führt unmittelbar zu einer Stärkung des Privatsektors und zu der Frage, welche Bedeutung er im Gesundheitswesen spielt. Traditionell war die Aufteilung in den meisten Entwicklungsländern einfach: Staatliche und kirchliche Gesundheitsdienstleister versorgen die Armen, während die wenigen Reichen die Privatdienstleister aufsuchen. Dies hat sich jedoch geändert. Erstens sind staatliche und kirchliche Einrichtungen immer weniger in der Lage, die Armen zu versorgen. So sind beispielsweise die Zuschüsse europäischer und nordamerikanischer Kirchen für die Partner in Entwicklungsländern massiv zurückgegangen. Zweitens

---

[188] Vgl. http://www.betteraid.org.

gibt es eine wachsende Mittelschicht, die schnelle, ortsnahe und qualitativ höherwertige Dienstleistungen bevorzugen, selbst wenn sie dafür bezahlen müssen. Drittens sind auch in Entwicklungsländern die Grenzen zwischen privat, staatlich und Non-Profit immer seltener klar zu ziehen, da es zahlreiche Kooperationen, Public-Private-Partnerships und Fusionen gibt.

Die Konsequenz ist, dass in einigen Entwicklungsländern der Privatsektor einen großen Anteil der Bevölkerung versorgt. Der Weltbankbericht „The Business of Health in Africa"[189] zeugt hiervon und misst dem Privatsektor wachsende Bedeutung zu. Hierbei muss man allerdings beachten, dass dieser Bericht von der International Finance Corporation (IFC) als Tochterorganisation der Weltbank erstellt wurde, deren primäres Ziel die Förderung der Privatwirtschaft ist. Damit mischen sich in die empirischen Befunde auch normative Aussagen, d.h. der Glaube an die Überlegenheit der Markt- und Privatwirtschaft. In der Realität dürfte das „Business for Health" gerade in armen Ländern eher auf die Städte beschränkt bleiben, während die Bevölkerungsmehrheit auch in den nächsten Jahren wohl noch auf staatliche und karitative Einrichtungen angewiesen sein wird. Nichtsdestotrotz besteht für den Staat die Aufgabe, diese aufkommenden Märkte zu regulieren und insbesondere auf Qualitätsstandards zu achten.

Zweifelsohne gibt es noch eine Reihe von Erklärungen und Programmen, die das Gesundheitswesen in Entwicklungsländern beeinflusst (z.B. Bamako-Initiative 1987, Providing for Health P4H 2007, Accra Agenda for Action 2008, Muskoka Summit 2010, Cairo Workshop on Capacity Development 2011). Die vorgelegten Beispiele sollen jedoch genügen, um aufzuzeigen, dass das Gesundheitswesen in Entwicklungsländern in einem dynamischen Prozess ist. Letztlich basieren jedoch alle Initiativen auf dem Versuch, den Rahmen des gesundheitsökonomischen Modells (vgl. Abbildung 2.7) zu gestalten. Aus diesem Modell ergibt sich auch die weitere Gliederung. Im nächsten Kapitel werden wir den oberen Teil des Modells (Nachfrage) bearbeiten, anschließend den unteren Teil (Angebot). Es folgt eine Analyse der Schnittstelle, d.h. der Märkte und der entsprechenden Reformen, die diese Marktbeziehung zu beeinflussen suchen.

Damit können wir zusammenfassend die Aufgabe des Internationalen Gesundheitsmanagements darin sehen, gesundheitsrelevante Institutionen, Rahmenbedingungen und Prozesse in verschiedenen Weltregionen zu beschreiben und zu analysieren, um Empfehlungen für eine effiziente Struktur der Gesundheitsversorgung abzuleiten und die praktische Steuerung der Prozesse im Gesundheitssystem sowie in allen seinen Leistungsträgern faktenbasiert zu verbessern. Häufig sind diese Prozesse in ressourcenarmen Ländern noch in Reinform und damit klarer analysierbar als in den komplexen Industrieländern, so dass wir uns in dieser Monografie häufig auf das Gesundheitsmanagement in ressourcenarmen Ländern fokussieren werden. Dies sollte jedoch nicht zu dem Fehlschluss führen, dass die hier vorgestellten Phänomene, Regelungssysteme, Strukturen und Prozesse nur für Entwicklungsländer relevant wären. Vielmehr können die Steuerungsmechanismen gerade in diesen Ländern gut erforscht und anschließend auf die ökonomisch entwickelte Welt übertragen werden. Dies wird besonders bei einigen Konzeptionen der Gesundheitsversorgung deutlich, die im Kapitel 2.3 disku-

---

[189]   Vgl. International Finance Corporation 2011.

tiert wurden. So wurden z.B. wichtige Komponenten der Primary Health Care in und für Entwicklungsländer entwickelt, die nun jedoch als Innovationskeimling für die Flächenversorgung in strukturschwachen Räumen Deutschlands von großer Bedeutung sind.

3 Nachfrage

Die Nachfrage nach Gesundheitsdienstleistungen basiert in der Regel auf einem objektiven Mangel an Gesundheit, so wie ihn beispielsweise ein Arzt feststellen kann (vgl. Abbildung 2.7). Hypochondrie spielt hierbei in Entwicklungsländern bislang eine untergeordnete Rolle, wobei auch die Nachfrage nach Gesundheitsdienstleistungen ohne physiologische Ursache durchaus auf einem Mangel basiert, wenn dieser auch eher psychischer als physischer Art sein dürfte. Wichtiger ist hingegen, dass – wie in Kapitel 2.1.3 diskutiert – nicht jeder objektive Mangelzustand zu einer Nachfrage nach Gesundheitsdienstleistungen wird.

Im Folgenden sollen deshalb die Determinanten der Nachfrage nach Gesundheitsdienstleistungen diskutiert werden. Wir gehen hierbei von dem oben genannten gesundheitsökonomischen Rahmenmodell aus und explizieren die Parameter, die die Nachfrage bestimmen. Anschließend werden ausgewählte Nachfragedeterminanten erörtert. Hierzu zählen die demografische und epidemiologische Transition sowie die infektiösen und chronisch-degenerativen Erkrankungen. Es folgt eine Diskussion der Risikofaktoren sowie der wichtigsten Filter zwischen Bedarf und Nachfrage. Ziel dieses umfangreichen Kapitels ist ein Verständnis der Nachfrage nach Gesundheitsdienstleistungen als ein komplexer Prozess unterschiedlicher Faktoren, die Ansatzpunkte des Gesundheitsmanagement sind.

3.1 Grundlagen

3.1.1 Ökonomisches Rahmenmodell

Ausgangspunkt der folgenden Überlegungen ist das gesundheitsökonomische Rahmenmodell, das in Kapitel 2.1.3 ausführlich diskutiert wurde, so dass hier nur die Kernpunkte spezifiziert werden sollen. Grundlegend ist die einfache Feststellung, dass der objektive Mangel an Gesundheit der Ausgangspunkt der Nachfrage ist, aber nicht jeder Mangel resultiert in Nachfrage. Es ist deshalb falsch, die Krankheitslast mit Hilfe von Dienstleistungsstatistiken zu messen. Vielmehr werden epidemiologische Daten benötigt, wie sie beispielsweise in den „Demographic Surveillance Systems" erhoben werden, die in ausgewählten Bezirken vieler Länder die Krankheitslast durch regelmäßige Befragungen ermitteln.[190] Hierzu gehört häufig

---

[190]   Siehe http://www.indepth-network.org/.

auch eine so genannte „Verbale Autopsie", d.h., die Erhebung der Todesursache durch Befragung der Angehörigen.[191]

Die Ursachen für den objektiven Mangel an Gesundheit und damit die Nachfrage sind vielschichtig. Häufig unterscheidet man zwischen nichtübertragbaren und Infektionskrankheiten. Als chronisch bezeichnet man eine Krankheit längerer Dauer, d.h. AIDS und Tuberkulose (TP) sind (ohne Behandlung) ebenso chronisch wie Rheuma oder Arteriosklerose. Chronisch-degenerativ sind hingegen nichtübertragbare Krankheiten, deren Entstehung mit der altersbedingten Abnutzung zu tun hat. Davon zu trennen ist die Nachfrage nach Gesundheitsdienstleistungen auf Grund von Schwangerschaft und Geburt sowie Behinderung und Unfällen. Bei internationalen Statistiken werden die Termini häufig inkonsistent verwendet, so dass eine gewisse Konfusion entstehen kann.

Aus dem objektiven Mangel wird ein subjektives Mangelerlebnis und schließlich ein Bedarf, wenn ausreichende Informationen über das Problem und die Heilungs- bzw. Linderungsmöglichkeit besteht. Der Gesundheitserziehung kommt deshalb auf dem Weg vom Mangel zur Nachfrage eine große Bedeutung zu.[192]

Schließlich müssen Filter überwunden werden, die verhindern, dass aus einem Bedarf eine Nachfrage wird. Der wichtigste Filter dürfte der Finanzfilter sein (vgl. Kapitel 3.5), d.h., wenn die finanziellen Ressourcen nicht ausreichend sind, kann auch bei dringendem Bedarf keine Nachfrage entstehen. Darüber hinaus spielen Distanz- und Qualitätsfilter eine gewisse Rolle.

Die Nachfrage in den Gesundheitseinrichtungen spiegelt deshalb die tatsächliche Krankheitslast nur bedingt wieder. Hinzu kommt, dass sie lediglich eine Aussage über Fallzahlen zulässt (Morbidität und Mortalität), jedoch nicht über die tatsächliche Belastung, die eine Krankheit in einer Gesellschaft darstellt. Gerade für die ökonomische Bewertung spielt jedoch auch die so genannte Lebensqualität eine große Rolle. Im Folgenden soll deshalb kurz auf das Konzept der Disability Adjusted Life Years (DALYs) eingegangen werden, die im internationalen Gesundheitsmanagement von großer Bedeutung sind. Wie in Kapitel 2.3.4 skizziert, wurden die DALYs erstmals 1993 Maßstab der globalen Krankheitsbelastung (Global Burden of Disease, GBD) einer Bevölkerung definiert[193] und seither eine Art Standard der Gesundheitsökonomik in Entwicklungsländern. Für jeden Todesfall wird die Zahl der verlorenen Lebensjahre berechnet, wobei die Lebenserwartung von Frauen mit 82,5 und von Männern mit 80,0 Jahren geschätzt wird. Jedes verlorene Lebensjahr entspricht einem verlorenen DALY. Zukünftige Jahre werden mit einem Diskontsatz von 3% abdiskontiert. Darüber hinaus erfolgt eine altersspezifische Gewichtung der verlorenen Lebensjahre, d.h., „in unterschiedlichem Alter verloren gegangenen Lebensjahren [werden] unterschiedliche relative Werte zugeordnet".[194] Die Gewichtung eines Lebensjahres (x) folgt der Funktion $x * 0{,}16243 * e^{-0{,}04*x}$, so dass der Wert eines Lebensjahres im Erwachsenenalter am größten

---

191   Vgl. Zahr 2007.
192   Vgl. Fleßa 2007.
193   Vgl. Weltbank 1993, S. 32–33 u. S. 261–282; Murray 1994a; Murray 1994c.
194   Weltbank 1993, S. 32.

ist, während er für Kinder und alte Menschen auf niedrigerem Niveau liegt. Abbildung 3.1 zeigt die Gewichtung.

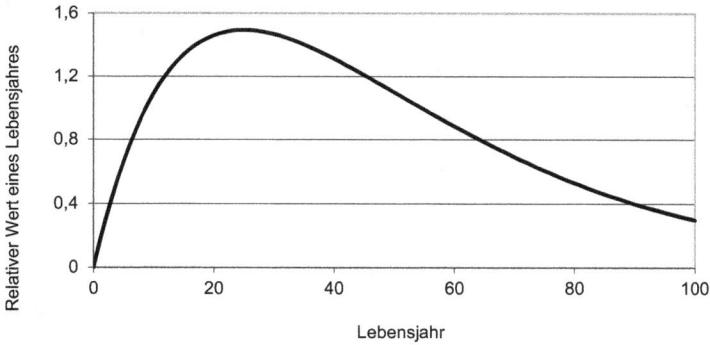

Abbildung 3.1: Wert eines Lebensjahres für die Berechnung der DALYs[195]

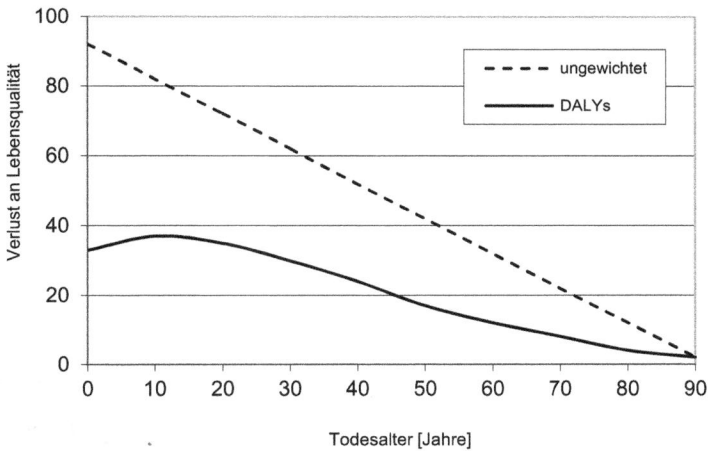

Abbildung 3.2: Verlust an Lebensqualität für die Berechnung der DALYs[196]

---

[195] Quelle: Murray 1994c, S. 15.

[196] Quelle: Eigene Darstellung, in Anlehnung an Weltbank 1993, S. 32. Die Abbildung zeigt den kumulierten Verlust an Lebensqualität, wenn eine Person zu einem bestimmten Zeitpunkt stirbt. Da Frauen und Männer unterschiedliche Lebenserwartungen haben, muss der Verlust an DALYs in Abhängigkeit vom Todesalter auch für Männer und Frauen unterschiedlich hoch sein. Obige Abbildung gibt den Verlauf für Frauen wieder.

Durch die Kombination von Altersgewichtung und Diskontierung ergibt sich eine Betonung der Gesundheit der Erwachsenen, während die Mortalität (und Morbidität) von Neugeborenen an Bedeutung verliert. Abbildung 3.2 zeigt zwei Kurvenverläufe: Die erste Kurve ergibt sich, wenn der Verlust an Lebensjahren in allen Altersstufen gleich bewertet wird und keine Diskontierung erfolgt. Die zweite Kurve gibt den Verlust an DALYs wieder. Es zeigt sich, dass der Abstand zwischen beiden Kurven bei Neugeborenen maximal ist. Die Anwendung der DALYs als Bewertungsmaßstab gesundheitsökonomischer Maßnahmen führt folglich zu einer geringeren Ausrichtung auf die Bekämpfung der Säuglingssterblichkeit, während die Bedeutung der Erwachsenengesundheit steigt.

Die globale Krankheitsbelastung enthält neben dem Verlust von DALYs aufgrund von frühzeitigem Tod auch eine Komponente, die die Einbuße an Lebensqualität aufgrund von Körperbehinderungen (Disability) erfasst. Je nach Schwere der Behinderung wird dem Gesundheitszustand ein Nutzwert zwischen 0 und 1 zugewiesen (Konstante D), so wie es bei der Ermittlung der „Quality Adjusted Life Years" (QALYs) üblich ist. Tabelle 3.1 zeigt die Kategorien:

Tabelle 3.1 Definition des Behinderungsgrades bei DALYs[197]

Gesundheitszustand	Bewertung des Gesundheitszustandes (D)
Eingeschränkte Fähigkeit, mindestens eine Aktivität in einer der folgenden Gruppen auszuführen: Entspannung, Ausbildung, Fortpflanzung, Berufstätigkeit	0,096
Eingeschränkte Fähigkeit, die meisten Aktivitäten in einer der folgenden Gruppen auszuführen: Entspannung, Ausbildung, Fortpflanzung, Berufstätigkeit	0,220
Eingeschränkte Fähigkeit, Aktivitäten in zwei oder drei der folgenden Gruppen auszuführen: Entspannung, Ausbildung, Fortpflanzung, Berufstätigkeit	0,400
Eingeschränkte Fähigkeit, die meisten Aktivitäten in allen vier Gruppen auszuführen	0,600
Hilfsbedürftigkeit in instrumentalen Aktivitäten des täglichen Lebens, wie z.B. Bereitung der Mahlzeiten, Einkauf, Hausarbeit	0,810
Hilfsbedürftigkeit bei Aktivitäten des täglichen Lebens, wie z.B. Essen, persönliche Hygiene, Toilette	0,920
Tod	1,000

Bei einer Diskontierung mit 3% und der oben beschriebenen Altersanpassung ergibt sich der Verlust an DALYs durch eine Krankheit oder Behinderung als:

$$\int_{a}^{a+L} D * x * 0,16243 * e^{-0,04*x} * e^{-0,03*(x-a)} dx =$$

$$-\frac{D * 0,16243 * e^{-0,04*a}}{0,07^2} * \left\{ e^{-0,07*L} \left(1 + 0,07 * (L+a) \right) - \left(1 + 0,07 * a \right) \right\}$$

---

[197]   Quelle: Murray 1994c, S. 12.

mit

D Bewertung des Gesundheitszustandes gemäß Tabelle 3.1

L Dauer der körperlichen Einschränkung bzw. Verlust an Lebensjahren durch frühzeitigen Tod

a Lebensalter, in dem die körperliche Einschränkung beginnt bzw. Sterbejahr

x Alter

Somit ist es möglich, Verlust an Lebensqualität aufgrund von Behinderung und frühzeitigem Tod in einer Kennziffer zu kombinieren und mit Hilfe von Sterbestatistiken und Expertenschätzungen Aussagen über die globale Krankheitsbelastung zu geben. So errechnete die Weltbank für 1990 einen Verlust von 1,36 Milliarden DALYs,[198] wobei etwa 66% auf frühzeitigen Tod und 34% auf Behinderung zurückzuführen waren.

Die Einführung der DALYs als Effizienzkriterium gesundheitsökonomischer Maßnahmen war zweifelsohne ein wichtiger Schritt, da sie einen internationalen Standard und damit die Vergleichbarkeit von Interventionsstudien garantieren. Die Berechnung der DALYs enthält jedoch Annahmen,[199] die ihre Übertragbarkeit auf andere Problemstellungen zweifelhaft machen. Erstens entbehrt die Diskontierung mit 3% einer objektiven Grundlage. Es wäre durchaus möglich, Szenarien mit verschiedenen Zinssätzen zu berechnen. In der Realität epidemiologischer Studien wird jedoch fast immer ein Diskontsatz von 3% verwendet, da diese lediglich das Todesalter bzw. der Zeitpunkt der Behinderung ermitteln und anschließend den Verlust an DALYs aus den Tabellen der Weltbank ablesen. Dies erhöht zwar die internationale Komparabilität von Studien, löst aber nicht das Problem der fehlenden wissenschaftlichen Fundierung.

Zweitens ist die unterschiedliche Gewichtung der verschiedenen Lebensalter nicht immer zu rechtfertigen. Sie ist durchaus sinnvoll, wenn die Gesundheitspolitik das Ziel hat, die produktiven Jahrgänge zu fördern und damit zur Erhöhung des Sozialproduktes beizutragen. Für alle anderen gesundheitspolitischen Ziele stellt diese Gewichtung jedoch eine Überbetonung dieser Altersstufe dar. Es ist ethisch fragwürdig, warum ein verlorenes Lebensjahr eines Neugeborenen weniger wert sein soll als das eines 35-jährigen. Drittens ist die Verknüpfung bestimmter Gesundheitszustände mit Lebensqualitätswerten dann problematisch, wenn sie als inter-kulturell konstant angenommen wird. Die Berechnung der DALYs geht davon aus, dass eine Krankheit überall auf der Welt denselben Verlust an Lebensqualität bedeutet. Da das subjektive Leiden an einer Krankheit aber immer von der Kultur eines Volkes beeinflusst wird, ist dies zweifelhaft.

Trotzdem sind die DALYs im Internationalen Gesundheitsmanagement ein Standard. Die „Global Burden of Disease Database" der WHO[200] stellt regelmäßig Berechnungen für Regi-

---

[198] Vgl. Weltbank 1993, S. 31.

[199] Vgl. Anand & Hanson 1997, S. 685–702.

[200] http://www.who.int/healthinfo/global_burden_disease.

onen und Krankheiten zur Verfügung, die auf dem Konzept der DALYs beruhen. Dies ist zweifelsohne eine wichtige Hilfe, führt jedoch dazu, dass durch die Diskontierung präventive Maßnahmen systematisch unterbewertet werden. Krankheiten, die primär die produktiven Jahrgänge betreffen wie z.B. TB und AIDS, werden durch die Betonung der Erwachsenenjahrgänge höher bewertet.

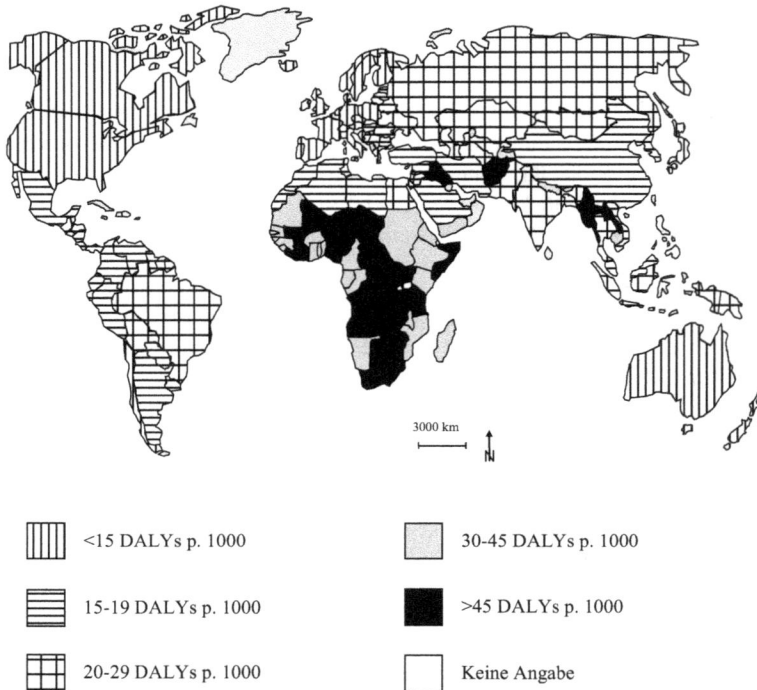

3000 km

▥ <15 DALYs p. 1000		▦ 30-45 DALYs p. 1000
▤ 15-19 DALYs p. 1000		■ >45 DALYs p. 1000
▦ 20-29 DALYs p. 1000		☐ Keine Angabe

Abbildung 3.3: Global Burden of Disease 2004[201]

Damit können wir zusammenfassend feststellen, dass es keine unangreifbaren Maßstäbe für die Krankheitslast einer Bevölkerung gibt. Wichtig ist hierbei, dass die Höhe und die Zusammensetzung der Krankheitslast von der Altersstruktur der Bevölkerung abhängen, so dass eine Analyse der demografischen und epidemiologischen Transition nötig wird.

---

[201]   Quelle: http://gamapserver.who.int/mapLibrary/Files/Maps/Global_asdalys_2004.png.

3.1.2 Demografische und epidemiologische Transition

3.1.2.1 Grundlegende Parameter

Wie Kapitel 2.1.2 definiert, ist die Demografie die Lehre von der Struktur und der Entwicklung der Bevölkerung, d.h., die Demografie ist stets die Ausgangsbasis für eine Diskussion der Nachfrage nach Gesundheitsdienstleistungen. Die primären Einflussgrößen der demografischen Entwicklung sind die Anzahl der Geburten und Sterbefälle. Als Bruttogeburtenrate bezeichnet man den Quotienten aus Lebendgeburten eines Jahres und der Mittjahresbevölkerung desselben Jahres.[202] Als Mittjahresbevölkerung gilt die Bevölkerungszahl zum 30. Juni. Sie ist eine Annäherung der durchschnittlichen Bevölkerungszahl des Jahres. Im Falle einer wachsenden Population unterschätzt die Mittjahresbevölkerung die Durchschnittsbevölkerung, im Falle einer sinkenden Population überschätzt sie sie. Die Bruttogeburtenrate beträgt derzeit in Deutschland knapp 1%, während sie in manchen Entwicklungsländern bei bis zu 5% liegt.[203]

Die Bruttogeburtenrate bezieht sich auf die ganze Bevölkerung, d.h. nicht nur auf Frauen im gebärfähigen Alter, sondern auch auf Männer, Kinder und ältere Menschen. Setzt man die Zahl der Lebendgeburten ins Verhältnis zur Zahl der Frauen im gebärfähigen Alter, erhält man die Fertilitätsrate. Wiederum wird die Mittjahrespopulation der Frauen genommen, wobei man normalerweise davon ausgeht, dass Frauen zwischen dem 15. und 45. Lebensjahr gebärfähig sind. Es können auch altersspezifische Fertilitätsraten (z.B. für Frauen im 20. Lebensjahr) ermittelt werden. Ein weiterer Fruchtbarkeitsparameter ist die humane Nettoreproduktionsrate. Sie gibt die Zahl der Mädchen an, die ein gerade neugeborenes Mädchen im Laufe ihres Lebens gebären wird, wenn sie sich nach dem statistischen Durchschnitt verhält.

Der Fruchtbarkeit steht die Sterblichkeit gegenüber. Als Bruttosterberate bezeichnet man die Zahl der Todesfälle eines Jahres im Verhältnis zur Mittjahrespopulation. Sie beträgt in Entwicklungsländern bis zu 4%, während sie in Deutschland bei unter 1% liegt.[204] Häufig wird die Sterblichkeit auf eine bestimmte Bevölkerungsgruppe bezogen. So stellt die Kindersterblichkeit die Wahrscheinlichkeit dar, die ersten fünf Lebensjahre nicht zu überleben, d.h., die Zahl der Kinder, die vor dem fünften Geburtstag sterben, wird ins Verhältnis zur Zahl der Lebendgeburten gesetzt. Die Säuglingssterblichkeit ist dementsprechend die Wahrscheinlichkeit, das erste Lebensjahr nicht zu überleben. Als Müttersterblichkeit bezeichnet man die Zahl der (schwangerschaftsbedingten) Todesfälle von Müttern im Verhältnis zur Zahl der Lebendgeburten.

Als Mortalität bezeichnet man eine Sterblichkeitskennziffer, die sich auf eine allgemeine Population bezieht (z.B. auf die Gesamtbevölkerung). Analysiert man das Verhältnis der Gestorbenen zu den Erkrankten, spricht man von Fatalität. Die altersspezifische Mortalität der Bevölkerung kann der so genannten Sterbetafeln entnommen werden, die insbesondere in der Versicherungsmathematik eine Rolle spielen.

---

[202] Vgl. Esenwein-Rothe 1982; Dinkel 2002.

[203] Für aktuelle Zahlen vgl. http://data.worldbank.org/indicator/SP.DYN.TFRT.IN.

[204] Vgl. http://data.worldbank.org/indicator/SP.DYN.CDRT.IN.

Die Lebenserwartung ist das Ergebnis der Sterblichkeit. Sie gibt in der Regel den Erwartungswert des Sterbealters eines Neugeborenen wieder. Es ist allerdings auch möglich, Restlebenserwartungen für höhere Altersstufen zu definieren. Sie entsprechen der Differenz aus dem erwarteten Sterbealter und dem derzeitigen Lebensjahr eines Menschen. Je älter ein Mensch bereits ist, desto größer ist die Wahrscheinlichkeit, dass er eine höhere Altersstufe erreicht.

Fruchtbarkeit, Sterblichkeit und Migration (Zu- und Abwanderung) determinieren die Bevölkerungsentwicklung. Zuerst ergibt sich der bekannte Altersaufbau (Bevölkerungspyramide). Abbildung 3.4 zeigt beispielhaft die Bevölkerungspyramiden von Tansania, Thailand, Deutschland und Japan. Tansania ist hierbei ein Beispiel für ein vorindustrielles Land, Thailand steht mitten in der Industrialisierung, Deutschland und Japan haben diesen Prozess überwiegend abgeschlossen. Die Bevölkerungspyramide von Tansania entspricht dem Zustand Deutschlands von 1880, die Pyramide Thailands gibt das Bild der Bevölkerungsstruktur Deutschlands von 1950 wieder.

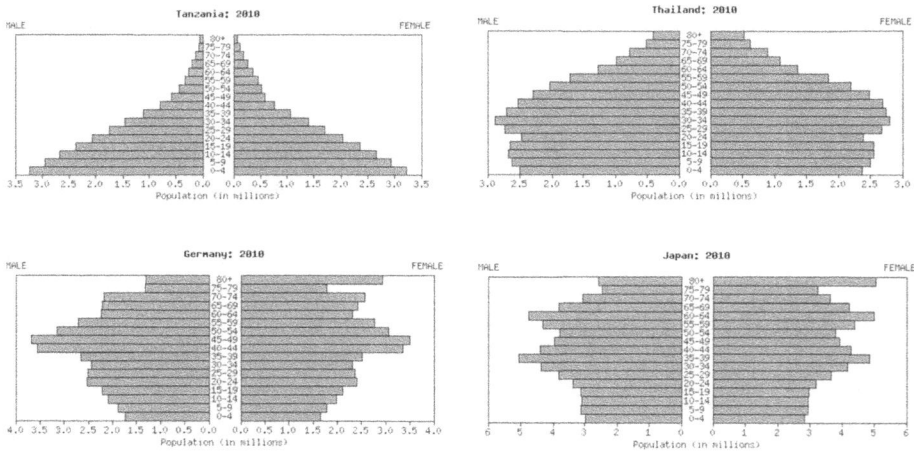

Abbildung 3.4: Bevölkerungspyramiden unterschiedlicher Staaten[205]

Weitere wichtige statistische Größen sind die Jugendquote (Anteil der Bevölkerung unter 15 Jahren) und die Altersquote (Anteil der Bevölkerung mit vollendetem 65. Lebensjahr). Darüber hinaus sind auch einige grundlegende epidemiologische Maßgrößen für das Verständnis der Nachfrage relevant.[206] Als Prävalenz (Durchseuchung) bezeichnet man die Zahl der Fälle einer Krankheit in einer Periode im Verhältnis zur Mittjahrespopulation in einer Periode. Die Inzidenz ist die Zahl der neuen Fälle in einer Periode im Verhältnis zur Mittjahrespopulation in der Periode. Das Krankheitspanorama, d.h. das Spektrum und die Intensität der Krankhei-

[205]   Quelle: U.S. Census Bureau 2011.
[206]   Vgl. Gordis 2008.

ten einer Bevölkerung, ist folglich eine wichtige Determinante der Nachfrage nach Gesundheitsdienstleistungen.

3.1.2.2   Modell der demografischen Transition

Das Konzept der demografischen Transition ist vergleichsweise alt. Thompson[207] zeigte auf Grundlage von Zeitreihenanalysen der Fertilität und Mortalität verschiedener Länder in Europa, Nordamerika und im Pazifik, dass diese Länder während ihrer Entwicklung ein ähnliches Fruchtbarkeits- und Sterblichkeitsmuster aufwiesen: Ausgehend von einer hohen Fertilität und Mortalität sank im Laufe ihrer wirtschaftlichen Entwicklung sowohl die Fruchtbarkeit als auch die Sterblichkeit. Er bezeichnete dies als „Transition" und stellte die These auf, dass der Zusammenhang zwischen demografischer und wirtschaftlicher Entwicklung eine allgemeingültige Regel sei. Darauf aufbauend entwickelten Notestein[208] und Blacker[209] die Theorie der demografischen Transition (vgl. Abbildung 3.5).

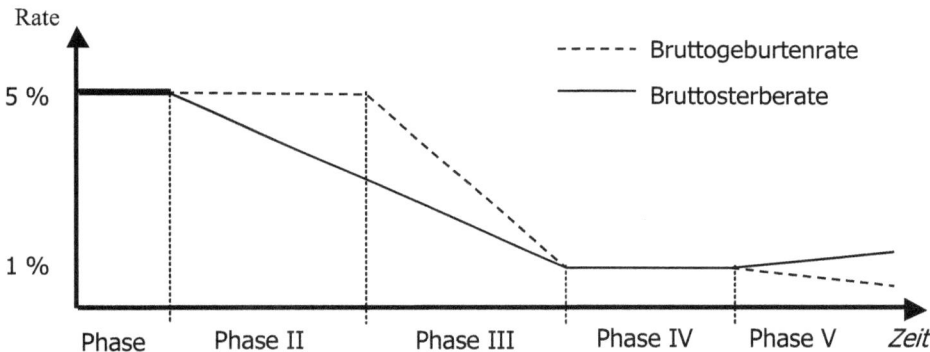

Abbildung 3.5: Modell der demografischen Transition[210]

- **Phase I**: Die Bruttogeburtenrate und Bruttosterberate sind gleich hoch ($\approx$ 5% p.a.), so dass die Bevölkerung kaum wächst. Phase I ist typisch für Agrargesellschaften. Ein Bevölkerungswachstum kann nur durch zusätzliche landwirtschaftliche Nutzflächen oder meliorierte Böden erreicht werden.

- **Phase II**: Die Mortalität beginnt zu sinken, während die Fertilität praktisch konstant bleibt. In einigen Ländern kann die Fruchtbarkeit sogar über den ursprünglichen Wert der Phase I anwachsen. Als Gründe für die sinkende Mortalität werden verbesserte Hygiene, medizinischer Fortschritt sowie erhöhte Zugänglichkeit medizinischer Dienste genannt. Als Konsequenz ergibt sich ein starkes Bevölkerungswachstum, das allerdings nur anhalten kann, wenn zusätzliche Ressourcen für die wachsende Bevölkerung bereit-

---

[207]   Vgl. Thompson 1929.

[208]   Vgl. Notestein 1945, S. 36–57.

[209]   Vgl. Blacker 1947, S. 88–102.

[210]   Quelle: Fleßa 2003b.

gestellt werden können. Die meisten Länder Mitteleuropas erreichten die zweite Phase der demografischen Transition während der industriellen Revolution, die nicht nur die industrielle, sondern auch die landwirtschaftliche Produktion erhöhte und damit die Grundlage der Nahrungsmittelversorgung einer ständig steigenden Bevölkerung schuf.

- **Phase III**: Die Mortalität geht weiter zurück, aber auch die Fertilität beginnt abzunehmen. Die Bevölkerung wächst noch immer, jedoch mit abnehmender Rate. Die Gründe für den Fertilitätsrückgang sind zahlreich, so z.B. die zunehmende Urbanisierung[211], die Einführung der Sozialversicherung sowie die Veränderung kultureller Werte.

- **Phase IV**: In Phase IV sind die Bruttogeburtenrate und Bruttosterberate wieder annähernd identisch, jedoch auf deutlich niedrigerem Niveau als in Phase I ($\approx$ 1% p. a.). Die Bevölkerung bleibt konstant. Die meisten westlichen Länder haben diese Phase erreicht. Nach ihren Erfahrungen dauert der Transitionsprozess (vom Beginn der Phase II bis zum Ende der Phase III) ungefähr 80 Jahre.

- **Phase V**: In letzter Zeit wurde das ursprünglich vierphasige Modell um eine fünfte Phase erweitert,[212] in der die Geburtenrate konstant ist oder leicht abnimmt, während die Sterblichkeit bedingt durch die Altersstruktur steigt. In dieser Phase sinkt – ohne Zuwanderung – die Bevölkerungszahl.

Wirtschaftswissenschaftler haben früh Interesse an demografischen Entwicklungen gezeigt, wobei primär die Determinanten der Fertilität erforscht wurden. Malthus zeigte bereits 1798 in seiner berühmten Schrift „An Essay on the Principle of Population", dass Einkommen und Fruchtbarkeit einer Population positiv korreliert sind.[213] Seitdem es Becker gelang, die Fruchtbarkeit auf die allgemeine Nutzentheorie zurückzuführen,[214] entstand eine Reihe von Ansätzen zur Bestimmung der Fertilität.[215] Abbildung 3.6 zeigt einige wichtige Determinanten der Geburtenzahl. Es wird deutlich, dass das einfache Muster eines linearen Übergangs von etwa 5% zu Anfang der Transition auf etwa 1% am Ende nicht zwangsläufig ist. Die große Zahl der Parameter des interdependenten Systems verhindert eine Zwangsläufigkeit. Deshalb wartet man in einigen Regionen Afrikas bis heute auf den Beginn der dritten Phase mit starkem Geburtenrückgang, obwohl der Beginn der zweiten Phase in manchen Ländern schon 80 Jahre zurück liegt.

---

[211]   Die Phasen II bis V der demografischen Transition werden von einer ständigen Zunahme der Stadtbevölkerung begleitet. Meade & Earickson sprechen deshalb von einer „mobility transition", in deren Verlauf die mentale und infrastrukturelle Fähigkeit der Standortverlagerung ständig zunimmt Meade & Emch 2005, S. 153–157.

[212]   Vgl. Minde 2007.

[213]   Vgl. Malthus 1888.

[214]   Vgl. z.B. Becker, Duesenberry & Okun 1960; Becker & Barro 2007.

[215]   Vgl. z.B. Cervellati & Sunde 2007; Lee & Mason 2010.

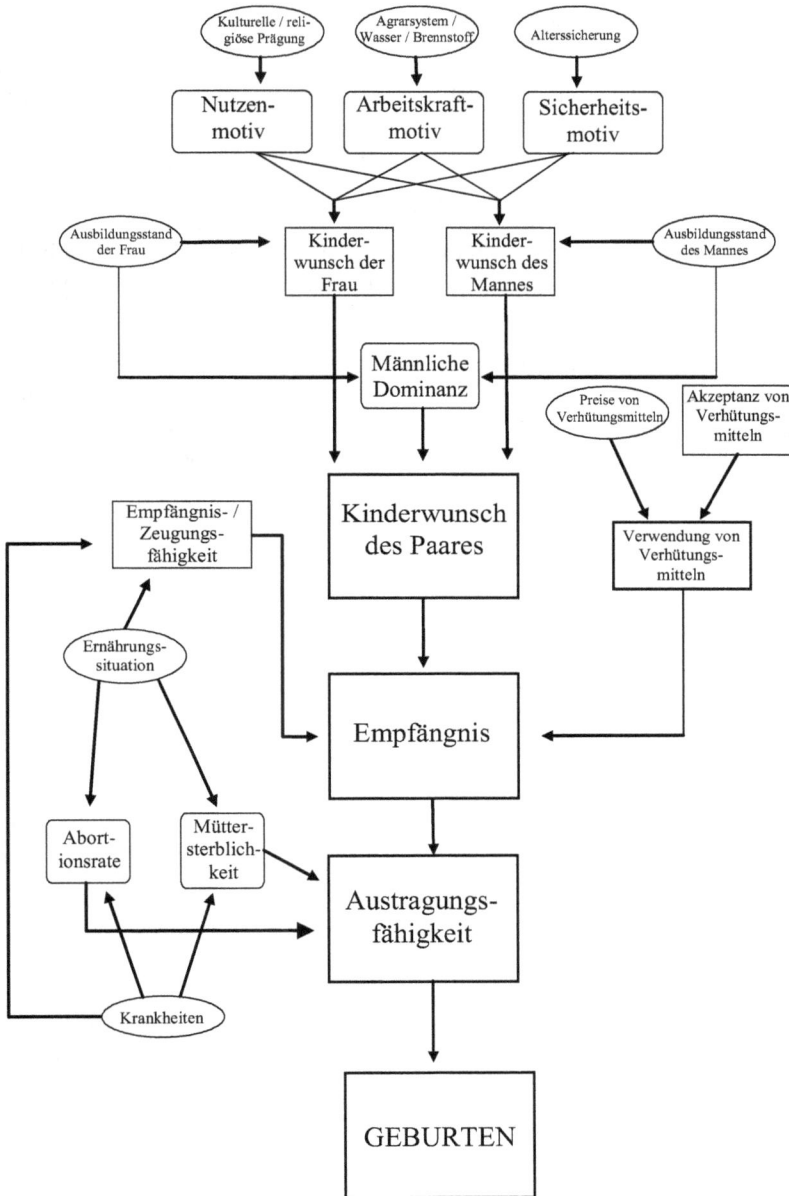

Abbildung 3.6: Determinanten der Bruttogeburtenrate[216]

---

[216] Quelle: Fleßa 2007, S. 38.

3.1.2.3   Modell der epidemiologischen Transition

Die Determinanten der Mortalität wurden erst deutlich später analysiert. Omran untersuchte das Krankheitsspektrum in Ländern, die sich in unterschiedlichen Phasen der demografischen Transition befanden.[217] Er stellte fest, dass Infektionskrankheiten in Ländern dominieren, die sich in der ersten oder zweiten Phase der demografischen Transition befinden. Chronisch-degenerative Krankheiten hingegen sind vor allem in entwickelten Ländern die Hauptursachen der Morbidität und Mortalität. Abbildung 3.7, Abbildung 3.8 und Abbildung 3.9 zeigen, wie die Mortalität, die auf Infektionskrankheiten zurückzuführen ist, im Laufe der wirtschaftlichen Entwicklung eines Landes sinkt, während die Sterblichkeit aufgrund von chronisch-degenerativen Krankheiten ansteigt.

In Anlehnung an die demografische Transition bezeichnete Omran den Übergang der Krankheits- und Todesursachen von Infektionskrankheiten zu chronisch-degenerativen Erkrankungen als epidemiologische Transition.[218] Sie stellt die Grundlage der Analyse der Nachfrage nach Gesundheitsdiensten in Ländern in unterschiedlichen Phasen der demografischen Transition dar.

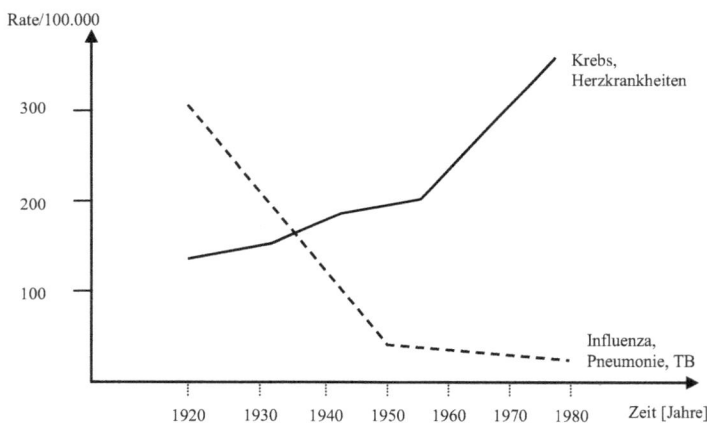

Abbildung 3.7: Mortalitätstransition in North Carolina[219]

---

[217]   Vgl. Omran 1971; Omran 1977b.

[218]   Vgl. Omran 2005.

[219]   Quelle: Omran 1977a.

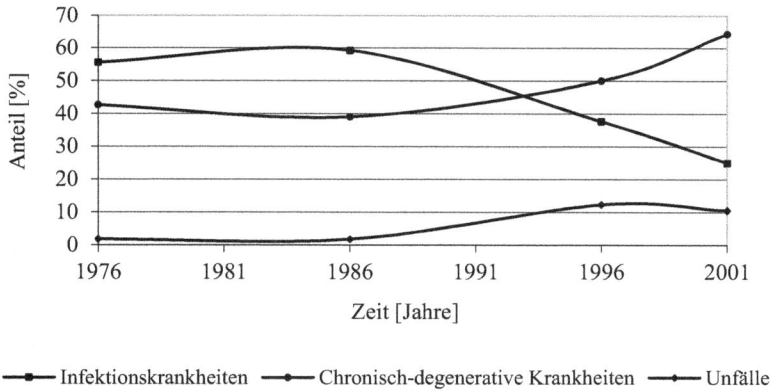

Abbildung 3.8: Entwicklung der Morbidität in Vietnam 1976–2001[220]

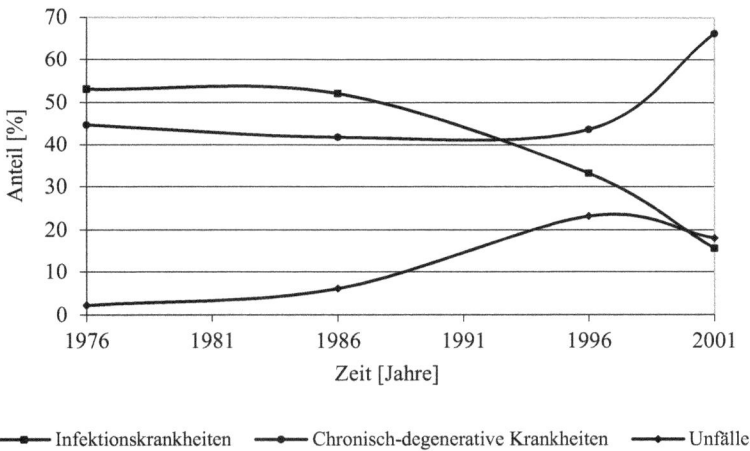

Abbildung 3.9: Entwicklung der Mortalität in Vietnam 1976–2001[221]

Während der demografischen Transition kommt es zu einer Veränderung des Altersaufbaus einer Gesellschaft. In der zweiten Phase wird die Bevölkerung immer jünger, die Jugendquote steigt von etwa 40% in der ersten Phase auf bis zu 50% am Ende der zweiten Phase. Anschließend sinkt sie kontinuierlich, bis sie am Ende der vierten Phase nur noch 15–20% beträgt. Die gleiche Entwicklung lässt sich anhand des Durchschnittsalters und der Lebenser-

---

[220] Quelle: Sozialistische Volksrepublik Vietnam 2002, S. 119.

[221] Quelle: Sozialistische Volksrepublik Vietnam 2002, S. 119.

wartung aufzeigen. Das Durchschnittsalter sinkt von 23 Jahren in der ersten Phase auf 21 Jahre am Ende der zweiten Phase, um anschließend auf über 40 Jahre zu steigen. Die Lebenserwartung beträgt dementsprechend 38 Jahre in der ersten Phase, 40 Jahre am Ende der zweiten Phase und bis zu 80 Jahre am Ende der Transition. Die Bevölkerung wird folglich älter und der Anteil der Alten steigt.

Der veränderte Altersaufbau induziert ein sich wandelndes Krankheitspanorama. Jede überlebte Infektion reduziert das zukünftige Infektionsrisiko. Erwachsene haben deshalb ein deutlich geringeres Risiko, an einer Infektion zu erkranken oder zu sterben, als Kinder. Neugeborene sind Immunitätsschwächlinge. Im hohen Alter sinkt die Immunität wiederum ab, so dass eine höhere Empfänglichkeit gegen Infektionskrankheiten auftritt. Chronisch-degenerative Erkrankungen hingegen brauchen – wie der Name sagt – einen langfristigen Entwicklungsprozess. Hautkrebs kann z.B. erst Jahrzehnte nach einer schädigenden Strahlung auftreten. Deshalb steigt die Wahrscheinlichkeit einer chronisch-degenerativen Erkrankung im Laufe des Lebens an. Abbildung 3.10 zeigt diese Verläufe.

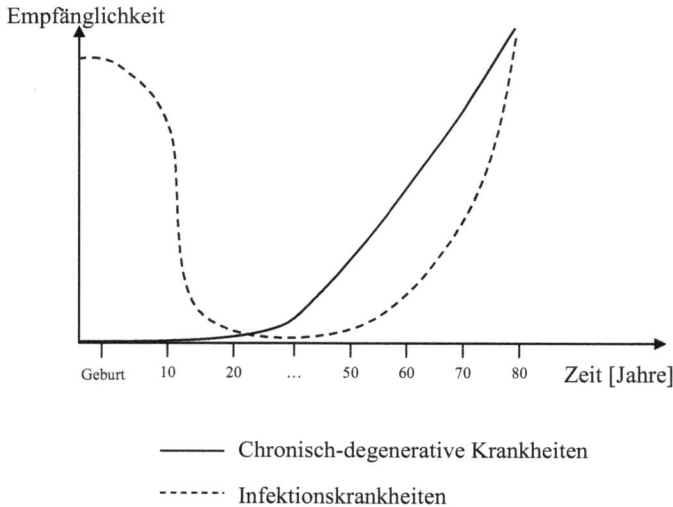

Abbildung 3.10: Empfänglichkeitsmodell[222]

Unter Berücksichtigung der beschriebenen Zusammenhänge verändern sich die gesellschaftliche Morbidität und Mortalität während der Transition. Die Kindersterblichkeit (d.h. der Anteil der Neugeborenen, die das fünfte Lebensjahr nicht überleben) sinkt von fast 30% auf 1–2%, die Bruttosterberate sinkt von 5% auf unter 1%. Trotzdem beginnt gegen Ende der vierten Phase die Mortalität der Gesamtbevölkerung wieder zu steigen, da sich die Altersstruktur verändert. Die demografische Transition führt zu einer Umformung der Bevölke-

---

[222]   Quelle: Eigene Darstellung.

rungspyramide. Sie gleicht einer Zwiebel mit wenigen Kindern, vielen Erwachsenen und einer immer größer werdenden Zahl von älteren Menschen, die eine hohe Empfänglichkeit für chronisch-degenerative Krankheiten haben. Eine alternde Bevölkerung wird folglich zu einer erneuten Zunahme der Sterblichkeit führen.

Es wird deutlich, dass der Gesundheitszustand einer Bevölkerung eine direkte Funktion des Zeitpunktes innerhalb der demografischen Transition ist. Abbildung 3.11 zeigt als Ergebnis einer Simulation,[223] dass in der ersten Phase der Transition durchschnittlich 77% der Bevölkerung gesund ist, 14% an Infektionskrankheiten leidet und 9% chronisch-degenerative Krankheiten hat. Die große Bedeutung der Infektionskrankheiten ist primär auf den hohen Anteil von Kindern an der Gesamtbevölkerung zurückzuführen. Sie haben noch keine natürliche Immunität erworben und sind deshalb besonders infektionsgefährdet. Der allgemeine Gesundheitszustand der Bevölkerung verbessert sich während der epidemiologische Transition, so dass in der Mitte der dritten Phase ein Anteil von 85% der Bevölkerung gesund ist. Das steigende Durchschnittsalter ab der dritten Phase der Transition führt jedoch zu einer stetigen Zunahme chronisch-degenerativer Krankheiten, so dass sich der durchschnittliche Gesundheitszustand der Bevölkerung wieder verschlechtert. Am Ende der vierten Phase sind in der Simulation durchschnittlich nur 72% der Bevölkerung als gesund einzustufen, d.h., die Vergreisung der Gesellschaft führt zu einer nie gekannten Morbidität. Dabei ist es nicht überraschend, dass in einer alternden Gesellschaft die Zahl der chronisch-degenerativen Erkrankungen zunimmt. Es zeigt sich jedoch auch, dass in der fünften Phase die Zahl der Infektionskrankheiten wieder ansteigt, da ältere Menschen eine geringere Abwehr gegen Infektionen haben.

Es ist offensichtlich, dass die epidemiologische Transition die Gesundheitssituation eines Landes und damit die Nachfrage nach Gesundheitsdienstleistungen komplett umkehrt. Die veränderten Anteile infektiöser und chronisch-degenerativer Krankheiten verlangen eine differenzierte Gesundheitspolitik, die der veränderten Morbidität in unterschiedlichen Phasen der Transition Rechnung trägt (vgl. Abbildung 3.12). Hinzu kommt, dass die verfügbaren Gesundheitsressourcen während der Transition in der Regel stark ansteigen, was wiederum Auswirkungen auf die optimale Ressourcenallokation während der Transition hat (vgl. Kapitel 5.4).

Es ist heute allgemein anerkannt, dass die Länder der Erde in unterschiedlichen Phasen der demografischen und epidemiologischen Transition sind und deshalb Gesundheitsdienstleistungen länderspezifisch sein müssen. Allerdings existieren auch innerhalb eines Landes Subpopulationen, die sich in unterschiedlichen Phasen der Transition befinden. So leidet beispielsweise die Landbevölkerung in Afrika primär an Infektionskrankheiten, während die reiche Oberschicht der Städte hauptsächlich wegen Diabetes, Schlaganfall und Herzinfarkt ärztliche Dienste aufsucht. Frenk et al. sprechen sogar von „epidemiological polarisation".[224]

---

[223]   Vgl. Fleßa 1998.
[224]   Frenk et al. 1991, S. 21–38.

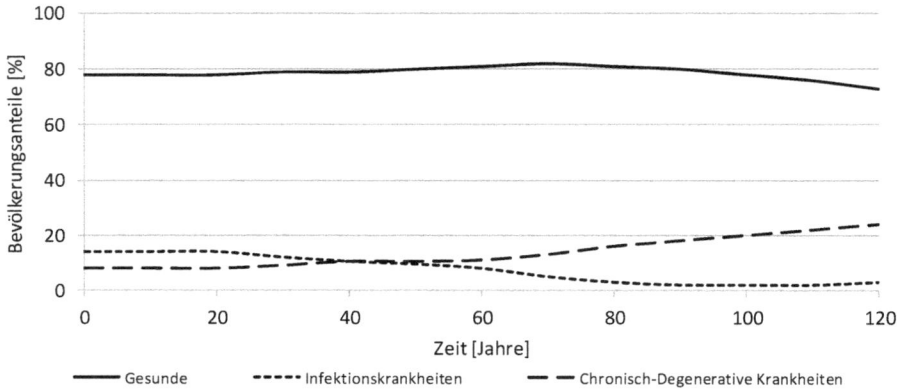

Abbildung 3.11: Gesundheitszustände während der Transition[225]

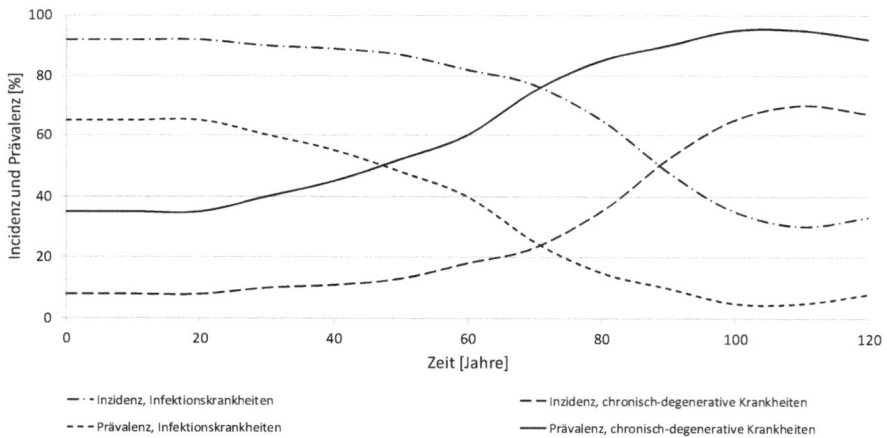

Abbildung 3.12: Prävalenz und Inzidenz infektiöser und chronisch-degenerativer Krankheiten[226]

3.1.2.4   Epidemiologische Modellvorstellungen

Die demografische und epidemiologische Transition hat auch Einfluss auf die Paradigmen des Gesundheitswesens. Tabelle 3.2 zeigt, dass das Zeitalter der Infektionskrankheiten mit vergleichsweise einfachen epidemiologischen Modellvorstellungen auskam, während chronisch-degenerative Erkrankungen komplexe Konzepte von Krankheit und Gesundheit erfordern. Gesellschaften in der ersten und zweiten Phase der Transition können deshalb ihre

---

225   Quelle: Eigene Darstellung.
226   Quelle: Eigene Darstellung.

Erfolge mit einfachen Indikatoren (z.B. Inzidenz) messen, während ab der dritten Phase nur noch komplexe Indizes annähernd einen Einblick in die Effektivität des Gesundheitswesens geben können. So ist beispielsweise die Bekämpfung der Masern mit einer Impfung möglich, da ein annähernd linearer, deterministischer und ausschließlicher Zusammenhang zwischen dem Virus und der Erkrankung besteht. Bei den meisten bösartigen Neubildungen hingegen können in der Regel einzelne Ursachen nicht dem Krebs genau zugeordnet werden. Vielmehr erhöhen sie lediglich das Erkrankungsrisiko. Damit ist auch eine eindeutige Prävention und Bekämpfung deutlich schwieriger. Bei psychischen Erkrankungen (z.B. Depression, Aufmerksamkeitsdefizitsyndrom etc.) sind die Ursachen noch deutlicher komplexer und erfordern die Einbeziehung des kompletten Lebensumfeldes des Patienten.

Tabelle 3.2 Epidemiologische Modellvorstellungen[227]

Zeit	Kausalmodelle	Modellvorstellung von Gesundheit	Gesundheitsindikatoren
1900	Single-Cause-Modell (Infektionskrankheiten)	Ecological-Modell (Agens-Wirt-Umwelt)	Mortalität, Morbidität
1920	Multiple-Cause-Modell (Infektionskrankheiten, Übergang zu chronischen Krankheiten)	Social-Ecology-Modell (Wirt-Umwelt-Verhalten)	Arbeitsbezogene Invaliditätsmaße (Arbeitsunfähigkeit, Erwerbsunfähigkeit)
1940		WHO-Modell: "complete physical, mental, social wellbeing"	
1970	Multiple-Cause-Modell Multiple-Effect-Modell (Chronische Krankheiten)	Risikofaktorenmodell Holistisches Modell (Umwelt, Biologie, Lebensstil, Gesundheitssystem); WHO-Modell: „Health for all by 2000"	Maße für Risikofaktoren (Rauchen, Alkohol, Krebsregister,...)
1980		Wellness-Modell (Increasing conditions of wellness)	Maße für Wellness, Lebensqualität (Quality of Life, QALY)
1990	Multiple-Cause-Multiple-Effect Modell (Social Transformation disease cycle)	WHO: Health Promotion; Entwicklung von healthy policies	Maße für Equity; Maße für Sozialindex

Die Notwendigkeit für einen Paradigmenwechsel sowie die Relevanz der epidemiologischen Transition werden durch die Statistiken der „Burden of Disease Database" der WHO unterstrichen.[228] Tabelle 3.3 zeigt das absolute Sterberisiko p.a. für die einzelnen WHO-Regionen, so wie sie in Abbildung 3.13 definiert werden. So liegt die Wahrscheinlichkeit, an einer Infektionskrankheit zu sterben, für einen durchschnittlichen Afrikaner bei 0,82%, während sie in Europa nur 0,06% und im Weltdurchschnitt nur 0,23% beträgt. Die Sterbewahrschein-

---

[227]   Schwartz et al. 2003b, S. 28.
[228]   Quelle: http://www.who.int/topics/global_burden_of_disease/en/.

lichkeit auf Grund von nicht-übertragbaren Krankheiten ist dafür in Afrika deutlich geringer (0,36% vs. 0,90 bzw. 0,54%). Insgesamt ist nirgendwo sonst die Sterbewahrscheinlichkeit so groß wie in Afrika, wobei natürlich auch fehlende oder fehlerhafte Statistiken zu berücksichtigen sind.[229]

Tabelle 3.3 Absolutes Sterberisiko p.a. für WHO-Regionen [%][230]

WHO-Region	Welt	Afrika	Amerika	Ost-Mittelmeer	Europa	Südost-Asien	West-Pazifik
Übertragbare Krankheiten	0,23	0,82	0,08	0,26	0,06	0,29	0,07
Nicht-übertragbare Krankheiten	0,54	0,36	0,53	0,38	0,90	0,45	0,57
Unfälle	0,08	0,09	0,06	0,08	0,07	0,09	0,07
Total	0,84	1,26	0,67	0,72	1,04	0,82	0,71

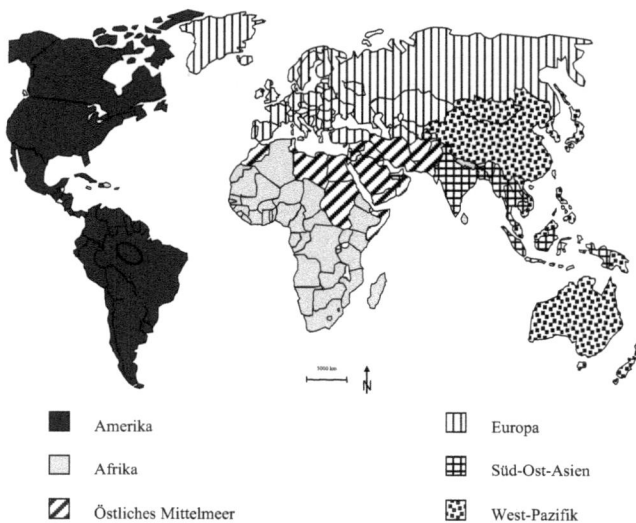

Abbildung 3.13: WHO-Regionen[231]

Abbildung 3.14 zeigt die Anteile der Todesursachen in den WHO-Regionen. Hierbei wird deutlich, wie stark immer noch die Unterschiede zwischen den Regionen sind. Allerdings darf dies nicht darüber hinwegtäuschen, dass auch innerhalb dieser Regionen und der einzelnen Länder erhebliche Disparitäten bestehen. Weiterhin unterscheiden sich entsprechende Statistiken für Prävalenz, Inzidenz, Mortalität und Lebensqualität zum Teil erheblich – eine Diskrepanz, die insbesondere bei der optimalen Ressourcenallokation von großer Bedeutung ist (vgl. Kapitel 5.4).

---

[229] Vgl. Jamison 2006.
[230] http://www.who.int/healthinfo/global_burden_disease/estimates_regional/en/index.html.
[231] Quelle: http://www.who.int/about/regions/en/.

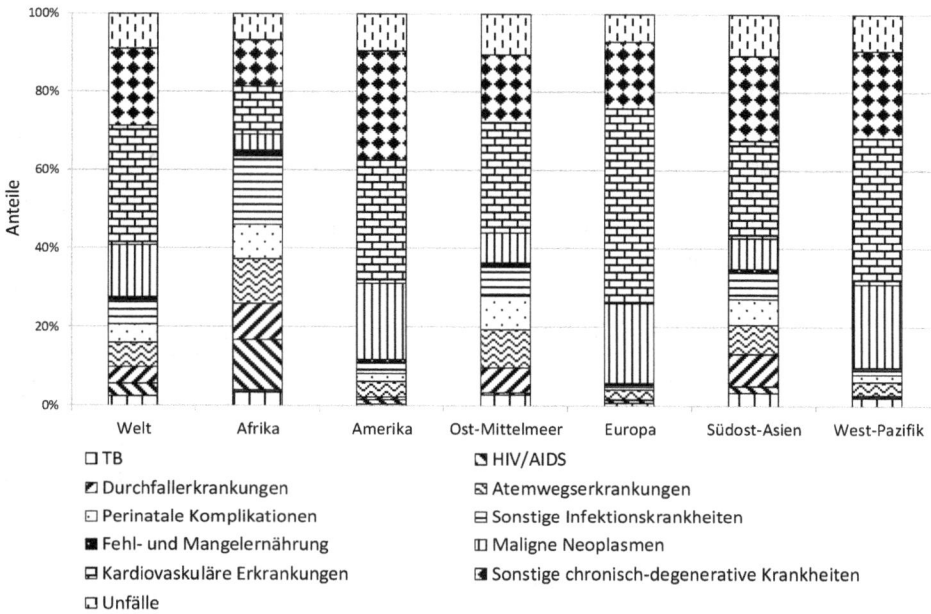

Abbildung 3.14: Relative Anteile der Sterbeursachen für WHO-Regionen 2008[232]

Damit können wir zusammenfassend schließen, dass die Armutsbevölkerung in Entwicklungsländern überwiegend in der zweiten Phase der Transition steht, so dass Infektionskrankheiten noch immer die primäre Krankheits- und Todesursache darstellen. Die urbane Mittel- und Oberschicht dieser Länder sowie große Teile der Schwellenländer hingegen sind bereits in der dritten oder vierten Phase der Transition und entwickeln ein ähnliches Krankheitspanorama wie die meisten europäischen Länder. Damit ist es für ein Internationales Gesundheitsmanagement notwendig, sowohl übertragbare als auch nicht-übertragbare Krankheiten zu analysieren.

3.2   Epidemiologie infektiöser Erkrankungen

Im Folgenden werden die Übertragungswege von Infektionskrankheiten unterschieden und anhand von Beispielen ausgeführt. Anschließend diskutieren wir die Determinanten der Ausbreitung von Infektionskrankheiten in Raum und Zeit. Ein Spezialfall hierfür sind die Pandemien, d.h. die länder- und kontinentübergreifende Ausbreitung einer Infektionskrankheit. Abschließend werden diese Prinzipien anhand von Malaria und AIDS verdeutlicht.

---

[232]   Quelle: http://www.who.int/healthinfo/global_burden_disease/estimates_regional/en/index.html.

3.2.1   Grundlagen

3.2.1.1   Modelle von Übertragungswegen

Die Modellierung der Übertragungswege ist für das Gesundheitsmanagement von großer Bedeutung, da Aussagen über die Effizienz von Interventionsprogrammen maßgeblich von dem jeweiligen Übertragungsweg abhängen. Dabei muss man grundlegend unterscheiden, ob die Übertragung des Erregers (Agent) von Mensch zu Mensch stattfindet oder ob Tiere involviert sind. Als Anthroponose bezeichnet man Infektionskrankheiten, bei denen kein Tier involviert ist, d.h. weder als Überträger (Vektor) noch als Wirt.[233] Der Mensch ist damit einziger Wirt und Reservoir. Viele Krankheiten sind direkt von Mensch zu Mensch übertragbar, wobei als Medium alle Körperflüssigkeiten in Frage kommen. So werden Geschlechtskrankheiten (z.B. AIDS, Syphilis) überwiegend durch Blut und Sperma übertragen, Magen-Darm-Erkrankungen (z.B. Cholera, Amöben) durch Exkremente, Erkrankungen der Atmungsorgane (z.B. Tuberkulose, Influenza) durch Sekret. Ein großer Teil der Krankheitslast der Infektionskrankheiten basiert auf der direkten Übertragung von Mensch zu Mensch (z.B. Lungenpest, Masern, Pocken, Lepra, Ebola, Hepatitis, Keuchhusten, Diphterie, Typhus).[234]

Wahrscheinlich sind die meisten dieser Krankheiten tierischen Ursprungs (vgl. Kapitel 2.2.2.3), aber sie haben sich so an den Menschen angepasst, dass kein Tier als Überträger oder Wirt mehr benötigt wird und auch kein tierisches Reservoir mit genau diesem Erreger vorkommt.[235] Zoonosen hingegen sind Infektionskrankheiten, die zwischen Menschen und Tieren übertragbar sind. Ursprünglich bezeichnete dieser Begriff lediglich Tierkrankheiten (im Gegensatz zu Humankrankheiten), jedoch entwickelte sich im Laufe des 19. Jahrhunderts die heute gebräuchliche Begriffsverwendung, wobei einzelne Autoren zwischen Zoonosen unterscheiden, die vom Menschen auf das Tier übertragbar sind (Anthropozoonose), und Zoonosen, die vom Tier auf den Menschen übertragen werden können (Zooanthroponose). Als Amphixenosen bezeichnet man Infektionen, die beim Mensch und beim Tier vorkommen und in beide Richtungen übertragen werden können.

Innerhalb der Zoonosen können verschiedene Übertragungswege unterschieden werden. Zum einen gibt es Krankheiten, bei denen der Mensch ein Fehlwirt ist,[236] d.h., die Infektion kann vom Tier auf den Menschen übertragen werden, der daran erkrankt. Allerdings kann der Mensch die Krankheit nicht weitergeben, weshalb man diese Krankheiten auch als „Einbahnstraßeninfektionen" bezeichnen kann. So wird beispielsweise die Brucellose in der Regel über Milch vom Tier auf den Menschen übertragen. Der Mensch entwickelt Fieber, Kopfschmerzen und Übelkeit, d.h. die vollen Krankheitssymptome, aber eine Übertragung vom Menschen auf andere Menschen ist nicht möglich. Gefährdet sind dementsprechend

---

[233]   Zu den Begriffen vgl. z.B. Krauss et al. 1997.
[234]   Eine umfassende Übersicht über Infektionskrankheiten gibt Cook & Zumla 2009.
[235]   Vgl. Diamond 2001, S. 231–257.
[236]   Zur Definition der Wirte siehe z.B. Hinz 1987.

Populationen, die unpasteurisierte Milch bzw. entsprechende Milchprodukte zu sich nehmen, teilweise auch Menschen, die in engem Kontakt mit den Tieren leben.

Der Mensch ist folglich ein so genannter Fehlwirt. Allgemein versteht man unter einem Wirt ein Lebewesen, das einen anderen Organismus mit Nährstoffen versorgt. Soweit dies auch zum Nutzen des Wirtes ist, spricht man von Symbiose, ansonsten von Parasitismus. Ein Fehlwirt ist dementsprechend ein Lebewesen, das infiziert, jedoch selbst nicht Überträger werden kann. Stirbt der Fehlwirt relativ schnell an der Krankheit, stellt dies keine Unterbrechung für den Lebenszyklus des Erregers dar.

Als Endwirt bezeichnet man hingegen ein Lebewesen, das in den Reifezyklus des Agenten in der Weise eingebunden ist, dass der Agent seine Reife in ihm erreicht. Der Endwirt darf nicht (oder nicht schnell) an dem Agenten sterben, da sonst der Reproduktionszyklus des Erregers unterbrochen ist und die Krankheit erlischt. Ein Zwischenwirt ist ebenfalls in den Reproduktionszyklus des Agenten eingebunden, dieser durchläuft jedoch ein prämatures Stadium. Der Zwischenwirt muss den Agenten länger überleben als dieser für seine Zwischenreife benötigt. So ist beispielsweise der Mensch der Endwirt der Malaria, während die Anopheles ein Zwischenwirt ist. Weitere Wirtsarten sind der Transport- und der Stapelwirt. Ersterer transportiert den Agenten räumlich weiter, während letzterer die Agenten akkumuliert, ohne dass sie eine Wandlung vollziehen.

Von Bedeutung für die Modellierung von Zoonosen ist auch das Reservoir. Es bezeichnet eine Population, in der der Agent „gespeichert" wird. Häufig sind Tiere Reservoire für Humankrankheiten, ohne dass sie selbst daran erkranken.

Innerhalb der Gruppe der Zoonosen können wiederum verschiedene Übertragungswege modelliert werden. Von großer Bedeutung sind die so genannten vektorübertragenen Krankheiten, bei denen ein Tier die Übertragung der Krankheit von Mensch zu Mensch übernimmt. Typisch hierfür ist die Malaria, bei der verschiedene Anophelesarten als Vektoren dienen und die humanpathogenen Parasiten (Plasmodien) von Mensch zu Mensch übertragen.[237] Zwar gibt es auch bei anderen Tieren Malariaarten, sie spielen jedoch in der Regel für den Menschen keine Rolle.

Anders ist dies bei Krankheiten, bei denen ein tierisches Reservoir besteht. So ist beispielsweise die Ratte der natürliche Endwirt des Pestbakteriums, das durch den Rattenfloh als Vektor übertragen wird.[238] In Ausnahmesituationen (z.B. wenn zu viele Ratten an der Pest verenden) beißen die Rattenflöhe auch Menschen, so dass sich die Pest innerhalb der menschlichen Population ausbreitet. Hierbei dienen in der Regel andere Flocharten als Vektoren. Die Bekämpfung dieser Krankheiten ist deutlich komplexer, da die Ausrottung innerhalb der menschlichen Population nicht genügt. Solange ein tierisches Reservoir besteht, kann es immer wieder zu einem Ausbruch kommen. Ein anderes Beispiel ist das in den Tropen gefürchtete Gelbfieber, bei dem Affenpopulationen und Aedes-Moskitos als Reservoir und Vektoren dienen.

---

[237]   Flanigan 2007.
[238]   Vgl. Meade & Emch 2005, S. 112–116.

Schließlich gibt es Übertragungen von Krankheiten, bei denen Tiere als Zwischenwirte dienen, ohne jedoch gleichzeitig als Vektor tätig zu sein. So ist die Bulinusschnecke in den Reproduktionszyklus der Schistosomiasis (Bilharziose) derart eingebunden, dass sie Erreger, die der Mensch ins Wasser abscheidet, aufnimmt. Dort reifen sie zu einem weiteren Stadium und werden dann wiederum ins Wasser abgegeben, wo sie Menschen infizieren könnten. Die Bulinusschnecke fungierte auch als Transportwirt, da sie unbemerkt in Wasserfässern auf den Sklavenschiffen von Afrika nach Amerika gebracht wurde und somit zur Ausbreitung der Schistosomiasis beigetrug.[239]

Abbildung 3.15 skizziert zusammenfassend die Übertragungswege. Hierbei muss betont werden, dass der Gesundheitsmanager die Dynamik der Infektionskrankheiten nur verstehen und die Effizienz der Interventionen bewerten kann, wenn er die Infektionszyklen erfasst.

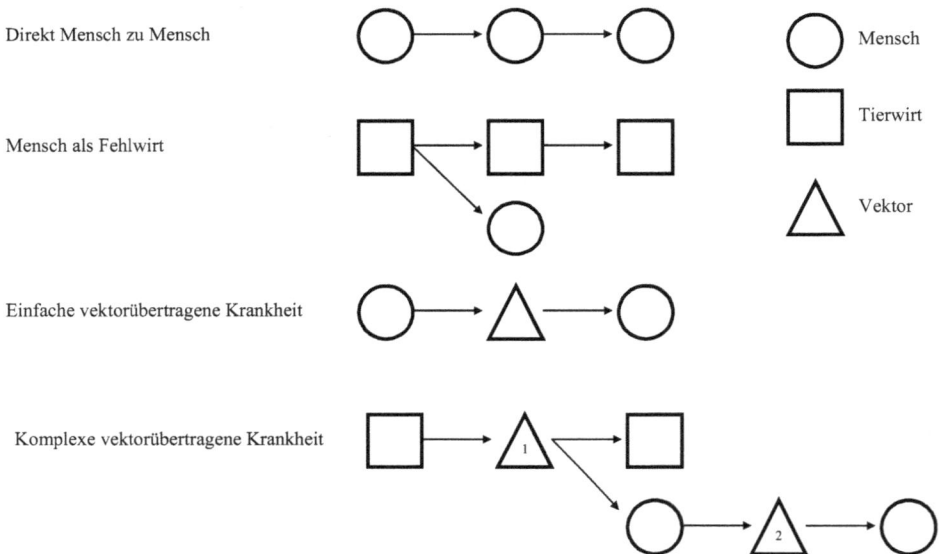

Direkt Mensch zu Mensch

Mensch als Fehlwirt

Einfache vektorübertragene Krankheit

Komplexe vektorübertragene Krankheit

Mensch

Tierwirt

Vektor

Abbildung 3.15: Modellierung von Übertragungswegen[240]

3.2.1.2 Determinanten der Ausbreitung von Infektionskrankheiten

Die Möglichkeiten und die Schnelligkeit der Ausbreitung von Infektionskrankheiten in Raum und Zeit sind von einer Reihe von Faktoren abhängig, die darüber entscheiden, ob es zu einer Epidemie, einer Endemie oder einer Pandemie kommt. Als Epidemie bezeichnet man eine Krankheitswelle, bei der in einem begrenzten Raum die Anzahl der neuen Erkrankungsfälle (stark) zunimmt. Ist die Ausbreitung länder- und kontinentübergreifend, spricht man (siehe oben) von einer Pandemie. Persistiert eine Erkrankung einigermaßen gleichmäßig

---

[239] Vgl. Morgan et al. 2005.

[240] Quelle: Meade & Emch 2005, S. 102.

in einer Population, spricht man von Endemie. Hierbei ist die Frage, ob eine Krankheit erlischt, persistieren oder epidemisch werden kann, von zahlreichen geografischen, biologischen und kulturellen Faktoren abhängig.[241]

Eine wichtige Determinante ist die Temperatur. So benötigt beispielsweise das Plasmodium eine Mindesttemperatur von über 20 Grad, um in der Anopheles heranreifen zu können (vgl. Kapitel 3.2.3.1). Kältere Regionen sind damit kaum von Malaria betroffen, aber die Globale Erwärmung birgt das Risiko einer Ausbreitung von Infektionskrankheiten. Die Temperatur ist unter anderem von der Höhenlage abhängig, da die Durchschnittstemperatur in der Regel mit 100 zusätzlichen Höhenmetern um 0,5°C fällt.[242] Je höher ein Gebiet, desto geringer ist deshalb das Risiko einer Malaria. Dies ist der Hauptgrund, warum die traditionellen Siedlungsgebiete in den Tropen häufig über 1500 m lagen, da dort praktisch keine Malaria gefürchtet werden musste.

Auch die Niederschläge sind mit der Höhe korreliert und bestimmen die Krankheitsausbreitung. Zahlreiche Krankheiten brauchen ausreichend Feuchtigkeit, da beispielsweise die Vektoren Wasser zum Brüten benötigen. Deshalb treten Krankheiten wie Dengue, Gelbfieber und Malaria häufig saisonal auf. Aber auch die Wasserläufe (Seen, Bäche, Flüsse) spielen eine gewisse Rolle. So benötigt z.B. die Kriebelmücke als Überträger der Onchozerkose (Flussblindheit) sauerstoffreiches Wasser für ihre Larven, so dass sie primär an schnell fließenden Gewässern brütet. Die Bulinusschnecke hingegen bevorzugt stille Seen, so dass die Schistosomiasis überwiegend ein Problem der Seenlandschaften darstellt.

Ein nicht zu unterschätzendes Problem für die Krankheitsausbreitung stellen die Migrationen der Tiere dar. So wird die so genannte Vogelgrippe (H5N1, aviäre Influenza) durch Zugvögel über Asien, Europa, Australien und Afrika verbreitet. Tatsächlich kann man die Einschleppung des Virus ziemlich exakt an den Hauptflugrouten dieser Tiere ablesen (vgl. Abbildung 3.16). Die Ausbreitung durch Tiermigration (Huftiere) spielte auch bei der großen Schlafkrankheitsepidemie Anfang des 20. Jahrhunderts in Ostafrika eine entscheidende Rolle, als die westliche und die östliche Schlafkrankheit in Uganda aufeinander trafen[243] und weite Teile des fruchtbaren Landes am Viktoriasee (bis heute) unbewohnbar machten.

Neben den geografischen und biologischen Faktoren spielt auch die Kultur eine große Rolle bei der Ausbreitung von Krankheiten. So führt die traditionelle Arbeitsteilung von Mann und Frau, bzw. das Rollenverständnis der Geschlechter, zu einem spezifischen Krankheitsmuster. Beispielsweise sind Frauen in einigen Gebieten Afrikas weit häufiger von Bilharziose betroffen als Männer, da sie traditionell die Wäsche waschen und Wasser aus dem See holen, d.h. längere Zeit Kontakt mit kontaminiertem Wasser haben. Die Männer hingegen sind häufiger auf dem Acker oder gehen in ihren Booten fischen, ohne im Wasser zu stehen. Das kulturelle Muster der Arbeitsteilung induziert ein spezifisches Muster der Krankheitsausbreitung – ein erneutes Beispiel, wie eng Krankheiten und wirtschaftliches Handeln verknüpft sind.

---

[241]   Vgl. Fricke 1987.
[242]   Vgl. Meymen 1985, S. 1149.
[243]   Vgl. Queen 1911.

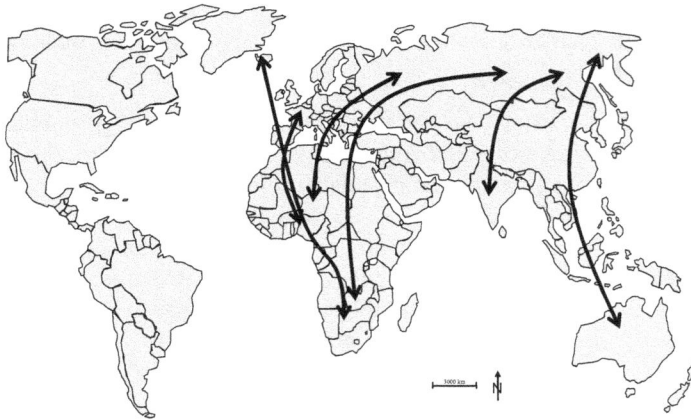

Abbildung 3.16: Hauptreiserouten der Zugvögel[244]

Die Schnelligkeit der Ausbreitung von Krankheiten wird überwiegend durch die Mobilität der Bevölkerung beeinflusst. Deshalb hat die Zunahme des Fernreiseverkehrs und insbesondere der Flugreisen zu einer erheblichen Erhöhung der Geschwindigkeit der Diffusion von Krankheiten geführt. Im Prinzip können sich Krankheiten nach zwei Mustern verbreiten: spatiale und hierarchische Diffusion bzw. Nachbarschafts- und Hierarchieeffekt.[245] Die spatiale Diffusion erfolgt durch direkten Kontakt von Mensch zu Mensch, ohne dass diese in weit entfernte Zentren reisen. Man vergleicht die spatiale Diffusion häufig mit einem Saftflecken auf einem Tischtuch, der sich in alle Richtungen gleichermaßen ausbreitet. Eine hierarchische Diffusion folgt hingegen der Struktur der Zentren, d.h., die Ausbreitung von einem Zentrum zu einem anderen ist aufgrund der höheren Verkehrsdichte deutlich schneller als in die Peripherie. Betrachtet man beispielsweise die Ausbreitung der 7. Cholera Epidemie ab 1961, so kann man feststellen, dass sie sich fast gemäß des Musters des Saftflecks ausgebreitet hat. Von ihrem Ursprung in Süd-Ost-Asien entwickelte sie sich zeitgleich Richtung Norden (China), Osten (Neuguinea) und Westen (Pakistan, Iran). Etwa 10 Jahre nach ihrem Ursprung erreicht die Epidemie fast gleichzeitig Afrika und Europa und breitete sich weiter spatial aus.[246] Im Vergleich hierzu folgte die kurze, aber heftige SARS-Epidemie (Severe Acute Respiratory Syndrome, SARS) des Winters 2002/3 nach einer gewissen Anfangszeit überwiegend den Weltflugrouten, d.h., nach relativ kurzer Zeit waren alle Kontinente und Zentren betroffen, während Gebiete, die nur geringe Distanzen vom vermeintlichen Zentrum in Südchina entfernt liegen, erst relativ spät oder kaum betroffen waren. Da die Flugverbindungen immer schneller wurden, ist auch die Geschwindigkeit der Ausbreitung von Infektionskrankheiten ein immer größeres Problem.[247]

---

[244] Quelle: http://www.vogelgrippe.de.ms/.
[245] Vgl. Ritter 2001, S. 142–147; Oswald 2009.
[246] Vgl. Cliff & Haggett 1988, S. 5.
[247] Vgl. http://www.innovations-report.de/html/berichte/medizin_gesundheit/bericht-34912.html.

Auch die Kleidung kann die Ausbreitung von Infektionskrankheiten beeinflussen. Die meisten Kulturen haben im Laufe von Jahrtausenden ihre Kleidung auf die Krankheitsgefährdungen eingestellt, aber die moderne Mode läuft dem häufig entgegen. So war zum Beispiel die in einigen islamischen Ländern anzutreffende Ganzkörperverschleierung der Frauen früher ein geringeres medizinisches Problem, als die Kleidung überwiegend aus atmungsfähiger Wolle bestand. Der Übergang zu Synthetik hingegen erhöht das Risiko, an Pilzinfektionen zu erkranken, erheblich. Gleichzeitig ist die leichte Bekleidung mancher Touristen in tropischen Ländern ein idealer Zugang für die Stechmücken.

Auch die Gestaltung der Wohngebäude und der Siedlungen hat einen Einfluss auf die Infektionskrankheiten. Beispielsweise sind Häuser mit Dächern und Wänden aus natürlichen Materialien (z.B. Kokosmatten, Blätter etc.) ideale Brutplätze für Ungeziefer, die zahlreiche Krankheiten übertragen können. Als Gegenmaßnahme werden in diesen Hütten häufig rauchende Feuer geschürt, die allerdings verheerende Wirkungen auf die Atemwege haben können und als Auslöser für Asthma und als Risikofaktor für andere Atemwegserkrankungen gelten. Die Siedlungsform (z.B. Straßendörfer, Runddörfer, befestigte Städte) beeinflusst die Ventilation und die Zugriffsmöglichkeiten für Vektoren, die außerhalb der Besiedelungen brüten.

Es gibt noch eine Reihe von anderen Faktoren, die die Krankheitsausbreitung beeinflussen können. So könnte z.B. die Eheform (Mono- versus Polygamie) die Ausbreitung sexuell übertragbarer Krankheiten ebenso mitbestimmen wie der Prädestinationsglaube die Präventionsbereitschaft. Dies bedeutet, dass der internationale Gesundheitsmanager die geografischen, biologischen und vor allem kulturellen Gegebenheiten des jeweiligen Landes und teilweise sogar der Subregion genau studieren muss, bevor er Aussagen über eine effiziente Bekämpfungsstrategie treffen kann. Wie immer im Gesundheitsmanagement gilt auch hier der Grundsatz: Erst die Diagnose, dann die Therapie. Und dies bedeutet vor allem, das komplexe interdependente System aus Agent, Vektor und Wirt mit allen demografischen, ökologischen und kulturellen Determinanten genauestens zu studieren.

3.2.1.3   Pandemien

Die meisten Infektionskrankheiten haben sich über Jahrhunderte hinweg über die ganze Welt ausgebreitet, ohne dass man deshalb von einer Pandemie sprechen würde. Neben dem länder- und kontinentübergreifendem Phänomen muss eine Pandemie auch eine gewisse Schnelligkeit der Ausbreitung und Relevanz im Sinne größerer Fallzahlen aufweisen. Eine „gute" Bedingung hierfür liegt vor, wenn ein bislang unbekannter Erreger auf eine Population stößt, die bislang keine Immunität gegen diesen Erreger aufgebaut hat. Beispielsweise stieß die große Pestepidemie in Europa (ab 1347) auf eine Bevölkerung, die keinerlei Immunität hatte und somit innerhalb weniger Jahre um schätzungsweise 1/3 bzw. 25 Millionen Menschen reduziert wurde.[248] Noch verheerendere Wirkungen hatten die Krankheiten (Masern, Pocken), die die Europäer nach Südamerika einführten (vgl. Kapitel 2.2.2.3).

---

248   Vgl. Kiple et al. 1993.

Ein weiterer Faktor für die Entstehung einer Pandemie ist die natürliche Ausbreitungsgeschwindigkeit. Tröpfcheninfektionen (z.B. Influenza, SARS) sind hierbei besonders geeignet, sich in kürzester Zeit über lange Distanzen auszubreiten, während Krankheiten, die auf Zwischenwirte oder Vektoren angewiesen sind, relativ langsam „vorankommen" bzw. auf einen ökologisch begrenzten Lebensraum angewiesen sind.

Krankheiten, die den Wirt sehr schnell töten, haben eine geringere Chance zur Ausbreitung als Infektionen mit geringer Letalität. So verliefen sich beispielsweise die bisherigen Ebola Epidemien fast alle von selbst, da die Betroffenen so schnell starben, dass sie außerhalb besonderer Milieus (z.B. in Krankenhäusern mit niedrigen hygienischen Bedingungen) kaum die Infektionen weitergeben können. Besonders effizient ist die Übertragung, wenn der Patient scheinbar wieder gesund wird, jedoch weiterhin ein Überträger ist. Abbildung 3.17 zeigt stark vereinfacht die Infektiosität (d.h. die Wahrscheinlichkeit einer Infektion eines Dritten) eines Patienten. Nach einer Latenz- und Inkubationszeit bricht die Krankheit aus und der Patient ist in der Regel hoch infektiös. Allerdings sind die Symptome so sichtbar, dass die Übertragung der Krankheit weniger wahrscheinlich ist, da er sich z.B. zurückzieht oder gar isoliert wird. Viele Kulturen kennen die Isolation von Kranken, bis die akuten Anzeichen des Leidens nicht mehr sichtbar sind. Die klassische Quarantäne wurde erstmals im Juli 1377 von der Stadtverwaltung von Dubrovnik für 40 Tage (Quarantaine=40) verhängt, um die Stadt vor der Pest zu schützen.[249]

Problematisch sind Erkrankungen, bei denen der (ehemalige) Patient nach wie vor zur Weiterverbreitung des Agenten beitragen kann, nachdem er scheinbar geheilt, d.h. symptomlos ist. Solche Ausscheider bzw. passiven Überträger führen zu einer effektiven Infektionskette, die nur durch Testung ehemaliger Patienten bzw. größerer Bevölkerungsgruppen unterbrochen werden können. Amöben und zahlreiche Wurmerkrankungen werden häufig über Ausscheider übertragen.

Besonders schwierig ist die Kontrolle von Krankheiten, die nicht gleichmäßig auftreten, sondern in unregelmäßigen Wellen. Die jährliche Grippewelle ist hierfür ein gutes Beispiel. Der Gesundheitsmanager muss sie prognostizieren, um finanzielle, personelle und sachliche (z.B. Impfstoff) Vorkehrungen zu treffen. Die Wellenbewegung beruht zum Teil auf der Immunität. Nach einer überwundenen Infektion sind viele Menschen lebenslang gegen den gleichen Keim geschützt. Diese Bevölkerungsgruppe stellt eine natürliche Barriere für die Ausbreitung dar. Ist eine Bevölkerung klein und relativ abgegrenzt, kann es zum völligen Erlöschen der Epidemie kommen.

---

[249] Vgl. Tartalja 1981.

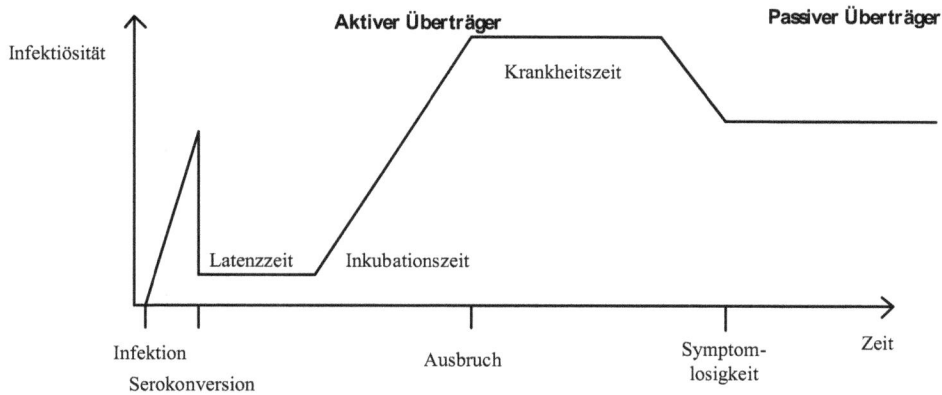

Abbildung 3.17: Aktive und passive Überträger[250]

Durch Impfungen wird die Immunität künstlich erzeugt. Dadurch kann im Extremfall eine Krankheit, die kein natürliches Reservoir hat, völlig ausgelöscht werden, wie dies im Dezember 1979 für die Pocken von der WHO festgestellt wurde.[251] Der letzte Fall war am 26.10.1977 in Somalia aufgetreten. Die Herdenimmunität einer Bevölkerung, d.h. der Anteil der immunen Bevölkerung an der Gesamtbevölkerung, muss eine bestimmte Schwelle unterschreiten, damit eine Krankheit in der Bevölkerung ausbrechen kann. Die Masern auf Island sind ein gut belegtes Beispiel hierfür.[252] Island ist dünn besiedelt und abgelegen. Das Land ist so klein, dass die Masern nach einer Epidemie völlig verschwinden, weil sich keine kleinen Gruppen uninfizierter Kinder halten können. Gleichzeitig werden jedoch immer wieder über den Hafen in Reykjavik Masern eingeschleppt. Solange die Herdenimmunität hoch genug ist, können diese nicht zu einer Epidemie führen. Im Laufe der Zeit werden jedoch immer mehr Kinder geboren, die noch keinen Kontakt mit den Masern hatten. Nach etwa drei Jahren sind ausreichend viele Kinder nachgewachsen, um eine Epidemie ausbrechen zu lassen. Dadurch ergeben sich charakteristische Wellen (vgl. Abbildung 3.18), wie sie auch für Jäger-Beute-Zyklen bekannt sind (vgl. Maus-Fuchs). Zu Ehren der beiden Mathematiker/Biologen, die diesen Zyklus erstmals mathematisch modelliert haben, wird er als Lotka-Volterra Zyklus bezeichnet.[253] Ein ganz ähnlicher, wenn auch mit höherer Amplitude versehener Zyklus ergibt sich, wenn die Immunität beim Individuum mit der Zeit nachlässt, wie dies beispielsweise bei der Cholera der Fall ist. Eine überstandene Cholera schützt nur für kurze Zeit vor einer Neuinfektion.

---

[250]   Quelle: Eigene Darstellung in Anlehnung an Ignatius 2006.

[251]   Vgl. Vutuc & Flamm 2010.

[252]   Vgl. Cliff & Haggett 1988, S. 159–163 und 235–257.

[253]   Vgl. Schuster 2009, S. 192–199.

Masern

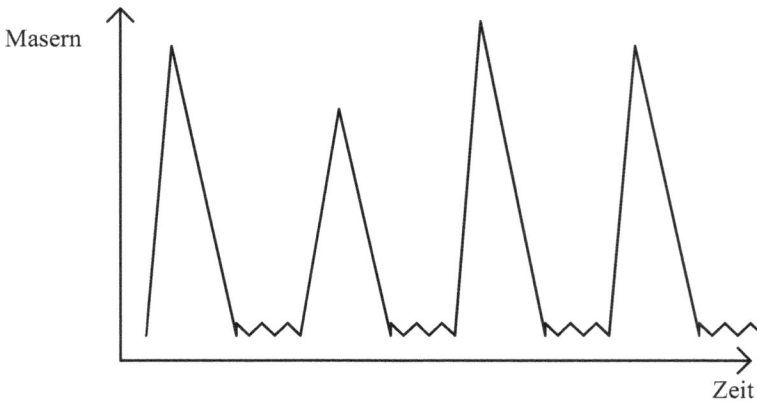

Zeit

Abbildung 3.18: Verlauf der Masern in Island[254]

Selbst wenn lebenslange Immunität entsteht, kann trotzdem ein typischer Verlauf auftreten, wenn der Agent, und hier insbesondere das Virus, sich wandelt. Diese Wandlungen können durch Mutationen geschehen, wobei die Wahrscheinlichkeit einer umfassenden Mutation besonders hoch ist, wenn ein Subjekt mit zwei verwandten Erregerstämmen gleichzeitig infiziert wird. So kann durch eine Neukombination des genetischen Materials von zwei Viren ein neues, hoch-pathogenes Virus entstehen, für die kein Individuum eine Immunität besitzt, selbst wenn es die jeweiligen ursprünglichen Viren bereits erfolgreich bekämpft hat.

Die regelmäßigen Pandemien der Influenza sind ein Beispiel für die umfassenden Veränderungen eines Virus. Damit wird die virale Grippe zu einer „unchanging disease due to a changing virus".[255] Größere Veränderungen werden als „Shifts" bezeichnet, kleinere als „Drifts". Dadurch werden Menschen wieder empfänglich, die bereits die Vorform und deren nahe Verwandte durchlitten haben. Überlagert werden diese Zyklen durch saisonale Einflüsse, da Influenza vor allem in der trockenen, kalten Jahreszeit auftritt.

Abbildung 3.19 zeigt den Verlauf, der auch als Kilbourne-Modell bezeichnet wird.[256] Ein mutiertes Virus wird in die Bevölkerung eingeführt. Dadurch ergibt sich eine sehr starke Epidemie, die – zeitversetzt – weltweit ausbrechen wird, d.h. eine Pandemie. Nach dem ersten Abklingen bleibt das Virus in kleinen Bevölkerungsgruppen bestehen. Es ergibt sich ein kleiner Drift, der eine erneute Infektionswelle auslöst. Sie wird jedoch deutlich geringer sein als die erste Pandemie, da ein großer Teil der Bevölkerung ja bereits immun ist bzw. trotz des Drifts das Virus erkennt. Somit werden die Epidemien immer schwächer, bis ein neuer Shift einsetzt und eine neue Pandemie beginnt.

---

[254]   Quelle: in Anlehnung an Cliff & Haggett 1988, S. 159.

[255]   Zuckerman, Banatvala & Griffiths 2009, S. 388.

[256]   Vgl. Cliff & Haggett 1988, S 235–243.

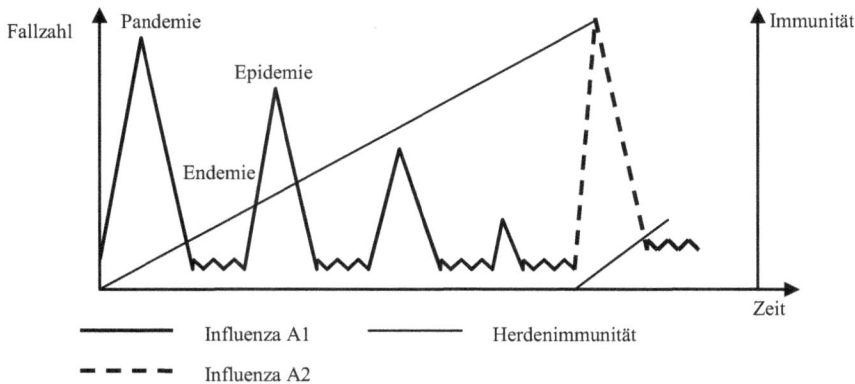

Abbildung 3.19: Kilbourne-Modell[257]

Zusammenfassend können wir festhalten, dass Infektionskrankheiten komplexe Systeme sind, die in ihrer zeitlichen und räumlichen Ausbreitung nur verstanden werden können, wenn biologische, ökologische und kulturelle Umsysteme einbezogen und in ihren Interdependenzen verstanden werden. Der Gesundheitsmanager kann nur wirkungsvoll Infektionskrankheiten bekämpfen, wenn er diese Zusammenhänge erkennt und modelliert, um die effizienten Interventionen zu ermitteln. Dies soll im Folgenden anhand von zwei Beispielen dargestellt werden.

3.2.2   AIDS

3.2.2.1   Bedeutung

Die erworbene Immunschwächekrankheit AIDS (Acquired Immune Deficiency Syndrome) ist ein Beispiel für eine Infektionskrankheit, die direkt von Mensch zu Mensch übertragen wird. Sie zählt zu den Geschlechtskrankheiten, da der Geschlechtsverkehr der hauptsächliche Übertragungsweg ist. Aus modelltheoretischer Sicht hat AIDS damit einen relativ einfachen Übertragungsmechanismus, so dass auch von Beginn an zahlreiche Modelle zur AIDS-Übertragung entwickelt wurden, die dem Gesundheitsmanager hilfreich sind.

AIDS ist weiterhin ein Beispiel für eine Krankheit, die in kürzester Zeit zu einer weltweiten Pandemie geworden ist. Dementsprechend hat sie in den letzten 25 Jahren die größte Aufmerksamkeit des Internationalen Gesundheitswesens erhalten. Angesichts der Gründung einer eigenen UN-Institution zur weltweiten Bekämpfung von AIDS (UNAIDS)[258] und der großen finanziellen Bedeutung des „Global Fund to Fight AIDS, Tuberculosis and Malaria" (vgl. Kapitel 2.3.4) konnte man den Eindruck gewinnen, AIDS sei das einzige oder doch zumindest primäre Gesundheitsproblem weltweit. Tatsächlich ist die Immunschwäche „nur"

---

[257]   Quelle: Cliff & Haggett 1988, S. 236.

[258]   http://www.unaids.org/en/.

für etwa 3,1% der weltweiten Todesfälle verantwortlich (2008).[259] UNAIDS geht davon aus, dass im Jahr 2009 schätzungsweise 1,8 Millionen Menschen an AIDS starben, 33,3 Millionen Menschen waren HIV-infiziert und 2,6 Millionen wurden in diesem Jahr neu infiziert. Im Vergleich zu anderen Krankheiten sind diese Zahlen nicht außergewöhnlich[260] und der Vergleich von AIDS mit der mittelalterlichen Pest, der immer wieder bemüht wird, ist unzutreffend.

Trotzdem ist AIDS ein prekäres Gesundheitsproblem, das durch die obigen Statistiken nur unzureichend erfasst wird. Erstens ist die Situation in Afrika deutlich dramatischer (vgl. Abbildung 3.20), wo 12,9% (WHO-Region Afrika) der Todesfälle auf AIDS zurückzuführen sind, d.h., diese Krankheit tötet mehr Menschen auf diesem Kontinent als jede andere Erkrankung.[261] 22,5 Millionen HIV-Infizierte leben in Afrika südlich der Sahara (Prävalenz ungefähr 5,0%).[262] Zweitens sagen die Todesfälle relativ wenig über die soziale Bedeutung der Krankheit aus. Vielmehr ist der Verlust an DALYs höher, da die von HIV-Infektionen besonders häufig betroffenen mittleren Jahrgänge stärker gewichtet werden. So gehen weltweit aufgrund von HIV/AIDS 3,84% aller DALYs verloren, in Afrika 12,4%.[263] Drittens ist die Dynamik der HIV-Ausbreitung extrem hoch, d.h., AIDS wurde innerhalb weniger Jahre von einem Nischenphänomen zu einer weltweiten Pandemie und einer Bedrohung aller Entwicklungsanstrengungen. Es ist deshalb verständlich, dass die Weltgemeinschaft auf diese Infektionskrankheit mit Maßnahmen und in einer Intensität geantwortet hat, die es vorher kaum gegeben hat. Ob dies immer ökonomisch sinnvoll war, bleibt zu hinterfragen.

Mit hoher Wahrscheinlichkeit persistierte die Immunschwäche schon lange in kleinen Sozialgruppen in Zentralafrika, als Problem wurde sie jedoch erst mit dem Auftreten der ersten Fälle in den USA im Jahr 1981 erkannt.[264] Bereits nach vier Jahren wurde das human pathogene Virus (Humane Immune Deficiency Virus, HIV) entdeckt, und seither wurde über keine andere Krankheit so viel geforscht wie über AIDS.

Die Statistiken von UNAIDS zeigen einen leichten Rückgang der Neuinfektionen und der Zahl der Todesfälle auf. Dies ist zweifelsohne eine sehr positive Entwicklung, könnte zum Teil jedoch auch auf frühere Fehleinschätzung zurückzuführen sein, da die Schätzungen der Prävalenz, Inzidenz und der Todesfälle in Entwicklungsländern häufig fehlerhaft sind. In den letzten Jahren wurden zwar in jedem Land in Afrika südlich der Sahara[265] nationale AIDS-Kontroll-Programme etabliert, die unter anderem auch eine möglichst exakte Erfassung der Opfer der Immunschwäche anstreben. Trotzdem sind Prävalenzstatistiken häufig fehlerhaft und es werden nur wenige Todesfälle gemeldet, da der Patient vordergründig nicht an AIDS, sondern an Malaria, Typhus oder Cholera stirbt. Dass die Immunschwäche verantwortlich für

---

[259]   http://www.who.int/healthinfo/global_burden_disease/estimates_regional/en/index.html.
[260]   Vgl. UNAIDS 2010, S. 21.
[261]   http://www.who.int/healthinfo/global_burden_disease/estimates_regional/en/index.html.
[262]   Vgl. UNAIDS 2010, S. 20.
[263]   http://www.who.int/healthinfo/global_burden_disease/estimates_regional/en/index.html.
[264]   Ex post konnten einige Fälle bis zum Jahr 1959 zurückverfolgt werden, vgl. WHO 1994, S. 3.
[265]   Vgl. Orfanos 2007.

den Tod ist, wird bis heute aus Angst vor Stigmatisierung der ganzen Familie nur selten offen ausgesprochen bzw. auf dem Sterbeschein vermerkt.

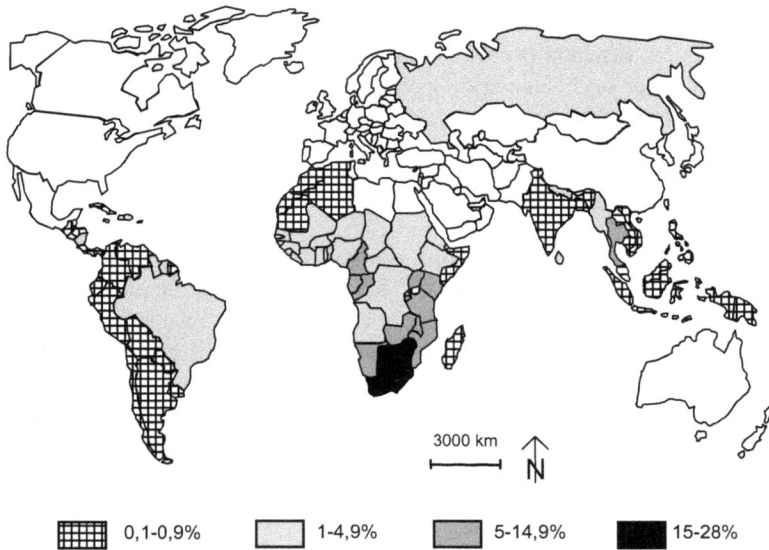

Abbildung 3.20: HIV-Prävalenz weltweit (2009)[266]

AIDS ist auch deshalb von großer Bedeutung, da die direkten und indirekten Kosten dieser Krankheit vergleichsweise hoch sind. Wird AIDS nicht mit anti-retroviralen Medikamenten behandelt, führt die Krankheit zum Tod. Der Ausfall von menschlicher Arbeitskraft während der Krankheit des Patienten, durch den frühzeitigen Tod und die Pflege durch Angehörige verursacht erhebliche indirekte Kosten.[267] In den 1990er Jahren erkrankten auch viele qualifizierte Leistungsträger einer Gesellschaft, d.h., AIDS hatte katastrophale Auswirkungen auf das Humankapital von Staaten, die in der Regel eine sehr geringe Akademikerquote haben. Mittlerweile ist die Prävention in der Mittel- und Oberschicht deutlich besser geworden, so dass AIDS immer mehr zu einem Problem der Unterschicht wurde. Dies darf jedoch nicht dazu veranlassen, den Tod von Menschen geringer zu werten, auch wenn die monetär gemessenen indirekten Kosten bei ihnen niedriger sind.

In den letzten Jahren konnte durch die internationale Entwicklungshilfe auch der Zugang zu anti-retroviralen Medikamenten (anti-retroviral therapy, ART) verbessert werden. Allerdings genügen die Gesundheitsressourcen vieler Länder kaum, um eine Highly Active Antiretroviral Therapy (HAART) zu finanzieren.[268] Deshalb wird in der Regel nur ein Medikament gegeben. Insbesondere der Global Fund hat zahlreiche dieser Programme finanziert. In

---

[266] Quelle: UNAIDS 2010, S. 23.

[267] Vgl. Gilliam et al. 2011.

[268] Vgl. Obiako & Muktar 2010; Ford, Calmy & Mills 2011.

der Regel handelt es sich um Medikamente, die außerhalb der TRIPS-Abkommen (Agreement on Trade-Related Aspects of Intellectual Property Rights) produziert und gehandelt werden und trotzdem je nach Medikament 150–250€ pro Kopf und Jahr kosten.

Neben den direkten Kosten der Patientenbehandlung entstehen auch direkte Kosten der Prävention. Da die Übertragung des Erregers primär durch Geschlechtsverkehr erfolgt, gilt die Verwendung des Kondoms („safer sex") als wirkungsvollste Vorbeugung. Die Produktionskosten eines Kondoms sind extrem niedrig (schätzungsweise 0,02€), aber die Logistik sowie die kulturelle Annahme stellen große Probleme dar. Die Effizienzbewertung muss jedoch ebenfalls berücksichtigen, dass Kondome auch die Ansteckung mit anderen sexuellübertragbaren Krankheiten verhindern.

Der zweitwichtigste Infektionsweg ist die Übertragung von der HIV-positiven Mutter auf das Kind während Schwangerschaft, Geburt und Stillzeit.[269] Man schätzt, dass ohne Gegenmaßnahmen 15 bis 30% der HIV-positiven Mütter ihre Kinder während der Schwangerschaft und Geburt infizieren. Hinzu kommen noch einmal 5 bis 20% während der Stillzeit.[270] Die Übertragungswahrscheinlichkeit kann durch rechtzeitige Einnahme von anti-retroviralen Medikamenten, den Verzicht auf das Stillen und einen Kaiserschnitt erheblich reduziert werden, wobei die letzten beiden Maßnahmen in Regionen mit schwachen Gesundheitssystemen und geringer Hygiene kaum empfehlenswert sind. Entsprechende Maßnahmen (und insbesondere die anti-retrovirale Medikamentierung) sind als „Prevention of Mother-to-Child Transmission (PMTCT)" bekannt.

Obwohl AIDS eine direkt von Mensch zu Mensch übertragbare Krankheit mit geringer ökologischer Komplexität ist, sind doch die möglichen Interventionsmaßnahmen relativ komplex, da sich in dem interdependenten System nicht-lineare Verläufe ergeben. Dies soll im Folgenden gezeigt werden.

3.2.2.2   Komplexität

Die folgenden Abbildungen basieren auf einem Disease Dynamics Modell, das die HIV-Ausbreitung in einer Modellregion simuliert.[271] Zuerst wird der Verlauf der HIV-Infektion beschrieben, der sich ohne eine Intervention ergeben würde. Anschließend werden verschiedene Interventionsszenarien diskutiert. Hierbei soll der Schwerpunkt auf den Phänomenen liegen, die sich typischerweise bei Infektionskrankheiten ergeben: nicht-lineare und zeitverzögerte Verläufe.

---

[269]   Pränatale Infektion: Während der Schwangerschaft. Perinatale Infektion: Infektion zwischen dem Ende der 28. Schwangerschaftswoche und dem 7. Lebenstag (einschließlich) nach der Geburt, vgl. Pschyrembel 1993, S. 1237 u. 1169.

[270]   De Cock et al. 2000; Lackritz, Shaffer & Luo 2002.

[271]   Die Musterregion hatte eine Population von einer Million Einwohnern im Jahr 1960. Für das mathematische Modell vgl. Flessa 2002.

3.2.2.2.1   Verläufe ohne Intervention

Ohne AIDS wäre die Bevölkerung der Region ceteris paribus bis zum Jahre 2020 auf 6.593.482 Einwohner gestiegen (vgl. Abbildung 3.21). Trotz der großen Zahl der Infektionen und Sterbefälle von AIDS dauert es sehr lange, bis sich die demografischen Auswirkungen dieser Krankheit in der Gesamtpopulation zeigen. Im Jahr 1990 lebten nach diesen Simulationsergebnissen 2.670.096 Menschen in der Region, ohne AIDS wären es 2.676.902 gewesen (0,25% mehr). Die Differenz war kaum spürbar, AIDS war 1990 fast ohne Auswirkung auf die Gesamtbevölkerung. Bis zum Jahr 2000 stieg die Bevölkerung auf 3.365.139 Einwohner, ohne AIDS hätte sie 3.622.042 betragen. Die Differenz von 256.904 Einwohnern bzw. 7,63% wurde von vielen (Gesundheits-)Politikern nicht als dramatisch empfunden, zum Teil gab es sogar Verantwortliche, die das gebremste Bevölkerungswachstum als Erfolg werteten. Erst ab dem Jahr 2008 nahm die Bevölkerung absolut ab. In den ersten 33 Jahren seit dem Beginn der Epidemie reduzierte AIDS damit lediglich das Bevölkerungswachstum, nicht die Bevölkerungszahl.

Die lange Inkubations- und Krankheitszeit führt dazu, dass demografische Konsequenzen erst mit einer erheblichen Zeitverzögerung nach der Infektion sichtbar werden. So erreicht die Zahl der Gesunden schon im Jahre 1996 mit 2.671.226 ihr Maximum. Anschließend nimmt dieser Bevölkerungsanteil ab. Die Zahl der HIV-Infizierten steigt im Jahr 2011 auf ihr Maximum (1.083.229 Infizierte), die Zahl der AIDS-Kranken im Jahr 2016 (169.294 Fälle), sowie die Zahl der AIDS-Toten im Jahr 2017 (124.921 Opfer).

Die Anteile der Infizierten und AIDS-Kranken an der Gesamtbevölkerung steigen bis etwa 2010 an, um anschließend auf einem Niveau von 31% (Infizierte) bzw. 5% (AIDS-Kranke) der Gesamtbevölkerung zu verharren. Auch hier lässt sich festhalten, dass AIDS bis zum Jahr 1990 praktisch keine Rolle spielte. Die Fallzahlen waren gering, die Behandlungskosten dementsprechend unbedeutend. Selbst im Jahr 2000 war AIDS eine Krankheit von vielen. Mit 46.336 Todesfällen (im Jahr 2000) ist sie allgegenwärtig, die ganze Dimension der epidemiologischen Tragödie war jedoch noch nicht augenfällig geworden. Da fast zehn Mal so viele HIV-Infizierte ohne Vollbild AIDS (698.129) leben wie AIDS-Kranke (72.537), waren die Belastung, die AIDS für das Gesundheitswesen bedeutet, auch erst ab dem Jahr 2000 in voller Stärke wirksam.

Die Bedeutung der Übertragungswege (vgl. Abbildung 3.22) verändert sich im Laufe der Zeit. Bis 1991 wurde die Mehrheit durch Einmalkontakte infiziert, wobei die Prostituierten als Hochrisikogruppe von besonderer Bedeutung waren. Danach hatte sich das Virus insbesondere auf dem Land so stark verbreitet, dass Geschlechtsbeziehungen in Partnerschaften die bei weitem wichtigste Infektionsquelle wurden. 50–60% der Infektionen sind auf sie zurückzuführen.

Erstaunlich ist die zunehmende Zahl von Infektionen von der Mutter auf das Kind. Während im Jahr 1990 nur 2.975 Kinder auf diese Weise infiziert wurden (4% der Gesamtinzidenz), steigt die Zahl bis zum Jahr 2020 auf 24.671 (bzw. 19% aller Infektionen). Dies ist primär darauf zurückzuführen, dass die zunehmende Durchseuchung der Frauen auf dem Land auch zu ständig steigenden Infektionszahlen der Kinder führt. Solange AIDS auf Prostituierte und Männer in der Stadt beschränkt blieb, waren kaum perinatale Infektionen möglich. Wenn man bedenkt, dass infizierte Neugeborene eine sehr kurze Lebenserwartung haben, wird deutlich, dass AIDS zu einer erheblichen Erhöhung der Kindersterblichkeit führen wird. Gemäß den Simulationsergebnissen dieses Modells würde die Kindersterblichkeit im Jahr 2020 ohne den Einfluss von AIDS 109,67 pro 1000 Lebendgeburten betragen, mit AIDS steigt die Kennziffer auf 181,23. Damit hebt AIDS die Erfolge der Bekämpfung der Kinder- und Säuglingssterblichkeit der letzten Jahrzehnte vollständig auf.

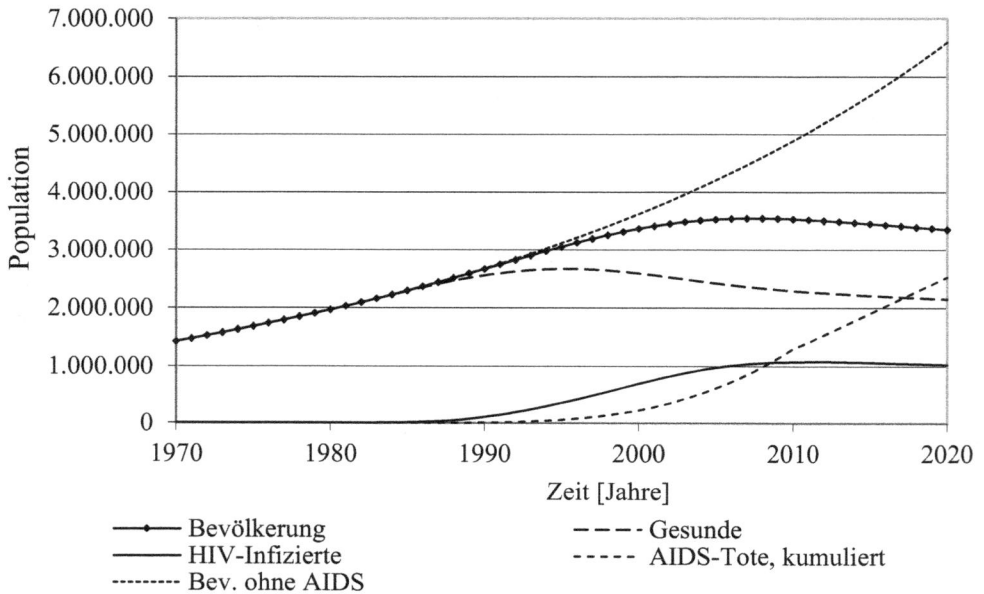

Abbildung 3.21: Bevölkerungsentwicklung und AIDS-bedingte Todesfälle, Basissimulation[272]

Von einer Million Kindern, deren Mütter HIV-positiv sind, werden durchschnittlich 250.000 perinatal infiziert. Bei der Vollendung des 12. Lebensjahres liegt die HIV-Prävalenz fast bei 0. In dieser Altersstufe sind alle Kinder, die von ihrer Mutter infiziert wurden, bereits verstorben (vgl. Abbildung 3.23).

---

[272] Quelle: Eigene Simulation.

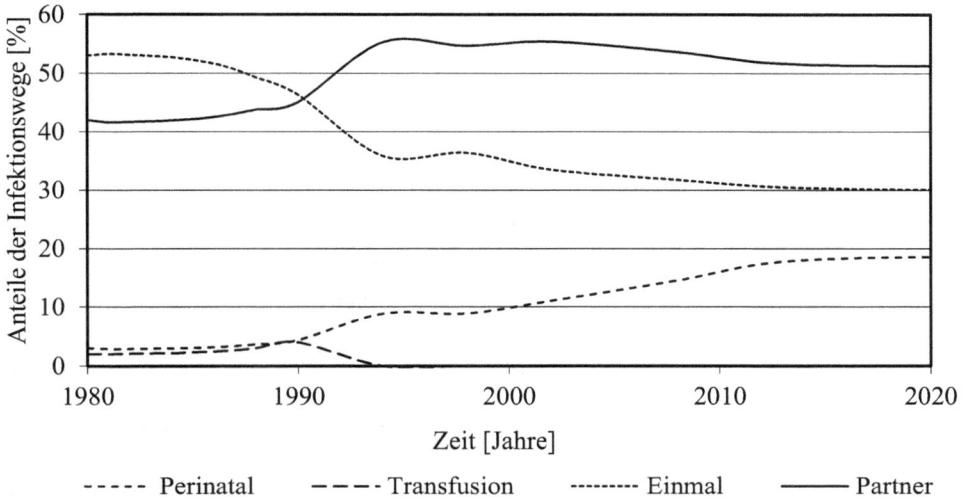

Abbildung 3.22: Anteile der Infektionswege, Basissimulation[273]

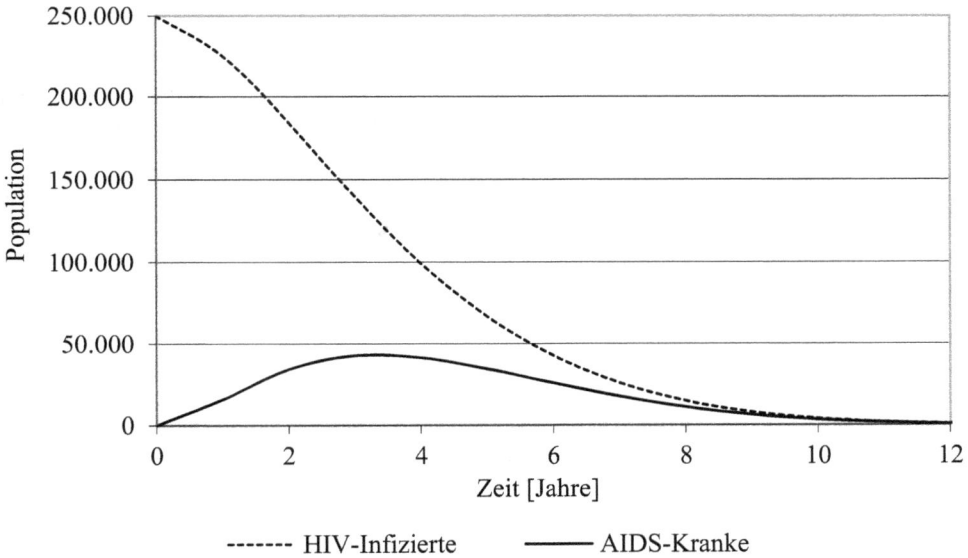

Abbildung 3.23: Gesundheitszustände von 250.000 HIV-positiven Lebendgeburten, Basissimulation[274]

---

[273]   Quelle: Eigene Simulation.

Die Verläufe von Abbildung 3.21, Abbildung 3.22 und Abbildung 3.23 zeigen die Komplexität der epidemiologischen Dynamik von AIDS auf. Die Verläufe sind nicht-linear sowie erheblich zeitverzögert und tragen damit die Eigenschaften dynamischer Systeme in sich, die das menschliche Denken in der Regel überfordern.[275] Der Gesundheitsmanager muss dieses Denken einüben, um Infektionskrankheiten wirkungsvoll zu bekämpfen.

3.2.2.2.2   Interventionen

Auch die Konsequenzen von Interventionen treten zeitverzögert und nicht-linear ein. Dies erfordert eine nachhaltige und konsequente Implementierungsplanung.

Die wirksamste Intervention gegen AIDS wäre eine effektive Impfung gegen das HI-Virus. Abbildung 3.24 zeigt die Konsequenzen einer Impfung in verschiedenen Szenarien. Der Standardlauf gibt die Fallzahlen ohne Impfung wieder. Die zweite Kurve (Szenario „Impf") geht davon aus, dass die Impfung am 1. Januar 2001 durchgeführt wurde und lebenslang zuverlässig gegen AIDS schützt. Eine weitere Simulation (Szenario „Halb") zeigt den Verlauf der Fallzahlen, der sich ergibt, wenn die Impfung nur eine Wirksamkeit von 50% hat. Es sei angenommen, dass diese beschränkte Wirksamkeit lebenslang anhält. Ein Szenario (Szenario „Kurz") gibt den Fall wieder, dass die Impfung zwar voll wirksam ist, jedoch nach 5 Jahren ihren Impfschutz verliert und keine Wiederholungsimpfung erfolgt. Die letzte Kurve zeigt die Entwicklung der AIDS-Kranken, falls eine lebenslang und 100%ig wirksame Impfung erst am 1. Januar 2006 verfügbar ist (Szenario „Verzögert").

Wie zu erwarten, führen sowohl eine verspätete als auch eine Impfung mit eingeschränkter Wirksamkeit zu steigenden Fallzahlen. Da die Prävalenz progressiv steigt, ist langfristig ein Impfstoff, der erst verspätet zur Verfügung steht, jedoch hoch wirksam ist (Verzögert), einer Impfung mit geringer Wirksamkeit vorzuziehen (Halb). Besonders interessant ist der Verlauf der Fallzahlen, wenn die Impfung nur fünf Jahre wirksam ist (Kurz). Wie zu erwarten, sind die Kurven für „Impf" und „Kurz" bis Ende 2005 identisch. Anschließend steigt jedoch die Zahl der Neuinfektionen so stark an, dass im Jahr 2020 mehr Menschen an AIDS leiden als für den Fall, dass überhaupt keine Impfung durchgeführt wurde. Dies ist darauf zurückzuführen, dass die Menschen, die fünf Jahre lang vor der Infektion mit HIV geschützt waren, anschließend ein hohes Infektionsrisiko haben.

Ein Impfstoff, der keinen lebenslangen Schutz gewährt, kann folglich in Entwicklungsländern zu einer Akzeleration der demografischen und ökonomischen Konsequenzen von AIDS führen, wenn keine regelmäßigen Wiederholungsimpfungen durchgeführt werden. Deshalb müssen Impfkampagnen nachhaltig sein, sonst verstärken sie die ökonomische und epidemiologische Katastrophe, die AIDS für Entwicklungsländer bedeutet.

---

[274]   Quelle: Eigene Simulation.
[275]   Vgl. Fleßa 2010b, S. 30–32.

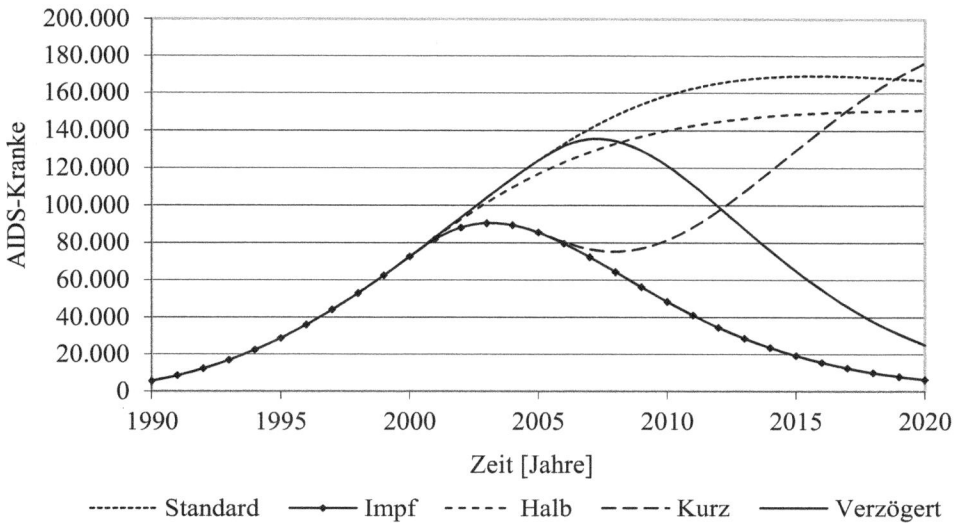

Abbildung 3.24: Impfszenarien[276]

Da zwischen 92% (im Jahr 1990) und 81% (im Jahr 2020) aller Infektionen auf ungeschützten Geschlechtsverkehr zurückzuführen sind, ist die Reduktion risikoreicher Geschlechtsbeziehungen das wichtigste Mittel der Verhaltensprävention. Sie kann durch zwei Strategien verfolgt werden: Einerseits zielen Aufklärungsprogramme auf eine Reduktion der Koitusfrequenz, wobei insbesondere die Zahl der promiskuitiven Kontakte verringert werden soll. Andererseits können Infektionen durch die sachgemäße Verwendung von Kondomen reduziert werden, so dass die Erhöhung der Akzeptanz dieses Verhütungsmittels und die Kenntnis seiner Anwendung ein Schwerpunkt vieler AIDS-Kontroll-Projekte ist.

Die Gewichtung beider Strategien im optimalen Portfolio der AIDS-Bekämpfung ist umstritten. Zahlreiche AIDS-Kontroll-Programme verteilen Kondome kostenlos oder subventionieren den Verkaufspreis. Viele kirchliche Aufklärungsprogramme hingegen propagieren sexuelle Enthaltsamkeit als wichtigstes Mittel der Infektionsprophylaxe. Insbesondere die katholische Kirche lehnt den Vertrieb von Kondomen ab, da sie nicht nur vor AIDS schützen, sondern auch ein wirkungsvolles Verhütungsmittel sind. Aber auch zahlreiche Kirchenführer protestantischer und islamischer Glaubensgemeinschaften assoziieren Kondome mit hoher Promiskuität und einem als sündig empfundenen Sexualverhalten vor bzw. außerhalb der Ehe.

Abbildung 3.25 demonstriert die Entwicklung der Zahl der AIDS-Kranken in der Modellregion für unterschiedliche Szenarien. Die oberste Kurve zeigt die Fallzahl ohne jegliche Intervention (Szenario „Standard"). Eine weitere Kurve gibt den Verlauf für den Fall wieder, dass ab dem Jahr 2001 bei allen promiskuitiven Beziehungen ein Kondom verwendet wird, das

---

[276]   Quelle: Eigene Simulation.

einen 100%igen Schutz bietet (Szenario „Promis").[277] Die Koitusfrequenz innerhalb der Partnerschaft soll unverändert bleiben. Ein weiteres Szenario ist die Reduktion des ungeschützten Geschlechtsverkehrs innerhalb der Partnerschaften um 30% sowie der promiskuitiven Beziehungen um 50% (Szenario „Teil"). Schließlich soll noch der Fall betrachtet werden, dass lediglich Berufs- und Gelegenheitsprostituierte Kondome verwenden (Szenario „Prost").

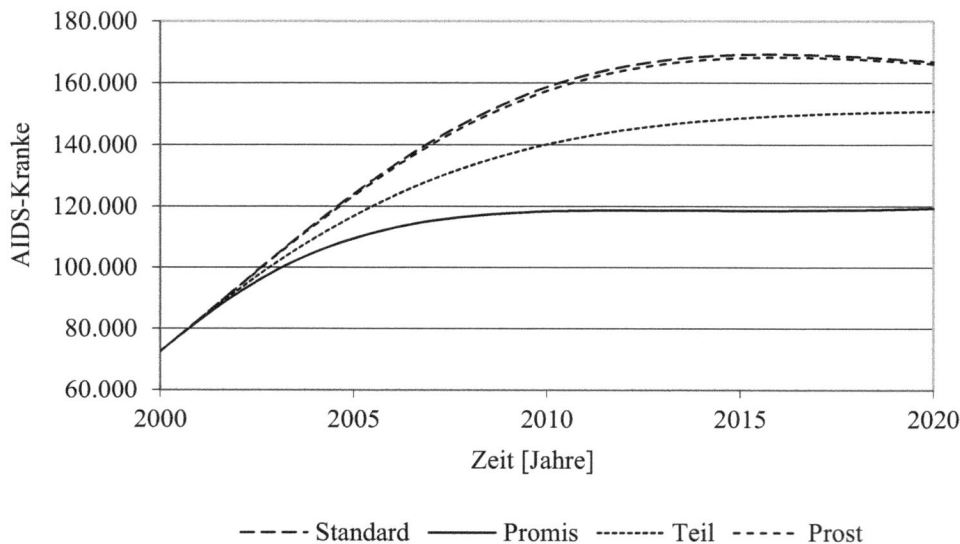

Abbildung 3.25: Verhaltensszenarien[278]

Wie zu erwarten, ist die Unterbrechung der Übertragung des HI-Virus am effektivsten, wenn bei allen promiskuitiven Geschlechtsbeziehungen Kondome verwendet werden (Promis). In diesem Fall beträgt die Zahl der AIDS-Kranken im Jahr 2020 nur 71,60% der Fälle, die im Standardmodell ohne jegliche Prävention ermittelt wurden (Standard). Eine teilweise Reduktion des ungeschützten Geschlechtsverkehrs, sowohl in der Partnerschaft als auch in Einmalbeziehungen (Teil), zögert zwar die HIV-Ausbreitung etwas heraus, die Zahl der AIDS-Kranken im Jahr 2020 wird jedoch nur 9,60% unter der Fallzahl ohne jegliche Intervention liegen. Die Ausschaltung der Berufs- und Gelegenheitsprostituierten als Infektionsweg (Prost) reduziert die Zahl der AIDS-Fälle im Jahr 2020 nur um 6.861 (0,41%).

Die Zahl der benötigten Kondome hängt stark von der Wahl des Szenarios ab. Falls alle Geschlechtsbeziehungen mit Kondomen versorgt werden sollen, müssen bis zu 236 Millio-

---

[277]   Die Effektivität von Kondomen untersuchen Pinkerton & Abramson 1997; Davis & Weller 1999; Holmes, Levine & Weaver 2004.

[278]   Quelle: Eigene Simulation.

nen Kondome bereitgestellt werden. Falls nur die promiskuitiven Kontakte geschützt werden, benötigt man 11,5 Millionen Kondome. Im Falle einer Reduktion der ungeschützten Beziehungen in der Partnerschaft um 30% und der promiskuitiven Beziehungen um 50% müssen 150 Millionen Kondome verwendet werden. Die Zahl der Kondome zum Schutz vor Infektionen durch den Kontakt mit Prostituierten ist hingegen relativ gering. Sie beträgt lediglich 740.000. Die hohe Zahl benötigter Kondome deutet auf einen weiteren Komplexitätsfaktor hin: die Logistik. Sowohl die Beschaffung als auch die Distribution von Kondomen in Ländern mit geringem Sozialprodukt, großer Fläche und schwacher Infrastruktur stellt ein nicht zu vernachlässigendes Problem dar. Deshalb begleiten Social Marketing Projekte häufig die AIDS-Kontroll-Maßnahmen, um eine flächendeckende Verfügbarkeit zu gewährleisten.[279]

In der Literatur ist die Komplexität der epidemiologischen Dynamik weiterer Übertragungswege (perinatal, Übertragung im Gesundheitswesen, traditionelle Riten) beschrieben. Die wenigen Auswirkungen sollen genügen, um aufzuzeigen, dass der praktische Gesundheitsmanager stets auch ein Experte der jeweiligen Krankheit sein muss, die er bekämpft.

3.2.2.3 Anti-retrovirale Medikamente

Der State-of-the-Art der Behandlung von HIV-Infizierten ist die Highly Active Antiretroviral Therapy (HAART), die beispielsweise in Deutschland Medikamentenkosten von ungefähr 12.500€ verursacht.[280] Auch außerhalb des Patentschutzes bzw. der TRIPS-Abkommen sind diese Medikamente für die meisten Entwicklungsländer kaum finanzierbar. Angesichts der enormen humanitären, sozialen und auch ökonomischen Bedeutung von AIDS ist jedoch schnell die Forderung laut geworden, zumindest eine Form der antiretroviralen Therapie (ART) in Entwicklungsländern zu ermöglichen. Der Global Fund sah und sieht darin eine seiner wichtigsten Aufgaben.

Der Zugang zu ART wird von vielen als ein Menschenrecht verstanden, und Zweifel an dieser Intervention werden selten geäußert, da dies gegen die „political correctness" wäre.[281] Wer möchte schon den leidenden AIDS-Patienten die lebensnotwendigen Medikamente absprechen? Trotzdem gibt es aus Sicht des Gesundheitsmanagements zumindest die Notwendigkeit, die Medikamentenpolitik zu reflektieren, da drei grundlegende Probleme erkannt und adressiert werden müssen: Opportunitätskosten, Nachhaltigkeit und Absorptionsfähigkeit.

Opportunitätskosten sind die Kosten der verlorenen Alternative durch eine bestimmte Mittelverwendung, d.h., Ressourcen, die in ART fließen, stehen für eine alternative Mittelverwendung nicht mehr zur Verfügung. Dies betrifft sowohl die Prävention von HIV als auch die Behandlung anderer Krankheiten. Jede Geldeinheit, die für HIV-Medikamente ausgegeben wird, fehlt bei den Aufklärungsprogrammen. Und jede Geldeinheit, die in ART fließt,

---

[279]   Vgl. Bichmann 2010.
[280]   Vgl. Fritzsche et al. 2012.
[281]   Vgl. Marseille, Hofmann & Kahn 2002; MacKellar 2005; Shiffman 2006; Boerma & Stansfield 2007; Lyman & Wittels 2010.

kann nicht mehr verwendet werden, um das Gesundheitssystem insgesamt und damit die Behandlung anderer Krankheiten zu stärken. Das Statement des Global Fund, er habe x Menschenleben durch ART gerettet, ist damit aussagelos, wenn man nicht gleichzeitig angibt, wie viele Menschenleben man gerettet hätte, wenn die Ressourcen z.B. in Aufklärung oder in die Behandlung von Durchfällen und Geburtskomplikationen investiert worden wären.

Das Opportunitätskostenargument ist sinnlos, wenn keine Ressourcenknappheit besteht oder die Ressourcen nur für einen bestimmten Zweck zur Verfügung stehen, d.h., wenn keine Ressourcenkonkurrenz besteht. Tatsächlich wird immer wieder argumentiert, die Geldgeber, die ihre Mittel für ART geben, würden nichts anderes finanzieren. Dies zeugt jedoch von einer geringen strategischen Perspektive, denn langfristig wäre es natürlich möglich, Gelder von ART in Prävention und von AIDS zur allgemeinen Gesundheitsförderung umzuwidmen, wenn man dies möchte.

Die Schätzungen, was ART in Entwicklungsländern kosten würde, gehen weit auseinander.[282] Einig ist man sich hingegen darin, dass die derzeitigen Ressourcen nur für (je nach Land) 20–50% der Patienten genügen und dass ART voraussichtlich noch für mindestens eine Generation im großen Stil subventioniert werden muss. Damit stellt sich das Problem der Nachhaltigkeit, d.h., es muss geklärt werden, welche Institutionen bereit und in der Lage sind, langfristig ART und alle seine Folgen zu finanzieren. Da es auch im Internationalen Gesundheitswesen (Mode-)Wellen gibt, kann bezweifelt werden, dass HIV/AIDS in 20 Jahren selbst bei identischer epidemiologischer Bedeutung noch die Priorität haben wird wie heute.

Für den einzelnen Patienten stellt natürlich auch die Verlängerung seines Lebens um wenige Jahre einen großen Erfolg dar. Systemisch betrachtet macht ART aber nur Sinn, wenn die Finanzierung durchgehalten wird, bis entsprechende Medikamente zur Verfügung stehen, die nicht nur den Ausbruch von AIDS verhindern, sondern die Krankheit wirklich heilen. Ansonsten entwickeln sich Langzeitfolgen, die kaum zu verantworten sind.

Kurzfristig reduziert ART die AIDS-bedingte Sterblichkeit erheblich. Die langfristige Komplexität ist jedoch deutlich höher, da es Rückkopplungen gibt. Zum einen kann der Einsatz eines anti-retroviralen Medikamentes zur Resistenzbildung beitragen, vor allem in Gebieten, wo die regelmäßige Medikamentenlogistik und -einnahme nicht garantiert werden können. Zum anderen ist es umstritten, wie sich die Verfügbarkeit eines Medikamentes auf das Sexualverhalten auswirkt. Die Botschaft, dass AIDS "geheilt" werden kann, die objektiv falsch ist, aber subjektiv doch sehr verlockend wirkt, könnte die Angst vor ungeschütztem Geschlechtsverkehr reduzieren.

Drittens muss auch die Absorptionsfähigkeit eines Landes betrachtet werden, d.h. die "ability of a country or organisation to receive aid and use it effectively".[283] Aus Sicht des Gesundheitsmanagements ist sie die Fähigkeit eines Empfängers, finanzielle Mittel zu empfangen und auftragsgemäß zu verwenden, wobei die Messeinheit der Impact der empfangenen Res-

---

[282] Vgl. Editorial 2006.
[283] Bhutta 2006, S. 428.

source auf das originäre Ziel ist. Korruption, hohe Gemeinkosten und vor allem Ineffizienz sind hierbei die größten Problemfelder. Je höher die Summen zur Bekämpfung von AIDS im Vergleich zum eigenen Gesundheitsbudget sind, desto größer ist die Wahrscheinlichkeit, dass die Gelder die Korruption fördern, einen Wasserkopf an Verwaltung produzieren und letztlich größtenteils auf dem Weg zu den eigentlich Betroffenen versacken. Angesichts der Tatsache, dass die Zuschüsse aus dem Ausland bei einigen Ländern und nicht wenigen Nichtregierungsorganisationen einen beträchtlichen Teil der Mittel ausmachen, braucht man sich nicht zu wundern, dass Korruption mittlerweile eines der Hauptprobleme im Gesundheitswesen ist und die Förderung der guten Regierungsführung („Good Governance") zu einem Schwerpunkt der internationalen Zusammenarbeit geworden ist.[284]

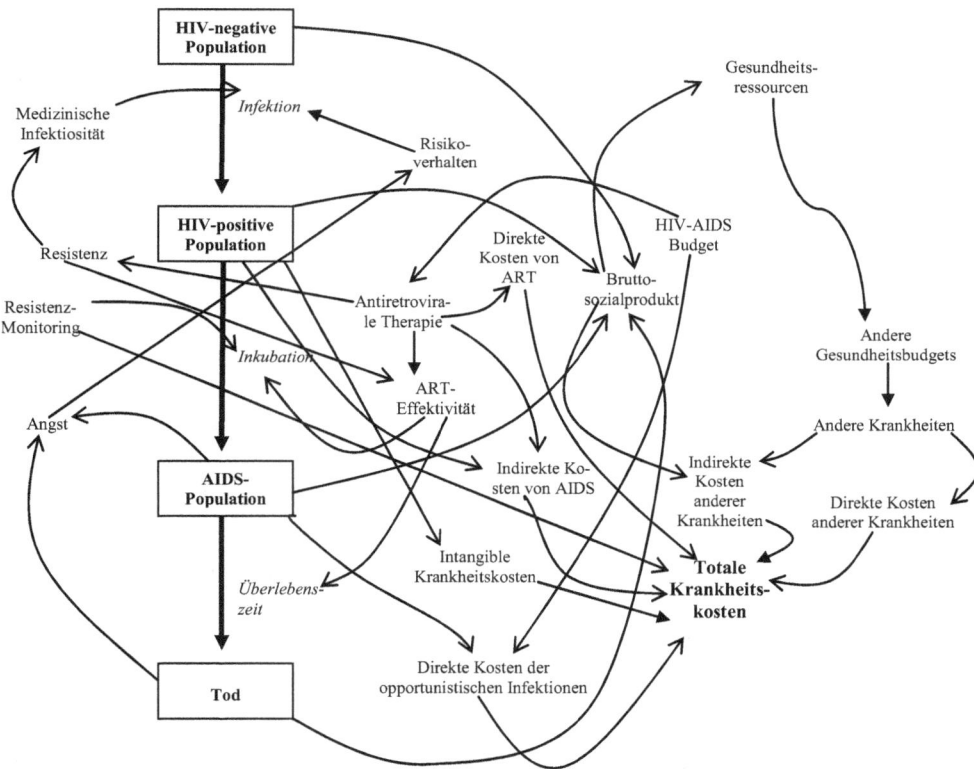

Abbildung 3.26: Langfristige Wirkungen der anti-retroviral Therapie[285]

Abbildung 3.26 fasst die ersten beiden Aspekte noch einmal zusammen. Es geht hierbei nicht um eine Ablehnung von ART in Entwicklungsländern. Vielmehr müssen die Neben-, Rück-

---

[284] Vgl. Lewis 2006.

[285] Quelle: Eigene Darstellung.

und Folgewirkungen gleich von Anfang an erfasst und berücksichtigt werden, um verant-wortlich zu handeln. Dies erfordert ein Denken in Interdependenzen, Nicht-Linearitäten und Zeitverzögerungen.

Zusammenfassend zeigt sich AIDS als eine Infektionskrankheit, die auch in den nächsten Jahren von großer Bedeutung für das Internationale Gesundheitsmanagement sein wird. Monokausale Schlussfolgerungen, kurzfristige Interventionen, schnelle Aktionen und einfa-ches Denken müssen an der Komplexität der epidemiologischen Dynamik scheitern. Das Internationale Gesundheitsmanagement ist gefordert, diese Zusammenhänge zu analysieren und komplexitätskonforme Lösungsvorschläge zu unterbreiten.

3.2.3   Malaria

3.2.3.1   Bedeutung

Die Malaria ist ein Beispiel für eine Krankheit, die durch einen Vektor übertragen wird und damit einen komplexeren Übertragungsweg hat als AIDS. Sie ist eine durch Einzeller der Gattung Plasmodium hervorgerufene Parasitose und die mit Abstand weitverbreitetste Tro-penerkrankung. Die Schätzungen der Fallzahl schwanken erheblich und hängen stark von den Niederschlägen ab. Häufig wird eine Zahl von jährlich 250–500 Millionen Erkrankungen und 0,5–4 Millionen Todesopfer angegeben.[286] Etwa ein Drittel der Weltbevölkerung lebt in Regionen, in denen Malariarisiko besteht, und ein weiteres Drittel wohnt in Gebieten, in denen Malaria ausgerottet wurde, die jedoch latent von einer Reinvasion gefährdet sind (vgl. Abbildung 3.27).

Im Jahr 2008 belief sich die Zahl der Malariafälle nach WHO-Angaben auf 241 Millionen (davon 204 Millionen in Afrika), die Zahl der Todesfälle auf 890.000 (806.000 davon in Afrika) und der Verlust an DALYs auf 34 Millionen (Afrika: 31 Millionen).[287] Afrika ist damit im Fokus der Malariaforschung und nur 7% der Bevölkerung Afrikas südlich der Sa-hara lebt außerhalb von Malariagebieten.[288]

Das Krankheitsbild der Malaria wurde bereits im Altertum beschrieben. Das Wort leitet sich vom Lateinischen „mala aria" („schlechte Luft") ab, da vermutet wurde, dass die häufigen Fieber in den Sümpfen Mittelitaliens durch Ausdünstungen entstehen würden. In Wirklich-keit war es die Malaria, die bereits zu römischen Zeiten zahlreiche Todesopfer forderte.[289] In Europa war Malaria bis zum Anfang dieses Jahrhunderts gefürchtet. Größere Bedeutung hatte diese Krankheit jedoch in den USA. Die gefährlichste Form der Malaria (Malaria Tropica) wurde wahrscheinlich von afrikanischen Sklaven eingeschleppt und entwickelte sich in den Südstaaten zur Infektionskrankheit mit der höchsten Prävalenz. Während des

---

[286]   Vgl. Breman, Alilio & Mills 2004; Greenwood et al. 2005; WHO 2008c.
[287]   Vgl. http://www.who.int/healthinfo/global_burden_disease/estimates_regional/en/index.html.
[288]   Vgl. Müller 2011.
[289]   Vgl. Oaks 1991.

Bürgerkrieges starben 8.000 Soldaten an Malaria, und mehr als 1,2 Millionen Fälle wurden unter den Soldaten gezählt.[290]

Die Ausrottung der Malaria in weiten Teilen der Welt ist teilweise auf die Bekämpfungs-maßnahmen zurückzuführen, die seit Anfang dieses Jahrhunderts von verschiedenen Staaten und Stiftungen (z.B. Rockefeller Foundation) durchgeführt wurden. 1955 wurde auf der 14. Vollversammlung der Weltgesundheitsorganisation die weltweite Malariaausrottung als strategisches Ziel beschlossen, wobei vor allem die Bekämpfung des Überträgers (Anophe-les-Moskito) mit Hilfe von zyklischen Besprühungen der Innenwände von Häusern mit DDT propagiert wurde. Damals teilten viele die euphorische Illusion, bis zum Jahr 1970 Malaria weltweit ausrotten zu können.[291]

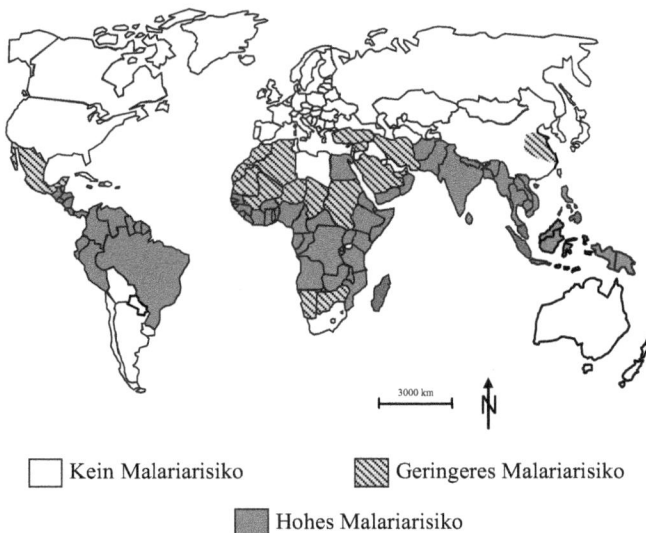

| ☐ Kein Malariarisiko | ▨ Geringeres Malariarisiko |
| ■ Hohes Malariarisiko | |

Abbildung 3.27: Malariarisiko (2003)[292]

Während in den Subtropen und in den gemäßigten Breiten durchaus beeindruckende Erfolge zu verzeichnen sind, herrscht mit Blick auf die Tropen heute allgemein Frustration über die Erfolge dieser Bekämpfungsmaßnahmen. Schon in den 1970er Jahren wurde der Versuch einer Malariaausrottung aufgegeben und später zu einer Malariaeindämmung („Role-Back-Malaria") reduziert, da sowohl die Anopheles gegen Chlorkohlenwasserstoffe als auch die Plasmodien gegen preisgünstige Medikamenten resistent wurden.[293] Trotz erheblicher Inves-

---

[290] Vgl. Bruce-Chwatt 1988.
[291] „This is the DDT era of malariology. For the first time it is economically feasible for nations, however undeveloped and whatever the climate, to banish malaria completely from their borders" (Russell 1955, S. 1.).
[292] Quelle: http://www.rbm.who.int/wmr2005/html/map1.htm.
[293] Vgl. Jamison, Creese & Prentice 1999, S. 49–64.

titionen (z.B. durch den Global Fund und die Gates-Foundation) in die Malariabekämpfung ist das Ziel einer Ausrottung der Krankheit illusorisch, solange es keine wirksame Impfung gibt.

Die Malaria-Ausbreitung hängt von der Temperatur und den Niederschlägen ab. Abbildung 3.28 zeigt die Abhängigkeit. Sie ergibt sich zum einen daraus, dass die Überträgermücke Wasser zum Brüten benötigt, zum anderen aus der Abhängigkeit der Anopheleslarven und der Plasmodienreifung von der Temperatur. Sinkt die Temperatur unter 20°C können die Larven nicht zu Adulttieren heranreifen und die Plasmodien entwickelt sich innerhalb der Anopheles nicht weiter. Malariafrei sind in den Tropen deshalb Trockengebiete und Höhenlagen. Weiterhin waren traditionell die dichten Regenwälder malariafrei. Durch menschliche Eingriffe (z.B. Bewässerung, Abholzung) werden jedoch immer mehr Gebiete risikoreich.

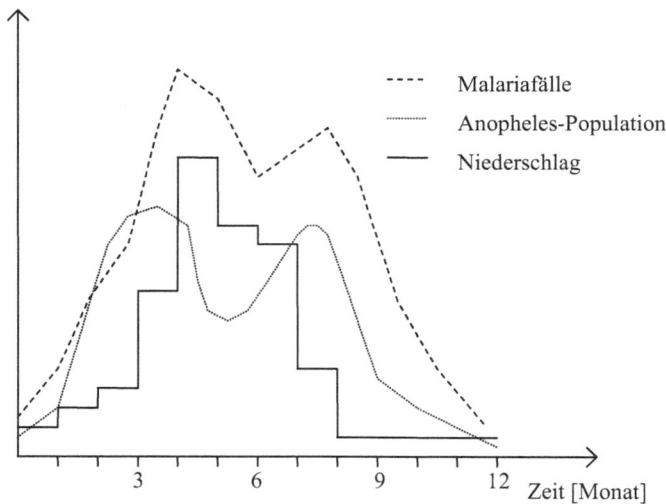

Abbildung 3.28: Niederschläge, Anophelespopulation und Malariafälle[294]

Die wirtschaftliche Bedeutung der Malaria als Entwicklungshemmnis für tropische Länder kann nicht überschätzt werden. Einerseits benötigt die Malariabekämpfung selbst große Ressourcen, andererseits gehen der Wirtschaft wichtige Arbeitskräfte durch Krankheit und Tod verloren.[295] Verschiedene Autoren haben den Verlust an Arbeitskraft durch Malaria geschätzt. Sie gehen davon aus, dass zwischen fünf und 20 (mit einem Mittel von sieben) Manntage pro Malariainfektion der Volkswirtschaft entgehen. Die WHO geht in Afrika von einem Verlust von 10 Manntagen pro Malariaanfall aus, da dort vor allem schwere Fälle der Malaria Tropica auftreten. Da in manchen Gebieten bis zu 8 Anfälle pro Jahr erreicht werden, entspricht dies einem Malariabedingten Verlust von bis zu 22% der Jahresarbeitskraft.

---

[294]   Quelle: Diesfeld et al. 2001, S. 22.
[295]   Vgl. Goodman, Coleman & Mills 2000, S. 159–174.

Die Organisation of African Union (OAU) schätzt, dass der Verlust an Arbeitskraft und die Behandlungskosten 3,6 Milliarden US$ pro Jahr betragen. Besonders problematisch ist, dass Malaria insbesondere während der Pflanzzeit (Regenzeit) auftritt und somit die Nahrungsgrundlage der Subsistenzlandwirte gefährdet.[296]

Die Behandlung der Malariapatienten absorbiert einen gewichtigen Teil des privaten und staatlichen Gesundheitsbudgets. Beispielsweise betrugen in Kenia im Jahr 2008 die Fallkosten der Behandlung eines Malariapatienten 68,53€, falls eine Einweisung in ein Distriktkrankenhaus nötig ist, bzw. 3,56€ für die ambulante Behandlung in einem staatlichen Dispensarium.[297] Die Belastung des Gesundheitshaushaltes durch Malaria ist jedoch größer, als diese Durchschnitte vermuten lassen, da Malaria in den meisten Gebieten starke saisonale[298] Schwankungen aufweist. Damit ist es nötig, relativ große Notfallkapazitäten vorzuhalten. Eine exakte Planung des Arbeitsanfalles ist auf Grund der Wetterabhängigkeit der Malariafallzahlen schwer möglich.

Eine Analyse der epidemiologischen Prozesse der Malaria erfordert, das komplexe System unterschiedlicher interdependenter Regelkreise zu verstehen. Hierzu gehört die Vektorökologie, d.h. der Zyklus aus Eiablage, Larvenstadium und Adulttieren. Weiterhin muss das Stechverhalten der Mücken betrachtet werden. Ökologische Parameter (z.B. Verfügbarkeit von Brutplätzen, Niederschläge, Temperatur) spielen folglich für die Malariaausbreitung eine große Rolle. Weiterhin muss das kulturelle Verhalten des Menschen einbezogen werden. Da die Anopheles nur abends und nachts sticht, ist der Aufenthaltsort des Menschen (außerhalb bzw. innerhalb der Häuslichkeit, im Bett etc.) von Bedeutung. Auch der Wohnort (z.B. Höhenlage) und die Wohnverhältnisse (z.B. Dichtigkeit der Fenster) müssen einbezogen werden. Schließlich spielen das Bevölkerungswachstum und der entsprechende Druck, in Malariagebiete auszuwandern, eine Rolle. Dementsprechend ist die Modellkomplexität deutlich höher als bei AIDS.

3.2.3.2 Komplexität

Auch für die Malaria werden im Folgenden Ergebnisse einer strategischen Simulation vorgestellt, die Einsicht in die Komplexität der epidemiologischen Prozesse sowie möglicher Interventionen geben. Das Modell unterscheidet zwei Regionen (300 m und 1500 m) und bildet die Temperatur- und Niederschlagsmuster in Ostafrika ab. Zuerst wird die Dynamik der Anophelespopulation in Grundzügen untersucht. Anschließend wird die Inzidenz und Prävalenz der Malaria in der menschlichen Bevölkerung betrachtet. Schließlich werden die Simulationsergebnisse verschiedener Szenarien aufgezeigt.[299]

Abbildung 3.29 gibt die Abweichungen der Anophelespopulationen vom jeweiligen Jahresdurchschnitt (100%) im Zeitablauf wieder. Sowohl in Region 1 als auch in Region 2 lebt die

---

[296] Vgl. Oaks 1991, S. 237–240.

[297] Vgl. Flessa et al. 2011.

[298] Auch in Gebieten mit ganzjährig starker Malariaübertragung (holoendemische Gebiete) gibt es noch erhebliche saisonale Schwankungen.

[299] Vgl. Fleßa 1999; Flessa 2002.

jeweils größte Anzahl von Anopheles im April, also auf dem Höhepunkt der großen Regenzeit. In beiden Regionen sind nun ausreichend Brutplätze vorhanden, und die Temperaturen sind hoch genug, um eine erfolgreiche Brut zu garantieren. Die abnehmenden Niederschläge bis zum Juli führen in beiden Regionen zu einer starken Abnahme der Zahl der Anopheles, da einerseits die Brutplätze zurückgehen, andererseits die Temperatur eine längere Brutzeit und damit einen relativen Mehrbedarf an Brutplätzen hervorruft. Im August ist es in beiden Regionen zu kalt, um eine erfolgreiche Brut zu gewährleisten. Im September steigt in Region 1 die Durchschnittstemperatur wieder über 20 Grad, so dass sich die Larven entwickeln können. Die zunehmenden Regenfälle während der kleinen Regenzeit führen sodann zu einem erneuten Anstieg der Anophelespopulationen. Dementsprechend kommt es im Oktober, auf dem Höhepunkt der kleinen Regenzeit, in Region 1 zu einem zweiten Maximum der Anophelespopulation. In Region 2 ist jedoch während dieser Zeit die Durchschnittstemperatur nicht ausreichend, so dass sich die Eier zu Anopheles entwickeln können. Eier und Larven sterben ab, und der Anstieg von geeigneten Wasserstellen für die Brut ist ohne Konsequenz auf die Anophelespopulation. Erst ab November steigt die Durchschnittstemperatur über 20 Grad an, so dass sich Eier wieder zu Anopheles entwickeln können. Die Population entfaltet jedoch keine hohe Dynamik, da in diesem Monat die Niederschläge rückläufig sind.

Die Zahl der infektiösen Moskitos hingegen schwankt bei weitem nicht so stark wie die Gesamtzahl der Moskitos oder die Zahl der nicht-infizierten Moskitos. Der Anteil der infektiösen Moskitos nimmt während der großen Regenzeit in Region 1 zwar zu, ihr Anstieg ist jedoch deutlich geringer als der Anstieg der gesamten Population. Dementsprechend sinkt das Risiko einer Übertragung pro Stich. Während der kalten Monate nimmt die Population ab, insbesondere da keine neuen Moskitos mehr gebrütet werden. Der hohe Anteil an alten Insekten, die bereits lange genug gelebt haben, um sich mit hoher Wahrscheinlichkeit infiziert zu haben, führt dazu, dass während dieser Zeit die Infektionswahrscheinlichkeit pro Stich deutlich zunimmt. Anopheles haben nur eine durchschnittliche Lebensdauer von einem Monat. Deshalb ist die Zahl der Alttiere beim Einsetzen der kleinen Regenzeit im Oktober relativ gering. Die Regenzeit und die warmen Temperaturen führen deshalb nicht nur zu einem rasanten Anstieg der Anophelespopulation, sondern auch zu einem Absinken des Anteils der älteren Tiere an der Population und damit zu einem geringeren Infektionsrisiko pro Stich. Folglich kann aus der Gesamtzahl der Moskitos nur sehr bedingt auf die Malariagefahr zu einem bestimmten Zeitpunkt im Jahreslauf geschlossen werden.

Die durchschnittliche Durchseuchung der Anopheles in Region 1 beträgt 25,64%. Dies bedeutet, dass im Jahresdurchschnitt ein Viertel aller Stiche potentiell infektiös ist. In Region 2 ist die Malaria auf Grund von klimatischen Gegebenheiten deutlich geringer, so dass im Durchschnitt nur 4,52% der Anopheles gefährlich sind. Auch hier verhält sich der Anteil der infektiösen Moskitos an der Gesamtpopulation gegenläufig: in Monaten mit hohem Mückenaufkommen sind relativ gesehen nur wenige Moskitos infektiös, in Monaten mit geringer Anophelesdichte ist der einzelne Stich relativ gefährlich. So beträgt beispielsweise im November die Wahrscheinlichkeit, von einer infektiösen Anopheles gestochen zu werden, in Region 1 nur 4,42%, während sie in Region 2 bei 16,05% liegt.

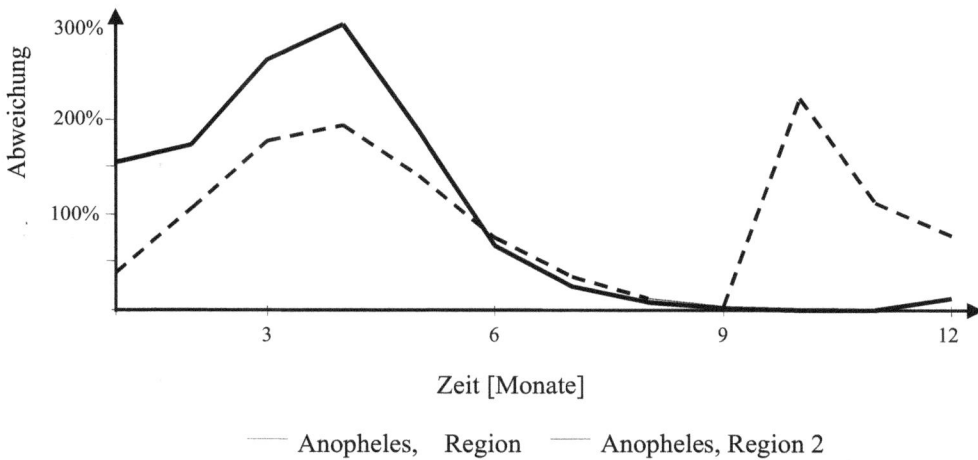

Abbildung 3.29: Anophelespopulation[300]

Auch die Morbidität unterscheidet sich zwischen den Regionen. Während in Region 1 im Durchschnitt 4,05 Infektionen pro Jahr erlitten werden, sind es in Region 2 nur 0,37 Infektionen. Deshalb leiden in Region 2 durchschnittlich nur 0,65% der Bevölkerung an Malaria, während die Morbidität in der Talregion 7,50% beträgt. Folglich ist die Malariaprävalenz in Region 1 ungefähr 11,5-mal so stark wie in Region 2. Dies zeigt sich auch in den Mortalitäten: In Region 1 sterben im Jahresdurchschnitt etwa 2,02% der Bevölkerung an Malaria, während es in Region 2 nur 0,24% sind. Prozentual ist das Sterberisiko pro Malariafall in Region 2 (0,63%) höher als in Region 1 (0,50%), da 53,14% der Bevölkerung in Region 1 semi-immun sind, während in Region 2 nur 7,47% der Bevölkerung diesen Schutz haben.

Abbildung 3.30 gibt beispielhaft die Inzidenz und Prävalenz der Malaria in Region 1 wieder. Wie zu erwarten, läuft die Inzidenz (Zahl der Neuinfektionen) der Prävalenz (Zahl der Erkrankten) ungefähr 15 Tage voraus, da von der Infektion bis zum Ausbruch der Krankheit eine Inkubationszeit verstreicht. Gemäß dem Auftreten der Anopheles kommt es in Region 1 zu zwei Höhepunkten der Malaria Anfang Mai (globales Maximum) und Anfang Januar (lokales Maximum). In Region 2 liegt ein monomodaler Verlauf mit deutlich höherer Streuung vor. Der Variationskoeffizient beträgt 61,33% in Region 1 und 135,19% in Region 2. Es zeigt sich folglich, dass in holoendemischen Regionen (Region 1) die Schwankungen deutlich geringer sind als in den anderen Regionen (Region 2).

---

[300] Quelle: Eigene Simulation.

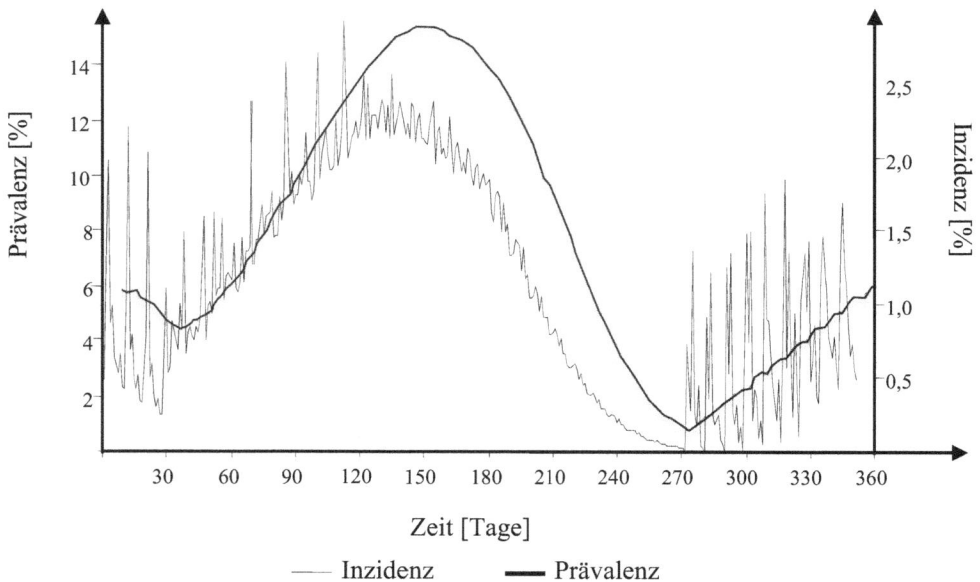

Abbildung 3.30: Inzidenz und Prävalenz in Region 1[301]

Die Inzidenz hängt stark von der Mückenpopulation ab, die durch Temperatur und Niederschläge gesteuert wird. Da Übertragung und Larvenentwicklung bestimmten Mindesttempe-
raturen unterliegen, ist die tägliche Schlupfrate keine stetige Funktion, sondern kann sprung-
weise ansteigen. Damit verläuft aber auch die Inzidenz nicht stetig. Lediglich die Prävalenz
erscheint als geglättete Kurve. Da zum Zeitpunkt t=270 (September) in Region 1 erstmals
wieder Anopheles erfolgreich brüten, sind die Schwankungen in dieser Zeit besonders stark.
Später werden sie geringer.

In Region 1 schwankt die Zahl der Infektionen nicht so stark wie die Zahl der Anopheles
(Variationskoeffizient der Anopheles: 69,36%; Variationskoeffizient der Malaria: 60,30%).
Insbesondere wird das starke Anwachsen der Moskitopopulation während der kleinen Regenzeit (Oktober, November) nicht durch hohe Inzidenzen oder Prävalenzen reflektiert. Dies
begründet sich primär darin, dass die höhere Moskitodichte durch ein geringeres Risiko pro
Stich kompensiert wird, da sehr viele junge Moskitos leben und stechen, die noch nicht infektiös sind. In Region 2 tritt Malaria epidemisch im Juni auf, wobei die Schwankungen der
Malariaprävalenz (Variationskoeffizient: 131,24%) höher sind als die Streuung der Anophelespopulation (Variationskoeffizient: 105,79%). Region 1 und Region 2 verhalten sich
folglich gegensätzlich.

Die Komplexität des Ökosystems spiegelt sich auch in der geringen Prognostizierbarkeit der
Wirkung von Interventionsmaßnahmen wider. Einfache, lineare Modelle müssen versagen.
Dies soll am Beispiel der Vektorbekämpfung und eines Bettnetzprogramms aufgezeigt werden.

---

[301]   Quelle: Eigene Simulation.

Larven und erwachsene Anopheles werden mit Hilfe von chemischen (Larvizide, Insektizide) oder biologischen (z.B. larvenfressende Fische, Sterile-Insekten-Technik) Maßnahmen
getötet. Das Mittel der ersten Wahl war hierfür lange die regelmäßige Besprühungen der
Hausinnenwände mit DDT („In-door-Spraying").[302] Dies hat sich als effiziente Methode der
Vektorbekämpfung erwiesen, da die relevanten Anophelesspezien endophil und endophag
sind, ihre Opfer also in der Regel in Häusern suchen und nach der Blutmahlzeit an der Haus-
innenwand ruhen, bevor sie sich auf den Weg zur Eiablage macht. Ein bestimmter Teil der
Moskitos wird dadurch getötet. Abbildung 3.31 zeigt die Konsequenzen des In-door
Spraying. Die Abbildung geht davon aus, dass ein konstantes jährliches Budget investiert
wird.

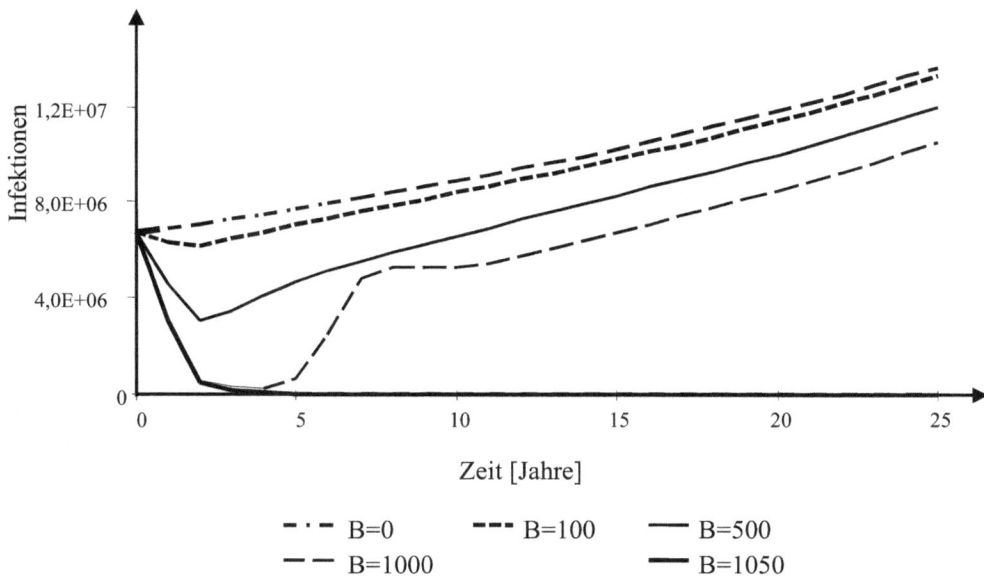

Abbildung 3.31: Konsequenzen des Indoor-Spraying (Region 1)[303]

Die oberste Kurve stellt die Entwicklung der Infektionen ohne Intervention im Zeitablauf
dar. Die Inzidenz steigt proportional zur Bevölkerungszahl, d.h., eine wachsende Bevölkerung führt auch zu einer wachsenden Zahl von Infektionen. Die Einführung einer In-door-
Besprühung mit einem jährlichen, konstanten Budget (B=100) verringert in beiden Regionen
die Zahl der Infektionen gegenüber der Ausgangssituation. In Region 1 werden in 25 Jahren
12,62 Millionen Infektionen weniger gezählt, während in Region 2 4,43 Millionen Infektionen vermieden werden. Dementsprechendes gilt für ein fünffaches Jahresbudget (B=500).

---

[302] Vgl. Müller 2011, S. 107–111.
[303] Quelle: Eigene Simulation.

Bei hohen jährlichen Budgets (B=1000) entsteht ein interessanter Verlauf: Die Infektionszahlen nehmen zuerst stark ab. Die Intensität des In-door-Spraying genügt jedoch nicht, die
Malaria in der holoendemischen Region komplett auszurotten. Dies ist erst ab einem noch
höheren Budget (B=1050) möglich. Die Malaria ist nach ungefähr vier Jahren vollkommen
erloschen. Jetzt können die Besprühungsprogramme aufgegeben werden, ohne dass es zu
einem erneuten Ausbruch der Krankheit kommen kann.[304] Bei niedrigeren Budgets (B=1000)
nimmt jedoch die Wirkung der Besprühung ab. Dies liegt einerseits an der sinkenden Immunität der Bevölkerung. Durch die abnehmende Zahl der Infektionen sinkt auch der Schutz der
Bevölkerung. Dadurch steigt die Infektionsgefahr pro Stich. Andererseits wächst die Bevölkerung, so dass das jährliche Budget für immer mehr Häuser ausgegeben werden muss. Es
kommt zu einem kritischen Punkt, ab dem der Anteil der besprühten Häuser nicht mehr ausreicht, um die Malaria einzudämmen. Dadurch entsteht eine neue Infektionswelle. Langfristige Präventionsprogramme können folglich nur nachhaltig sein, wenn ihr Budget parallel
zur Bevölkerung wächst. Dies wird bislang im Internationalen Gesundheitsmanagement zu
wenig beachtet.

Das Moskitonetz ist die derzeit wichtigste Form der Primärprävention gegen Malaria. Die
Anopheles sticht vor allem nachts, während der Mensch im Bett liegt und schläft. In dieser
Zeit kann er wirkungsvoll durch Bettnetze geschützt werden. Seit Anfang der 90er Jahre
wird intensiv diskutiert, ob der flächendeckende Einsatz von imprägnierten Bettnetzen eine
nachhaltige Wirkung auf die Prävalenz und Inzidenz der Malaria hat. Die Imprägnierung ist
einerseits toxisch, so dass ein Teil der Anopheles bei dem Versuch, den Schlafenden zu stechen, stirbt. Vor allem aber haben die imprägnierten Netze eine abstoßende Wirkung, so dass
die meisten Anopheles von Anfang an von einem Stechversuch absehen werden.

Die Befürworter argumentieren, dass vor allem Kleinkinder relativ leicht vor Stichen geschützt werden können, da sie während der ganzen Nacht im Bett liegen. Sie haben eine
besonders hohe malariabedingte Mortalität, so dass sie vorzugsweise schützenswert sind.
Ältere Kinder und Erwachsene sind auch nachts aktiv, so dass sie nicht mehr so stark von
Netzen profitieren werden. Einige kurzfristige Feldstudien der genannten Befürworter der
imprägnierten Bettnetze haben gezeigt, dass die Mortalität bei Kleinkindern signifikant ge-
senkt werden kann.

Es gibt allerdings auch Wissenschaftler, die vor einem breiten Einsatz von Bettnetzen war-
nen.[305] Sie argumentieren, dass sich insbesondere während der ersten Lebensjahre die Immunität aufbaut. Netze verhindern, dass Kleinkinder gestochen und damit immun werden. Ältere Kinder und Erwachsene werden dann umso häufiger und schwerer krank. Hinzu kommt
noch, dass die Gesamtzahl der Stiche kaum weniger werden wird. Die Anopheles werden
vielmehr ihre Aktivitäten auf die älteren Altersgruppen konzentrieren, da sie von Kleinkindern abgehalten werden. Damit kann es zu einem „mortality rebound"[306] kommen, der die
Kosten-Wirksamkeit der Bettnetze erheblich reduziert.

---

[304]   Das Modell schließt eine Reinvasion von außen aus.
[305]   Einen Überblick gibt Enayati & Hemingway 2010.
[306]   Goodman, Coleman & Mills 2000, S. 46

Im Folgenden soll untersucht werden, welche Auswirkungen es hat, wenn das Bettnetzprogramm nach fünf Jahren unterbrochen wird. Abbildung 3.32 zeigt die Ergebnisse für Region
1.

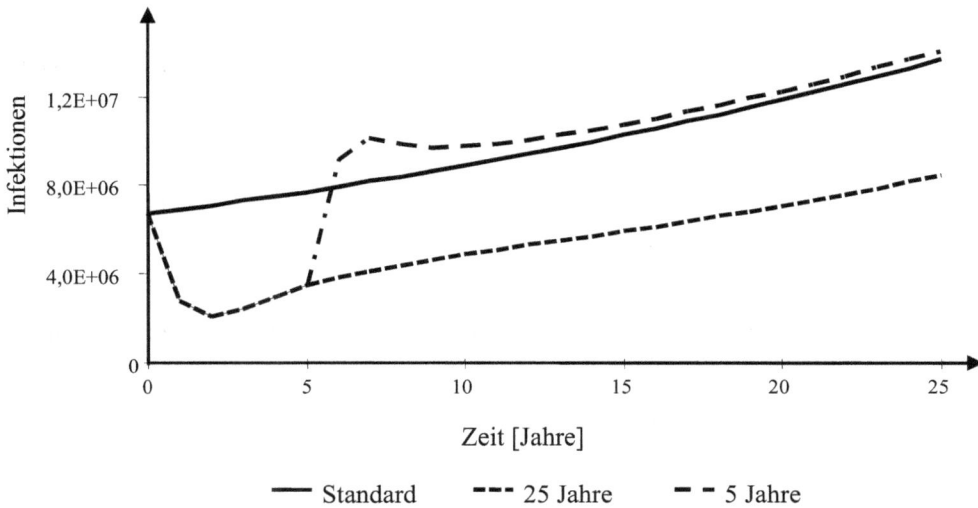

Abbildung 3.32: Bettnetzprogramm, Region 1[307]

Die kontinuierliche Verwendung von Bettnetzen bei Kindern unter fünf Jahren hat einen
eindeutig positiven Effekt auf Malariainzidenz und -mortalität. Allerdings ist die Auswirkung in Region 1 in den ersten beiden Jahren am größten. Anschließend steigt die Zahl der
Infektionen und Todesfälle wieder an. Es zeigt sich folglich, dass kurzfristige Studien ein
falsches Bild der Wirksamkeit der Bettnetze liefern.

Die Analyse demonstriert jedoch auch, dass Bettnetzprogramme katastrophale Folgen haben
können, wenn sie nicht langfristig sind. Ein Moskitonetz zerreißt leicht, und die Imprägnierung kann (insbesondere bei älteren Modellen) ihre Wirkung verlieren, wenn sie nicht
mehrmals jährlich durchgeführt wird. Dann steigt die Zahl der Infektionen erheblich an.
Während des fünfjährigen Bettnetzprogramms hat sich keine Immunität bei Kleinkindern
aufgebaut. Sie sind jetzt ohne Schutz, werden gestochen und infiziert. Ältere Kinder und
Erwachsene, die vor der Einführung der Bettnetze semiimmun waren, haben ihre Abwehrkraft verloren, so dass sie stark gefährdet sind. In Region 1 baut sich die Immunität der Bevölkerung relativ schnell wieder auf. In Region 2 dauert dies viel länger, da die Stechhäufig-
keit gering ist. Deshalb ist die Zahl der Infektionen und Todesfälle in Region 2 ab dem 6.
Jahr deutlich höher als ohne Bettnetzprogramm. Im Maximum treten 62,5% mehr Infektionen auf als ohne Programm. Es zeigt sich wieder, dass Gesundheitsinterventionen langfristig
ausgerichtet sein müssen, sonst führen sie ins Gegenteil.

---

[307]   Quelle: Eigene Simulation.

Infektionskrankheiten sind noch immer von großer Bedeutung für das Internationale Gesundheitswesen. Ihr absoluter und relativer Rückzug in Europa, den USA und Japan ist primär auf die Altersstruktur der Bevölkerung zurückzuführen, aber auch das Klima der gemäßigten Breiten, die Verfügbarkeit von Wasser zur Hygiene und die veränderten Arbeitsbedingungen mit der geringeren Exposition dürften von großer Bedeutung sein. Es ist deshalb fraglich, ob die Alterung der Populationen in tropischen Ländern gleichermaßen zu einem Rückgang der Infektionskrankheiten führen wird, oder ob sie mit einer doppelten Krankheitslast zu kämpfen haben werden.

3.3 Epidemiologie nicht-infektiöser Erkrankungen

3.3.1 Grundproblem und Abgrenzungsproblematik

Nicht-infektiöse Erkrankungen sind weltweit für mehr als 50% der Krankheits- und Sterbefälle sowie für mehr als die Hälfte des Verlustes an Lebensqualität verantwortlich. Gemäß WHO waren 63% der 57 Millionen Todesfälle des Jahres 2008 auf diese Erkrankungen zurückzuführen.[308] Gerade bei chronisch-degenerativen Erkrankungen unterscheiden sich jedoch die Statistiken für Inzidenz, Prävalenz, Sterbefälle und Verlust an DALYs erheblich (vgl. Tabelle 3.4).

Innerhalb der chronisch-degenerativen Erkrankungen (d.h. ohne Unfälle) sind die malignen Melanome am häufigsten (11 Millionen neue Fälle jährlich), gefolgt von den Schlaganfällen mit etwa 9 Millionen, wobei die WHO-Datenbank der globalen Krankheitsbelastung nur die Inzidenzen ausgewählter Krankheiten erfasst und von der Gliederung bei der Prävalenz, den Sterbefällen und dem Verlust an DALYs abweicht.[309] Diese Zahlen wirken bescheiden im Vergleich zu den Unfällen (137 Millionen Fälle), Durchfallerkrankungen (4,6 Milliarden Fälle) und infektiösen Atemwegserkrankungen (450 Millionen Fälle). Allerdings besagt die reine Fallzahl relativ wenig über die tatsächliche Krankheitslast, da die Fallzahl zumindest mit der Krankheitsdauer gewichtet werden muss.

Betrachtet man die Prävalenz, so ergibt sich eine ganz andere Auswahl von bedeutenden Krankheiten. Eisenmangelanämie, Jodmangel und Proteinmangel sind die häufigsten Krankheiten weltweit, gefolgt von Migräne und Sehschwäche, d.h. von Krankheiten, die normalerweise chronisch sind. Da die Prävalenz die mit der Krankheitsdauer gewichtete Inzidenz darstellt, erhalten folglich Krankheiten ein sehr hohes Gewicht, an denen der Patient lange bzw. lebenslang leidet. Rechnet man die Mangelerscheinungen nicht als Krankheiten, so kommen als weitere Spitzenreiter Asthma, Diabetes mellitus und Hörverlust hinzu. Die Unterschiede zwischen den WHO-Regionen sind hierbei geringer als zwischen den statistischen Maßen (Inzidenz vs. Prävalenz).

---

[308] WHO 2011c.
[309] Vgl. http://www.who.int/healthinfo/global_burden_disease/estimates_regional/en/index.html.

Tabelle 3.4 Nicht-infektiöse Erkrankungen nach WHO-Regionen (Top-Diseases)[310]

	Inzidenz[311]	Prävalenz	Todesfälle	DALYs
Weltweit	Unfälle Krebs Schlaganfall	Eisenmangelanämie Jodmangel Migräne Sehschwäche Proteinmangel	Herz-Kreislauf-Erkrankung Krebs Unfälle Krankheiten der Atmungsorgane Krankheiten des Verdauungssystems	Neuropsychiatrische Erkrankungen Unfälle Herz-Kreislauf-Erkrankung Krankheiten der Sinnesorgane Krebs
Afrika	Unfälle Krebs Schlaganfall	Eisenmangelanämie Jodmangel Proteinmangel Asthma Sehschwäche	Herz-Kreislauf-Erkrankung Unfälle Krebs Krankheiten der Atmungsorgane Krankheiten des Verdauungssystems	Unfälle Neuropsychiatrische Erkrankungen Herz-Kreislauf-Erkrankung Krankheiten der Sinnesorgane Krankheiten der Atmungsorgane
Amerika	Unfälle Krebs Schlaganfall	Eisenmangelanämie Migräne Asthma Zahnlosigkeit Hörverlust	Herz-Kreislauf-Erkrankung Krebs Unfälle Krankheiten der Atmungsorgane Krankheiten des Verdauungssystems	Neuropsychiatrische Erkrankungen Herz-Kreislauf-Erkrankung Unfälle Krebs Krankheiten der Sinnesorgane
Östliches Mittelmeer	Unfälle Krebs Schlaganfall	Eisenmangelanämie Jodmangel Proteinmangel Sehschwäche Diabetes mellitus	Herz-Kreislauf-Erkrankung Unfälle Krebs Krankheiten der Atmungsorgane Krankheiten des Verdauungssystems	Neuropsychiatrische Erkrankungen Unfälle Herz-Kreislauf-Erkrankung Krankheiten der Sinnesorgane Krebs
Europa	Unfälle Krebs Schlaganfall	Jodmangel Eisenmangelanämie Migräne Zahnlosigkeit Diabetes mellitus	Herz-Kreislauf-Erkrankung Krebs Unfälle Krankheiten der Atmungsorgane Krankheiten des Verdauungssystems	Herz-Kreislauf-Erkrankung Neuropsychiatrische Erkrankungen Unfälle Krebs Krankheiten der Sinnesorgane
Süd-Ost-Asien	Unfälle Schlaganfall Krebs	Eisenmangelanämie Jodmangel Proteinmangel Sehschwäche Migräne	Herz-Kreislauf-Erkrankung Unfälle Krebs Krankheiten der Atmungsorgane Krankheiten des Verdauungssystems	Unfälle Neuropsychiatrische Erkrankungen Herz-Kreislauf-Erkrankung Krankheiten der Sinnesorgane Krankheiten der Atmungsorgane
West-Pazifik	Unfälle Schlaganfall Krebs	Eisenmangelanämie Jodmangel Proteinmangel Sehschwäche Migräne	Herz-Kreislauf-Erkrankung Krebs Krankheiten der Atmungsorgane Unfälle Krankheiten des Verdauungssystems	Neuropsychiatrische Erkrankungen Unfälle Herz-Kreislauf-Erkrankung Krankheiten der Sinnesorgane Krebs

Betrachtet man die Sterbefälle, so werden diejenigen Krankheiten prominent, die in Tabelle 3.3 beschrieben wurden. Krebs (13%), Herz-Kreislauferkrankungen (29%), chronische

---

[310] Quelle: http://www.who.int/healthinfo/global_burden_disease/estimates_regional/en/index.html.

[311] Die WHO-Datenbank gibt nur die Inzidenzen für ausgewählte nicht-übertragbare Krankheiten an.

Atemwegserkrankungen (7%) und sonstige chronisch-degenerative Erkrankungen machen je nach Statistik und Jahr zwischen 55–65% der Todesfälle weltweit aus. Im Vergleich zwischen den WHO-Regionen fällt vor allem auf, dass die Bedeutung der Unfälle in Regionen mit niedrigerem ökonomischem Entwicklungsstand vergleichsweise höher ist als in anderen WHO-Regionen.

Die Betrachtung der DALYs schließlich kombiniert die mit der Lebensqualität gewichteten Prävalenzen und die Sterblichkeit zu einer Maßgröße. Hierbei fällt auf, dass die neuropsychiatrischen Erkrankungen (Depression, Migräne) einen größeren Verlust an Lebensqualität impliziert als Unfälle, Herz-Kreislauf-Erkrankungen und Krebs. Weltweit tragen Sehschwäche oder Schwerhörigkeit mehr zum Verlust an Lebensqualität bei als Krebs. Allerdings ist dies regional unterschiedlich. So sind in Europa die Unfälle von geringerer Bedeutung als die Herz-Kreislauf-Erkrankungen und die neuropsychiatrischen Fälle, während in Süd-Ost-Asien die Unfälle den primären Grund für den Verlust an DALYs ausmachen.

Die große Zahl von Infektionen in Ländern mit niedrigerem Einkommen und in den ersten Phasen der Transition sollte folglich nicht darüber hinwegtäuschen, dass chronisch-degenerative Erkrankungen hier ebenfalls eine große Rolle spielen. Erstens haben viele Menschen dieser Länder ein größeres Erkrankungsrisiko. So ist beispielsweise die Wahrscheinlichkeit, an einer chronischen Atemwegserkrankung zu leiden, in diesen Ländern deutlich höher, in denen offene Feuerstellen in Gebäuden die normale Form des Kochens und Heizens sind. Sogar für Krankheiten, die man traditionell als „Zivilisationskrankheiten" bezeichnet hat, besteht unter Umständen eine höhere Inzidenz in armen als in reichen Ländern, wenn die Lebensverhältnisse ähnlich sind (z.B. Bevölkerung in Ballungszentren). So zeigt eine Studie,[312] dass das Schlaganfallrisiko für die Bevölkerung von Dar-es-Salaam (Tansania) für alle Altersgruppen höher ist als das entsprechende Risiko für jene in Nord-Manhattan.

Zweitens werden chronisch-degenerative Erkrankungen in ärmeren Ländern seltener und später diagnostiziert. Und drittens bestehen geringere Heilungsmöglichkeiten. So liegt das altersadjustierte Krebsrisiko in Afrika südlich der Sahara bei 120 und das Sterberisiko aufgrund von Krebs bei 95 pro 100.000.[313] Die vergleichbaren Statistiken für die Europäische Union betragen 264 bzw. 115 pro 100.000 Einwohner, d.h., die Wahrscheinlichkeit, an Krebs zu erkranken, ist in Europa 2,2 mal so hoch wie in der Subsahara Afrika, während das Sterberisiko nur 1,2 mal so hoch ist. Die späte Erkennung und schlechtere Behandlung führen dazu, dass 80% der Krebspatienten in der afrikanischen WHO-Region an ihrer Krebserkrankung sterben, während dies in der Europäischen Union nur 44% sind.

In Kapitel 3.1.2.4 wurde darauf hingewiesen, dass chronisch-degenerative Erkrankungen ein anderes Denken erfordern, da einfache Erklärungsmuster (Single-Cause-Single-Effect) der Komplexität dieser Erkrankungen nicht gerecht werden können. Gefordert ist vielmehr ein Denken in komplexen und stochastischen Interdependenzen, das zahlreiche Ursachen, mögliche Folgen und Relationen berücksichtigt (Multi-Cause-Multi-Effect). Tatsächlich kann

---

[312]   Walker et al. 2010.
[313]   Ferlay et al. 2010b.

bezweifelt werden, ob der notwendige Paradigmenwechsel in der Medizin bereits stattgefunden hat. Wir besitzen kein vollständiges Modell zum Verständnis chronisch-degenerativer Erkrankungen, was sich z.B. darin zeigt, dass das gängige Muster zur Erklärung und Einteilung von Krebs sich primär an Organgruppen (z.B. Brustkrebs, Zungenkrebs, Bauchspeicheldrüsenkrebs) orientiert, aber nicht an der (z.B. genetischen) Ursache ansetzt.[314] Die Klassifizierung und Strukturierung der chronisch-degenerativen Erkrankungen ist komplex und wird noch etwas Zeit in Anspruch nehmen.

Kompliziert wird dies weiterhin durch die Tatsache, dass auch Infektionskrankheiten und chronisch-degenerative Erkrankungen nicht absolut trennscharf zu unterscheiden sind. Zum einen können Infektionskrankheiten chronisch werden und sind damit de facto wie chronisch-degenerative Erkrankungen zu behandeln. So „verhält" sich Karies wie eine chronisch-degenerative Erkrankung, sie ist jedoch letztlich auf eine Bakterieninfektion zurückzuführen.

Zum anderen spielen Infektionen eine gewisse Rolle bei der Entwicklung einiger chronisch-degenerativer Erkrankungen. So wird der weltweit häufigste Tumor, das Zervixkarzinom, häufig durch eine Infektion mit dem humanen Papillomvirus (HPV) ausgelöst. Auch eine Infektion mit Hepatitis kann Leberkrebs auslösen.

Zusammenfassend können wir damit festhalten, dass die chronisch-degenerativen Erkrankungen auch in ressourcenarmen Ländern von großer Bedeutung sind. Ihre Klassifizierung ist deutlich schwieriger als bei den Infektionskrankheiten. Auf der anderen Seite sind sie für den Gesundheitsmanager weniger anspruchsvoll, da ihre Ausbreitung keinen Regelkreis darstellt. Bei Infektionskrankheiten ist die Übertragungswahrscheinlichkeit von der Prävalenz abhängig, während sie bei chronisch-degenerativen Erkrankungen nicht von der Zahl der Erkrankten bestimmt wird. Damit eignen sich auch einfachere Modelle (z.B. Markov) zur Prognose der Ausbreitung dieser Erkrankungen.

Erst seit wenigen Jahren wird sich das Internationale Gesundheitsmanagement dessen bewusst, dass diese Erkrankungen weltweit von zunehmender Bedeutung sind.[315] Im Folgenden sollen aus der großen Zahl der chronisch-degenerativen Krankheiten lediglich zwei Beispiele kurz vertieft werden, um einen Einblick in die internationale Dimension dieser Erkrankungen zu erhalten.

3.3.2   Herz-Kreislauf-Erkrankungen

Der Begriff Herz-Kreislauf-Erkrankung ist nicht allgemeinverbindlich definiert. Gemeinhin bezeichnet er die Erkrankungen in Kapitel IX der ICD (International Statistical Classification of Diseases and Related Health Problems), d.h. die Erkrankungen des Herzens, der Gefäße sowie des Kreislaufes. Hierzu gehören unter anderem chronisch rheumatische Herzkrankheiten, Hypertonie, ischämische Herzkrankheiten, zerebrovaskuläre Krankheiten, Krankheiten der Arterien, Arteriolen und Kapillaren sowie Thrombosen. Die primären Sterbeursachen

---

[314]   Vgl. Meade & Emch 2005, S. 304.
[315]   Vgl. WHO 2008a; WHO 2011b.

sind hierbei die ischämischen Herzkrankheiten sowie die zerebrovaskulären Krankheiten mit 12,2 bzw. 9,7% der weltweiten Todesopfer.[316]

Unter Ischämie versteht man die „Blutleere", d.h., eine sehr geringe oder fehlende Durchblutung eines Gewebes bzw. Organs. Betrifft sie die Koronararterien (Herzkranzgefäße), spricht man von einer ischämischen Herzkrankheit. Sie wird in der Regel durch eine Arteriosklerose (Arterienverkalkung) ausgelöst, d.h., die Ablagerungen an der Arterienwand verhindern eine ausreichende Sauerstoffversorgung des Gewebes. Die Folge ist eine Koronarinsuffizienz, eine Herzschwäche. Ist die Durchblutungsstörung länger und massiv, können Teile des Herzmuskels absterben. Dies wird als Myokardinfarkt bezeichnet. Als Auslöser eines derart massiven Ereignisses kommt neben einer chronischen Verengung einer Arterie vor allem auch die Bildung eines Blutgerinnsels in einem von Arteriosklerose veränderten Herzkranzgefäß in Betracht

Der Schlaganfall ist die zweithäufigste Form der kardiovaskulären Erkrankungen. Der Hirninfarkt hat ähnliche Ursachen wie der Herzinfarkt, d.h., eine unterbrochene oder verminderte Sauerstoffversorgung des Gehirns auf Grund eines Blutgerinnsels in einer hirnversorgenden Arterie. Davon zu unterscheiden ist die Hirnblutung, bei der es zu einer Einblutung in das Gehirn (z.B. auf Grund von Bluthochdruck) kommt. Etwa 20% der Schlaganfälle sind auf Gehirnblutungen zurückzuführen.

Die Inzidenz und vor allem die Sterblichkeit dieser Erkrankungen sind regional sehr verschieden und haben sich verändert. So schätzt man, dass in der ersten Phase der Transition Schlaganfall und Herzinfarkt auf wenige privilegierte Bevölkerungsgruppen beschränkt bleibt. Durch die Zunahme der Lebenserwartung und die breitere Verfügbarkeit von Nahrungs- und Genussmittel steigt während der dritten und vierten Phase der Transition die Bedeutung dieser Krankheiten stark an. Allerdings haben die meisten Länder der vierten Phase auch gelernt, den kardiovaskulären Krankheiten vorzubeugen und die Fallsterblichkeit erheblich zu reduzieren. So ging beispielsweise in den USA die Inzidenz und die Sterblichkeit auf Grund von kardiovaskulären Erkrankungen stetig zurück, wobei jedoch einzelne Bevölkerungsgruppen stärker davon profitiert haben.[317] Beispielsweise erkranken Frauen vor dem Klimakterium deutlich seltener als Männer, wobei sich der Unterschied später ausgleicht. Weiße US-Amerikaner sterben seltener an diesen Krankheiten als Afroamerikaner, was wahrscheinlich nicht genetische Ursachen hat, sondern primär auf die bessere Gesundheitsversorgung zurückzuführen ist. Vor allem aber ist die Quote der Zweit- und Drittinfarkte stark abhängig von dem jeweiligen Milieu.

Die kardiovaskulären Krankheiten sind gute Beispiele dafür, dass chronisch-degenerative Erkrankungen zahlreiche Ursachen haben, deren Existenz und Ausprägung regional sehr unterschiedlich ist. So zeigt Abbildung 3.33, dass auch innerhalb der entwickelten Länder das Sterberisiko auf Grund von kardiovaskulären Erkrankungen sich deutlich anders darstellt. Das Sterberisiko liegt in Deutschland etwa dreimal so hoch wie in Japan, aber nur etwa

---

[316]   http://www.who.int/healthinfo/global_burden_disease/estimates_regional/en/index.html.
[317]   Meade & Emch 2005, S. 314.

halb so hoch wie in England. Vor allem in Afrika und Südostasien ist das Risiko vergleichsweise hoch.

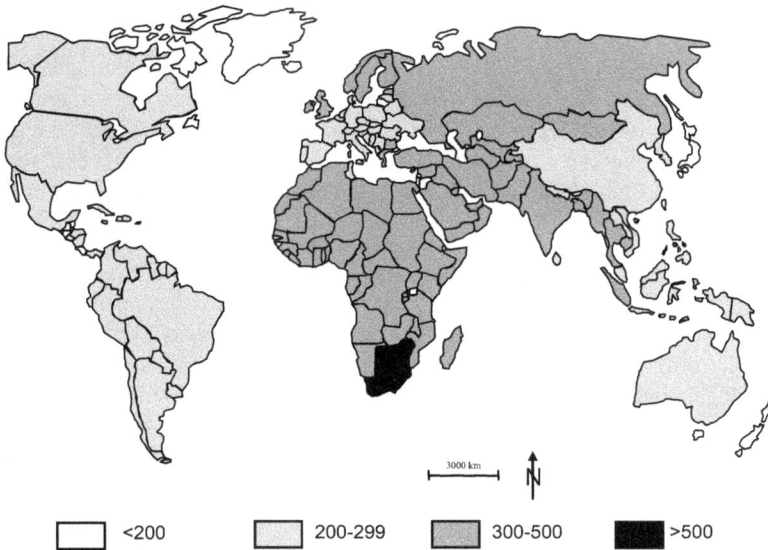

Abbildung 3.33: Sterberisiko (pro 100.000) aufgrund von kardiovaskulären Erkrankungen (2008)[318]

Die Risikofaktoren sind seit Jahrzehnten bekannt. Hypertonie, Nikotinmissbrauch und erhöhte Blutfettwerte (verbunden mit Adipositas) gelten als primäre Risikofaktoren, weitere Einflüsse haben die genetische Disposition, Alter, Geschlecht und Belastungen (körperlich und
psychisch). Sie erklären auch die regional unterschiedliche Verteilung der Krankheiten, wobei einige der Faktoren kaum bekannt sind. So liegen bislang nur Schätzungen oder Ergebnisse aus sehr kleinen Stichproben über die weltweite Verteilung der Hypertonie vor. Genauere Angaben gibt es über die Adipositas, deren Häufigkeit extrem unterschiedlich in einzelnen Ländern ist. So geht man z.B. davon aus, dass mehr als die Hälfte der Frauen über 25
Jahre in Südafrika übergewichtig ist, während dies z.B. in Indonesien nur ein verschwindend
kleiner Anteil ist. Dagegen ist Indonesien ein Land mit extrem hohem Tabakkonsum, während in Südafrika Frauen vergleichsweise wenig rauchen. Traditionell galten die Ostasiaten
als vergleichsweise wenig anfällig für kardiovaskuläre Erkrankungen. Die Umstellung der
Ernährung der Ober- und Mittelschicht in dieser Weltregion dürfte jedoch drastische Auswirkungen auf die Prävalenz dieser Leiden haben.

---

[318]   Quelle: http://chartsbin.com/graph/health.

3.3.3   Krebs

Krebs ist eine Sammelbezeichnung für mehr als 100 maligne, d.h. bösartige Tumore, die jeden Teil des Körpers betreffen können. Die „Bösartigkeit" entsteht dadurch, dass das Gleichgewicht aus Zellwachstum und Zelltod gestört ist, so dass die Krebszellen nahezu ungehindert weiterwachsen. Eine wichtige Rolle spielt bei einem Teil der Erkrankungen der Defekt von Wächtergenen, der dazu führt, dass Krebs überhaupt erst entsteht oder in seiner Verlaufsform erheblich an Aggressivität gewinnt. Ein Funktionsverlust dieser Gene verhindert, dass Zellen, deren genetische Information (DNA) durch diverse Ursachen verändert wurde, nicht absterben, sondern überleben und dadurch gegenüber gesundem Gewebe einen Überlebensvorteil erlangen.[319]

Am Anfang einer Krebserkrankung steht meist eine DNA-Schädigung, die Jahre oder gar Jahrzehnte vor dem Ausbruch der Krankheit liegen kann. Derartige Schädigungen können z.B. ionisierende Strahlen (z.B. ultraviolettes Licht, Röntgenstrahlung; Radioaktivität), Chemikalien (z.B. Benzol, Chrom) oder Viren (z.B. Hepatitis-B-Virus, HPV-Virus) sein. Eine Mutation erhöht in der Regel auch die Wahrscheinlichkeit für weitere Schädigungen, so dass die Zellen unter Umständen und teilweise nach längerer Zeit bösartig werden, d.h., sie überschreiten ihre eigenen Gewebegrenzen, zerstören das umliegende Gewebe und bilden Tochtergeschwüre (Metastasen) in weiter entfernten Körperteilen.[320]

Globocan, die internationale Datenbank zu Krebserkrankungen,[321] zeigt auf, dass knapp 20% der Menschen vor ihrem 75. Lebensjahr an Krebs erkranken und etwa 11% daran sterben werden, wobei die Raten bei Männern höher liegen als bei Frauen (vgl. Tabelle 3.5). Etwa 70% der Krebstoten sind in Entwicklungsländern zu beklagen, mit steigender Tendenz. Allerdings gibt es erhebliche regionale Unterschiede, die Einsicht in die komplexen Risikomechanismen geben.

Wie die meisten anderen Krankheiten entwickelt sich Krebs im Spannungsfeld von genetischer Disposition, Exposition im Lebensraum und Kultur. Die genetische Disposition liegt bei einer Krankheit, die primär durch eine Mutation ausgelöst wird, auf der Hand. Es gibt eine klare familiäre Häufung bestimmter Krebserkrankungen. Gleichzeitig sind bestimmte Bevölkerungsgruppen von einigen Krebsformen geschützt. So ist z.B. das Melanom bei dunkelhäutigen Menschen deutlich seltener als bei hellhäutigen.

Die DNA-schädigende Exposition hängt vom gewählten Lebensraum ab. So ist beispielsweise der hellhäutige Skandinavier bzw. der rötliche Ire für seinen originären Lebensraum ausreichend vor Hautkrebs geschützt, während derselbe Mensch nach seiner Auswanderung nach Australien sehr vorsichtig sein muss. Der Mensch reagiert auf das größere Risiko mit kulturellen Mitteln, z.B. durch große Hüte oder UV-absorbierende Kleidung. In der Regel sind kulturelle Gewohnheiten jedoch eher für Krebs verantwortlich, so wie z.B. das Rauchen für den Lungenkrebs oder der Alkoholmissbrauch für den Leberkrebs.

---

[319] Vgl. Bertz 2010.
[320] Vgl. z.B. Meade & Emch 2005, S. 204–310.
[321] Vgl. Ferlay et al. 2010a.

Tabelle 3.5 Krebsstatistik (2008)[322]

Statistik	Männer	Frauen	Total
Neuerkrankungen (`000)	6.617,8	6.044,7	12.662,6
- Altersadjustierte Rate	203,8	165,1	181,6
- Erkrankungsrisiko vor dem 75. Lebensjahr [%]	21,2	16,5	18,7
Todesfälle (`000)	4.219,6	3.345,2	7.564,8
- Altersadjustierte Rate	128,6	87,6	106,1
- Sterberisiko vor den 75. Lebensjahr [%]	13,4	9,1	11,2
Top-Fünf Krebsarten	Lungen- Prostata- Darm-, Magen-, Leberkrebs	Brust-, Darm-, Zervix-, Lungen-, Magenkrebs	Lungen-, Brust-, Darm-, Magen-, Prostatakrebs

Aus dem Spannungsfeld von genetischer Disposition, Exposition und kulturellem Verhalten ergeben sich Muster, wie sie Abbildung 3.34 zeigt. Die extrem unterschiedlichen Inzidenzen sind partiell auf unterschiedliche Erhebungsstandards zurückzuführen, zum größeren Teil dürften sie jedoch das menschliche Risikoverhalten widerspiegeln. Alkohol, und hier insbesondere das in weiten Regionen der Entwicklungsländer häufige Selbstbrennen, sowie Schimmelpilze (Aspergillus flavus), wie sie beispielsweise in Erdnüssen oder Reis anzutreffen sind, dürften zu den wichtigsten Risikofaktoren mit stark unterschiedlicher weltweiter Verbreitung zählen.[323]

Die Modellierung von Krebserkrankungen für die gesundheitsökonomische Analyse ist einerseits einfach, da die Inzidenz nicht von der Prävalenz abhängig ist. Andererseits bringt sie den Gesundheitsmanager schnell an seine Grenzen, da bislang lediglich Korrelationen von Risikofaktoren mit den Erkrankungen bekannt sind, während die zu Grunde liegende Kausalität oft noch mehr als fraglich erscheint. Allerdings stellt Krebs wie zahlreiche andere chronisch-degenerative Erkrankungen ein derart massives und vor allem stetig zunehmendes Problem des Internationalen Gesundheitsmanagements dar, dass die ausführliche Beschäftigung mit dieser Komponente der Nachfrage für jeden verpflichtend ist, der Gesundheitssysteme und -betriebe gestalten und leiten möchte.[324]

---

[322]   Quelle: Ferlay et al. 2010b.

[323]   Vgl. Liu & Wu 2010; Wu & Khlangwiset 2010.

[324]   Vgl. Bosanquet & Sikora 2006.

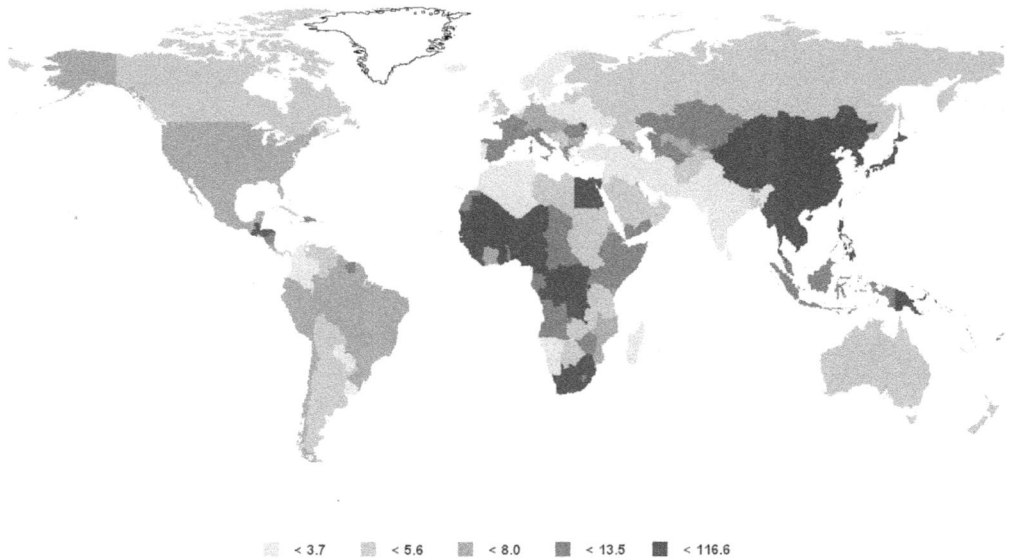

Abbildung 3.34: Leberkrebs bei Männern (altersadjustierte Inzidenz pro 100.000)[325]

Diese wenigen Beispiele für chronisch-degenerative Erkrankungen sollen genügen, um auf-zuzeigen, dass sie durchaus auch für ressourcenarme Länder von hoher und insbesondere zunehmender Bedeutung sind. Da sie in der Regel keine singuläre Ursache haben, wird die Analyse der Risikofaktoren zentral. Die wichtigsten Risikofaktoren der chronisch-degene-rativen sowie der Infektionskrankheiten wurden bereits kurz erwähnt und sollen im Folgen-den ausführlicher dargestellt werden, da sie einen Zugang zu der Komplexität sowie zu Prä-ventions- und Interventionsvarianten ermöglichen.

3.4   Risikofaktoren

3.4.1   Ernährung

Die Ernährung ist Grundlage für die Gesundheit des Menschen.[326] Mangelernährung tritt auf, wenn bestimmte Nahrungsbestandteile (z.B. Protein, Jod, Vitamin A) fehlen. Ist die Kalo-rienzufuhr dauerhaft zu gering, spricht man von Unterernährung, wohingegen eine dauerhaf-te Kalorienzufuhr über dem Bedarf zu Überernährung und damit zu Adipositas führen kann. Die Ernährung stellt hierbei eine wichtige Voraussetzung für die menschliche Entwicklung, die Arbeitsfähigkeit und die Immunität dar. Kinder, die dauerhaft unterernährt sind, können die Schäden bei der Gehirnentwicklung auch in späteren Lebensjahren kaum wettmachen, so

---

[325]   Quelle: Ferlay et al. 2010b.
[326]   Vgl. Semba & Bloem 2008.

dass Hunger während der kindlichen Entwicklung eine menschliche und ökonomische Problematik darstellt. Naturkatastrophen, Kriege und Bürgerkriege, die häufig zu Ernährungsproblemen führen, haben deshalb auch nach Jahrzehnten noch Konsequenzen für die Gesundheit der Menschen.

Die häufig anzutreffende Vorstellung, dass alle Menschen in den ärmeren Ländern unterernährt sind, ist normalerweise falsch. Vielmehr leiden gerade die Armutsgruppen unter Fehlernährung, die sowohl einen teilweisen Mangel (z.B. Vitamine) als auch eine ungesunde Überernährung einschließt. Mit Ausnahme der wirklichen Hungerregionen sind Armutsgruppen häufig sogar zu einem höheren Anteil adipös und leiden stärker unter den so genannten Zivilisationskrankheiten als die Menschen, die sich eine gesunde und ausgeglichene Ernährung leisten können. Damit ergibt sich auch für die Entwicklungsländer eine komplexe Ernährungssituation, und häufig gibt es in einem Land mehrere „Ernährungswelten" parallel.

Wichtig ist hierbei, dass der physische Zugang zu Nahrungsmitteln stets nur eine Komponente der Ernährungssicherheit darstellt. Darüber hinaus spielen kulturelle und politische Faktoren eine wichtige Rolle, da beispielsweise die Bildung (und hier insbesondere der häufig für die Ernährung der Familien zuständigen Frauen) eine ebenso große Bedeutung hat. Weiterhin ist auch der Gesundheitszustand der Bevölkerung eine wichtige Determinante der Ernährungssicherheit, da Kranke einen höheren Nahrungsbedarf haben als Gesunde. Krankheit und Ernährung stellen damit die Pole eines Regelkreises dar, da Fehl- bzw. Mangelernährung anfälliger für Krankheiten macht, während Krankheiten wiederum zu Fehl- und Mangelernährung führen. Von besonderer Bedeutung sind hierbei die Krankheiten des Verdauungsapparates (z.B. Wurmerkrankungen),[327] aber auch für viele andere Krankheiten lässt sich der Zusammenhang konstatieren.

Trotzdem ist die Verfügbarkeit und Erschwinglichkeit von Nahrungsmitteln eine zentrale Determinante der Ernährungssicherung und damit der Gesundheit. Wie Abbildung 3.35 zeigt, ergibt sich die Nachfrage nach Nahrungsmitteln aus dem objektiven Mangel an Nahrungsbestandteilen, der zum subjektiven Mangelerlebnis und schließlich zum Bedarf wird. Allerdings konkurriert der Bedarf an Nahrungsmitteln mit anderen Verwendungsmöglichkeiten dieser Ressourcen. Beispielsweise wurde in den letzten Jahren die Erzeugung von Biokraftstoffen gefördert, so dass sich in einigen Ländern eine scharfe Konkurrenz zwischen Biomasse zur Kraftstofferzeugung und zur Nahrungsmittelproduktion ergeben hat. Gleichzeitig unterliegt die Nachfrage nach Nahrungsmitteln auch einem starken Spekulationsmotiv, da beispielsweise Weizen-, Mais- oder Reis häufig lange vor der Ernte spekulativ ge- und verkauft werden. Ein Teil der extremen Preisschwankungen bei Nahrungsmitteln der letzten Jahre ist auf das Spekulationsmotiv zurückzuführen.[328]

Der Nachfrage nach Nahrungsmitteln steht das Angebot gegenüber. Im Prinzip ist die Nahrungsmittelproduktion ein Sachgüterprozess wie alle anderen auch, wobei jedoch die natürliche Abhängigkeit von Produktionsfaktoren auffällt, die als relativ unsicher einzustufen sind. Der Niederschlag und die Temperatur stellen hierbei die dominanten Größen dar, aber natür-

---

[327] Vgl. Hunt 2005.
[328] Vgl. http://www.fao.org/worldfoodsituation/wfs-home/foodpricesindex/en/.

lich auch die Verfügbarkeit und Qualität der Böden. Darüber hinaus ist kaum eine Branche so heterogen. Vor allem in Entwicklungsländern reicht das Spektrum vom einfachen Subsistenzlandwirt mit der Holzhacke bis zur industriellen Agrarfabrik sowie von der Latifundienwirtschaft oder der Kolchose bis hin zum Großgrundbesitzer. Die Ernährungssicherung ist damit stets eine sehr politische Dimension des Gesundheitswesens.

Abbildung 3.36 zeigt die Ernährungssituation im Jahr 2010. Deutlich ist der Zusammenhang von Hunger und Entwicklungsstand ablesbar. Interessanterweise sind jedoch Länder des „Hungergürtels" der Sahelzone weniger stark betroffen als die vergleichsweise reicheren Länder des südlichen Afrikas. Dies dürfte zum Teil durch die internationalen Programme bedingt sein, zum Teil jedoch auch aufgrund der schlechten Statistiken. Vor allem jedoch sagen diese Zahlen nichts über den „hidden hunger" aus, der eben nicht aus der Protein-Energie-Mangelernährung ergibt, sondern aus einem Mangel an einzelnen Nährstoffen (z.B. Vitamin A, Eisen, Jod). Wie wir in Kapitel 3.3.1 sahen, ist beispielsweise Eisenmangelanämie eine der häufigsten Mangelerscheinungen weltweit, aber gerade Frauen in ressourcenarmen Länder sind besonders stark betroffen. Dies hat verschiedene Gründe. Erstens erhalten Frauen über die Ernährung häufig zu wenig Eisen, da beispielsweise in vielen Kulturen grüne Blätter abgelehnt und in manchen Regionen Fleisch den Männern vorbehalten ist. Zweitens führen die vergleichsweise häufigen Schwangerschaften zu einem Eisenmangel. Drittens sind die häufigen Wurmerkrankungen (z.B. Hakenwürmer) mit Eisenmangel assoziiert.[329]

Abbildung 3.36 gibt darüber hinaus keinen Einblick in die Nahrungsmittelverteilung innerhalb eines Landes. Häufig existieren Hunger-, Fehl- und Überernährung parallel in demselben Land. So steigt auch in Ländern, die traditionell keinerlei Probleme mit Adipositas hatten, der Anteil der Fettsüchtigen stark an.[330] Beispielsweise entwickelt sich die städtische Elite Chinas zu einer Bevölkerung mit einem hohen Potential von Diabetes, Herzinfarkt und Schlaganfall, da sie ihre Ernährung sehr schnell auf fettreiche Kost umgestellt haben[331] – ein Faktum, das in Anlehnung an die demografische Transition als „Nutrition Transition" bezeichnet wird.[332]

---

[329] Vgl. Dossa et al. 2001.
[330] Vgl. James 2008.
[331] Vgl. Fu et al. 2011.
[332] Vgl. Caballero & Popkin 2002.

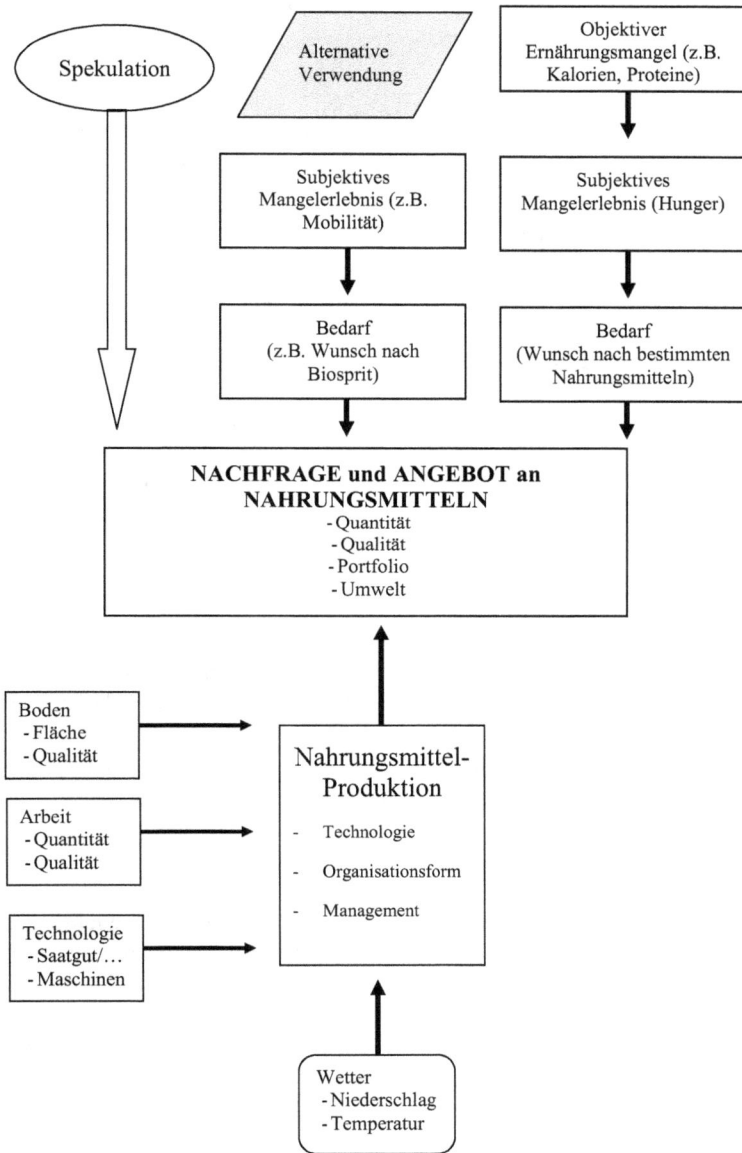

Abbildung 3.35: Angebot und Nachfrage nach Nahrungsmitteln[333]

---

[333] Quelle: Eigene Darstellung.

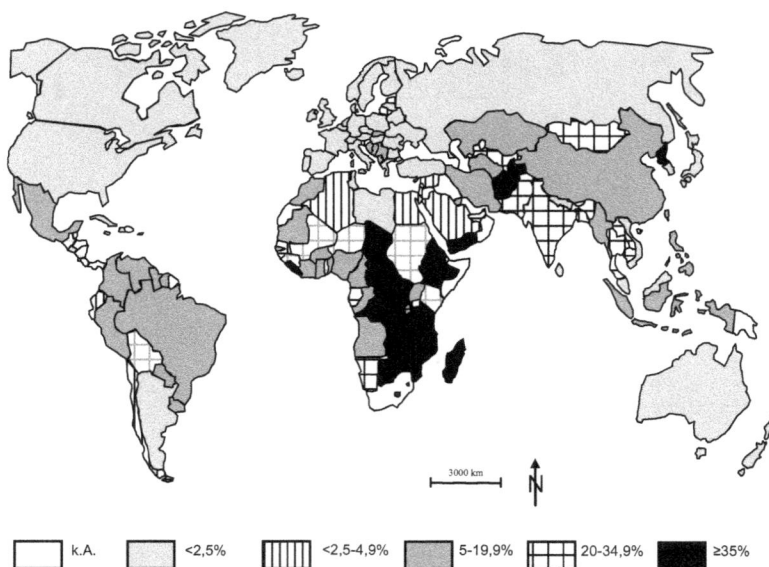

Abbildung 3.36: Anteil der unterernährten Bevölkerung[334]

Zusammenfassend zeigt sich die Ernährung als ein Schlüsselfaktor zum Verständnis der Nachfrage nach Gesundheitsdienstleistungen. Sowohl einseitige oder mangelnde als auch zu energiehaltige Ernährung führen zu erhöhter Nachfrage nach Gesundheitsdienstleistungen. Der reinen Ernährungssicherung kommt nach wie vor eine wichtige Rolle in der Gesundheitspolitik zu, aber die Bedeutung der gesundheitsförderlichen Nahrung steigt stetig.

3.4.2   Wasser und Hygiene

Wasser ist von zentraler Bedeutung für die Gesundheit. Als Trinkwasser, als wichtigstes Material für die Hygiene, als Träger von Infektionen und als Grundlage der Ernährung spielt es eine so große Rolle, dass schon die Alma Ata Erklärung die Versorgung mit Wasser als einen Kern der Primary Health Care definierte. Von Hippokrates, der in seiner Schrift „Luft, Wasser und Plätze"[335] ausführlich auf die Bedeutung von Wasser für die Gesundheit einging, über die Alma Ata Erklärung, die einen „adequate supply of safe water and basic sanitation" (§7 Nr. 3) forderte, bis hin zu den Millennium Development Goals (Ziel 7c: „Reduce by half the proportion of people without sustainable access to safe drinking water and basic sanitation") ist das Wasser stets im Fokus der Public Health.

Trotz der zahlreichen Appelle haben schätzungsweise 884 Mio. Menschen keinen Zugang zu sicherem Wasser, und 2.6 Mrd. Menschen haben keine hygienisch angemessenen Toiletten. Die Konsequenzen haben insbesondere Kinder zu tragen. Man schätzt, dass 10% der welt-

---

334   Quelle: FAO 2010.

335   http://www.paganrod.com/2010/02/hippocrates-on-airs-waters-and-places.html.

weiten Krankheitslast insgesamt, aber 30% der Kindersterblichkeit in Entwicklungsländern, durch unsauberes Wasser und mangelhafte Sanitation/Kanalisation verursacht werden.[336]

Hierbei kann zwischen Wasser-übertragenen, Wasser-abwaschbaren und Wasser-residenten Krankheiten unterschieden werden.[337] Bei Wasser-übertragenen Krankheiten stellt das (Trink-)Wasser das Übertragungsmedium dar, d.h., die Krankheitserreger werden mit dem Trinkwasser aufgenommen. Cholera, Hepatitis A, Diphterie, Salmonellen, Polio und zahlreiche andere Krankheiten werden auf diesem Weg übertragen. Das Abkochen bzw. Filtern von Trinkwasser ist deshalb von zentraler Präventionsbedeutung, setzt jedoch in der Regel Brennstoff (z.B. Brennholz) voraus, den sich insbesondere die ärmeren Populationen nicht leisten können und der zunehmend knapp und damit teuer wird (Entwaldung). Als technische Alternativen sind entweder die zentrale Wasserversorgung oder die lokale Aufbereitung (z.B. thermische Wasseraufbereitung mit Hilfe von Solaranlagen) möglich, die jedoch erhebliche Investitionen erfordern und insbesondere in Slums kaum zur Verfügung stehen.

Häufig liegt bei Wasser-übertragbaren Krankheiten ein Kreislauf vor, wie er in Abbildung 3.37 für Durchfallerkrankungen skizziert wird. Ein Infizierter scheidet über den Stuhl oder Urin die Erreger aus. Ohne funktionsfähige Toiletten ist es nicht auszuschließen, dass das Trinkwasser damit verunreinigt wird, so dass es (entweder direkt durch Trinken oder durch Kontamination der Nahrung) zu einer weiteren Infektion kommt. Weitere Übertragungswege sind Fliegen, Haustiere und Kleinkinder, insbesondere wenn sie mit Essen in Berührung kommen und ihre Hände nicht waschen. Die wirksamste Prävention ist eine funktionsfähige Toilette, wobei dies nicht unbedingt ein Wasserklosett sein muss. Auch eine belüftete Trockenlatrine mit Fliegenfalle ist durchaus als hygienisch zu bezeichnen, wenn sie sachgerecht gebaut wurde.[338]

Wasser-abwaschbare Krankheiten können durch Wasser vermieden werden, d.h., das Wasser ist ein Wasser als Präventionsmedium. Beispielsweise können allein durch Händewaschen viele Erkältungskrankheiten, Würmer, Durchfallerkrankungen etc. vorgebeugt werden. Wiederum setzt dies allerdings voraus, dass das Wasser quantitativ ausreichend verfügbar und selbst nicht verseucht ist. Wer sein Wasser über weite Distanzen auf dem Kopf zu seiner Häuslichkeit tragen muss, wird zweifelsohne das kostbare Wasser nicht für Körperhygiene „verschwenden".

Schließlich gibt es Krankheiten, die entweder im Wasser residieren oder in der Umgebung von Wasser anzufinden sind. Häufig ist das Wasser der Lebensraum oder der Brutplatz für diese Erreger. Beispielsweise benötigt die Schistosomiasis die Bulinusschnecke zur Entwicklung und wird damit primär in stehenden Gewässern übertragen. Die Überträgermücken von Malaria, Dengue und Flussblindheit benötigen ebenfalls Gewässer für ihre Brut.

---

[336]   OECD 2011a.

[337]   Vgl. Diesfeld et al. 2001, S. 92–93.

[338]   Dies ist eine Beispiel dafür, dass dem angepassten Bauen eine große Bedeutung im Internationalen Gesundheitsmanagement zukommt, die wir hier allerdings nicht vertiefen können. Es soll jedoch betont werden, dass deutsche Konzepte der Sanitation nicht überall angemessen sind, z.B. weil der Wasserverbrauch viel zu hoch ist.

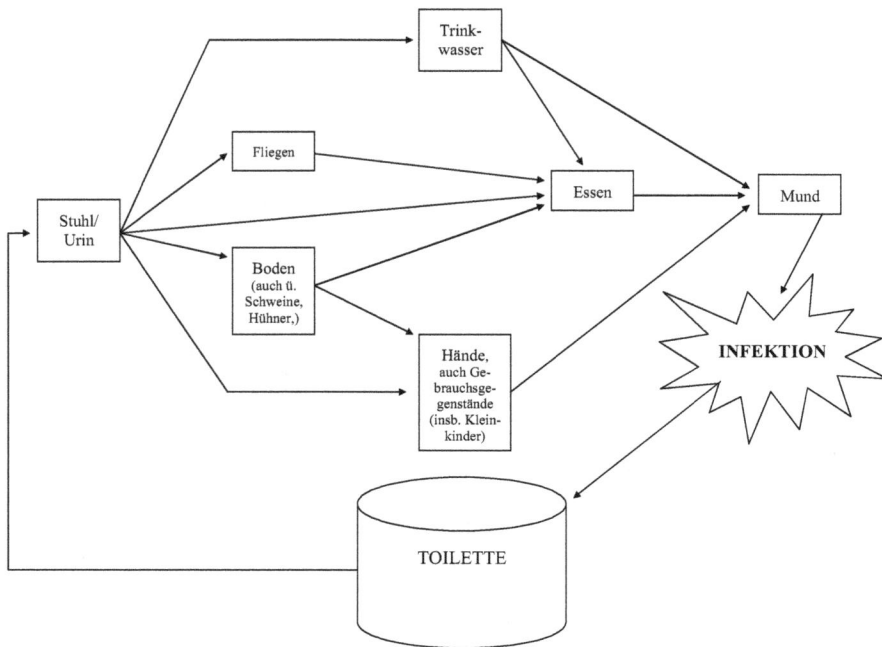

Abbildung 3.37: Übertragung von Durchfallerkrankungen[339]

Als weitere Krankheitskomponente kommt heute auch die chemische Verschmutzung in Betracht, da beispielsweise Überdüngung, Industrie- und Haushaltsabfälle das Trinkwasser belasten und die Wasserläufe verschmutzen. So sind viele Slums in der Nähe von Industrien angesiedelt, so dass (insbesondere nach Regenfällen) sich Ströme aus Exkrementen und Chemikalien durch diese Wohnsiedlungen wälzen und die Bevölkerung gefährden.[340]

Wasser galt lange als Ubiquität, und noch heute haben viele Menschen den Anspruch, kostenlosen Zugang zu Wasser zu haben. In der Realität musste Wasser in vielen Regionen allerdings schon seit Jahrtausenden erschlossen und bewirtschaftet werden, so dass sich auch schon frühzeitig Regelungen und Preise für den Wasserzugang ergaben. Wasser ist heute fast überall ein Wirtschaftsgut, da es häufig knapp ist (vgl. Abbildung 3.38) und erst durch Arbeit und Investitionen für den Menschen in Wert gesetzt werden kann. Sauberes Trinkwasser ist ein exklusives Konsumgut, d.h., das Wasser, das der eine konsumiert, kann der andere nicht mehr (ohne kostenintensive Aufarbeitung) konsumieren. Damit ist es gerechtfertigt, dass Wasser einen Preis hat.

---

[339] Quelle: Eigene Darstellung in Anlehnung an Diesfeld et al. 2001, S. 94.

[340] An dieser Stelle soll nicht weiter auf die Gesundheitsprobleme durch Wasserentnahme (z.B. Desertifikation), Hochwasser und die Opportunitätskosten (Wegekosten) der Wasserbeschaffung eingegangen werden, die in bestimmten Regionen (z.B. Überflutungen in Bangladesch) durchaus eine große Bedeutung für das Internationale Gesundheitsmanagement haben können.

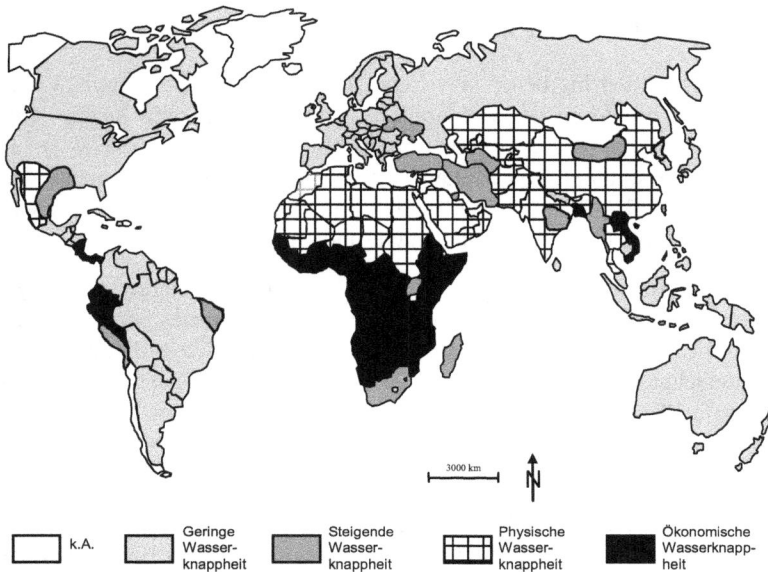

Abbildung 3.38: Wasserknappheit[341]

Die Feststellung, dass Wasser einen Preis hat, ist nicht identisch mit der Behauptung, Wasser müsse von privatwirtschaftlichen Unternehmen bereitgestellt werden. Traditionell wurde die Wasserversorgung immer als öffentliche Aufgabe gesehen, d.h., Städte und Gemeinden haben in der Regel ein öffentliches Wassersystem bereitgestellt und Wasser teilweise auch subventioniert. In den 1990er Jahren wurde jedoch versucht, die Wasserversorgung zu privatisieren, wobei insbesondere Beispiele aus Südamerika (z.B. Bolivien) klar belegen, dass die Wasserversorgung der Armutsgruppen sich stark verschlechtert hat. Da der Zugang zu Wasser als Menschenrecht angesehen wird, wurden die Privatisierungen teilweise zurückgenommen. Ein größeres Problem dürfte heute die starke Konkurrenz um das Wasser sein, da es ein wichtiger Produktionsfaktor industrieller und landwirtschaftliche Prozesse ist.[342]

Zusammenfassend können wir festhalten, dass die Verfügbarkeit von Wasser, die Beseitigung von Abwässern sowie die Kontrolle von Wasseransammlungen als Krankheitsreservoir von entscheidender Bedeutung für die Ausbreitung von Infektionskrankheiten sind. Die zunehmende chemische Belastung von Wasser führt hingegen auch dazu, dass Wasser für die Prävalenz von chronisch-degenerativen Erkrankungen wie Allergien und Krebs an Bedeutung gewinnt (vgl. Kapitel 3.4.5). Das Internationale Gesundheitsmanagement muss deshalb auch die Wasserwirtschaft umfassen.

---

[341]   In Anlehnung an http://www.savemynature.com/message/13525.
[342]   Vgl. Crabtree 2005.

3.4.3   Schwangerschaft und Geburt

Schwangerschaft und Geburt stellen bis heute in vielen Ländern das größte singuläre Gesundheitsrisiko dar.[343] Sowohl die Alma Ata Deklaration („maternal and child health care, including family planning")[344] als auch die Millennium Development Goals (Ziele 3–5) sehen in der Verbesserung der Gesundheit von Müttern (und Kindern) zentrale Elemente der Internationalen Gesundheitspolitik. Die „Mother and Child Health Care Programmes" (MCH) sind deshalb stets im Fokus des Internationalen Gesundheitsmanagements .

Die Müttersterblichkeit (Zahl der einschlägigen Todesfälle während Schwangerschaft und Geburt pro 100.000 Lebendgeburten) liegt in den Least Developed Countries noch bei über 600, während sie in den entwickelten Ländern weniger als 1% dieses Wertes beträgt, d.h., keine andere Statistik unterscheidet sich so stark (vgl. Abbildung 3.39). 99% der Schwangerschafts- und geburtsbedingten Todesfälle ereignen sich in Entwicklungsländern.[345]

Zentrale Elemente der Bekämpfung der Müttersterblichkeit sind die Schwangerschaftsvorsorgeuntersuchungen (Ante-Natal-Care), die Geburtsbetreuung durch Hebammen, die Bereitstellung von Überweisungskapazitäten für Risikoschwangerschaften sowie die Familienplanung, wobei selbstverständlich die Frauengesundheit nie losgelöst von den Frauenrechten diskutiert werden kann. Ein grundlegendes Problem des Ante-Natal-Care ist die Erreichbarkeit der Einrichtungen, da die Distanzreibung bei Präventionsleistungen deutlich höher ist als bei kurativen Diensten. Folglich muss der Ante-Natal-Care ortsnah (max. 10 km) sein und fachkundig durchgeführt werden, damit die werdenden Mütter überhaupt bereit sind, die Distanz zu überwinden.

Eine Aufgabe der Mutter-Kind-Pflegekräfte in den Dispensarien ist die Erkennung von Risikoschwangerschaften, die zur weiteren Abklärung und insbesondere für die Geburt an Einrichtungen höherer Stufe überwiesen werden müssen. Hierbei muss die Definition, was eine Risikoschwangerschaft ist, an die lokale Situation angepasst werden. Beispielsweise hat die unreflektierte Übertragung der Kriterien aus Europa nach Afrika dazu geführt, dass in einigen Regionen praktisch alle Schwangerschaften als risikoreich eingestuft wurden, weil die meisten Frauen eines bestimmten Stammes kleiner als 150 cm waren und mehr als drei Geburten erlebt hatten bzw. bei der ersten Geburt minderjährig waren. Damit ist das Konzept einer Risikoselektion sinnlos geworden.

Eine andere wichtige Diskussion ist die Bedeutung der traditionellen Hebammen. Einerseits sind die lokal verfügbar und werden noch immer von vielen Frauen akzeptiert, andererseits haben sie sich häufig als resistent gegen jegliche Hygieneaufklärung erwiesen. Die Ausbildung dieser Traditional Birth Attendants war ein Schwerpunkt der MCH-Programme der 1980er Jahre, ist jedoch in vielen Regionen gescheitert.[346]

---

[343]   Vgl. WHO 2005.
[344]   §7 Nr. 3.
[345]   Vgl. Mpembeni et al. 2007.
[346]   Vgl. Sibley & Ann Sipe 2004.

Das größte Problem dürfte das Überweisungssystem darstellen. Noch immer werden zu wenige Risikoschwangerschaften erkannt, und sehr wenige gehen dann tatsächlich in Krankenhäuser zur Entbindung. Stattdessen werden die Entbindungsbetten der Krankenhäuser von Müttern aus der Oberschicht besetzt, die durchaus keine Krankenhausentbindung benötigen würden. Ein Problem stellt regelmäßig die Distanz dar, da Gebärende kaum 50 km zu Fuß zurücklegen können. In einigen Fällen haben Krankenhäuser deshalb so genannte „Maternal Waiting Homes" errichtet, in denen die Mütter auf die Geburt in der Nähe des Krankenhauses warten können.[347]

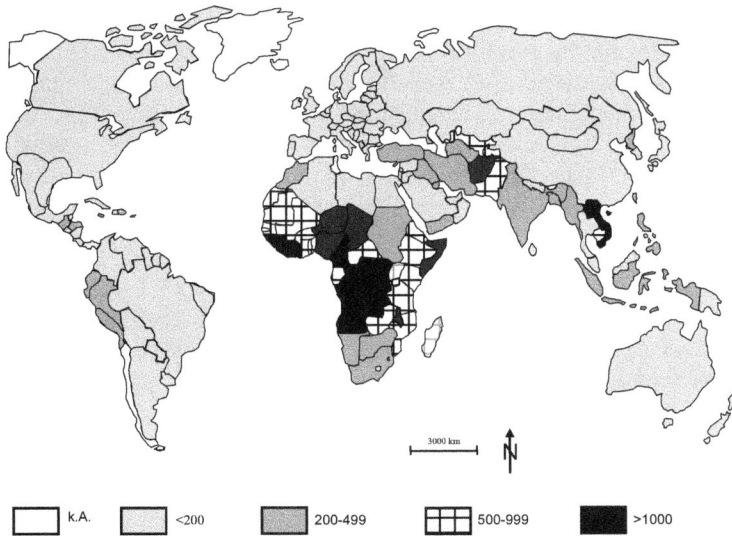

| | k.A. | | <200 | | 200-499 | | 500-999 | | >1000 |

Abbildung 3.39: Müttersterblichkeit (pro 100.000 Lebendgeburten)[348]

Ein nicht geringer Anteil der Müttersterblichkeit wird durch Abtreibungen verursacht, die illegal durch Personen durchgeführt werden, die hierfür keine Ausbildung haben. Es wird geschätzt, dass weltweit jährlich etwa 42 Millionen Kinder abgetrieben werden,[349] d.h., etwa 20% der Schwangerschaften enden mit einer Abtreibung. In vielen Entwicklungsländern sind Abtreibungen illegal, so dass geschätzte 20 Millionen Abtreibungen im Verborgenen, ohne professionelles Personal und unter unsterilen Verhältnissen, durchgeführt werden.[350] Man schätzt, dass etwa 68.000 Frauen jährlich daran sterben und zahlreiche weitere schwer verletzt werden, so dass sie z.B. unfruchtbar werden.[351]

---

[347]   Vgl. von Both, Jahn & Fleßa 2008.

[348]   Quelle: In Anlehnung an http://www.who.int/making_pregnancy_safer/topics/maternal_mortality/en/.

[349]   Vgl. Sedgh et al. 2007.

[350]   Vgl. Grimes et al. 2006.

[351]   Vgl. Haddad & Nour 2009.

Die Debatte über die Abtreibung wird häufig in aller Schärfe geführt, auch in Entwicklungsländern. Hierbei wird diskutiert, ob die Legalisierung der Abtreibung tatsächlich deren Zahl erhöhen würde. Es kann hierbei nicht Aufgabe des Internationalen Gesundheitsmanagements sein, diese Diskussion zu beeinflussen, die in den Zivilgesellschaften der Länder erfolgen muss. Jedoch kann der Gesundheitsmanager durch die gezielte Bereitstellung von Fakten den Prozess auf Evidenz stellen und somit vereinfachen.

Der hohen Zahl „unerwünschter" Schwangerschaften steht eine wachsende Zahl von kinderlosen Paaren gegenüber, die auch in ressourcenarmen Ländern alle Möglichkeiten der In-Vitro-Fertilisation suchen und hierfür auch erhebliche (private) Mittel aufwenden. Beispielsweise bieten Kliniken in Indien Paaren aus der Oberschicht Afrikas künstliche Befruchtung gegen Barzahlung an. Traditionell war es in vielen afrikanischen Gesellschaften üblich, kinderlosen Paaren Kinder naher Verwandter zu geben. Die Tatsache, dass heute immer mehr Paare diese Form der Familienbildung nicht mehr als ausreichend erachten und das eigene Kind mit viel Aufwand anstreben, zeigt, wie stark gerade unter den „Young Professionals" ein Kulturwandel stattfindet. Die große Komplexität exemplifiziert sich in der Tatsache, dass teilweise im selben Krankenhaus In-Vitro-Fertilisation durchgeführt wird, ein Embryo abgetrieben wird, weil er ein unerwünschtes Geschlecht hat, und die Folgen einer unprofessionellen Abtreibung behandelt werden.

Zusammenfassend können wir festhalten, dass Schwangerschaft und Geburt ein erhebliches Gesundheitsrisiko in Entwicklungsländern darstellt. Kein anderer Lebensabschnitt ist so gefährlich wie die Schwangerschaft, und in keinem anderen Bereich kann mit vergleichsweise geringen Mitteln so viel erreicht werden.

3.4.4   Rauchen und Alkohol

Das Rauchen von Tabak gilt als die wichtigste Ursache vermeidbarer Todesfälle weltweit. Die WHO schätzt, dass knapp 30% der Weltbevölkerung mehr oder weniger intensiv raucht, was jährlich etwa zu 6 Millionen Todesfällen und zahlreichen schwerwiegenden Erkrankungen führt.[352] Die mehr als 60 krebserregenden Substanzen und Gifte des Tabakrauches führen zu Herz-Kreislauf-Erkrankungen, Atemwegserkrankungen, Lungenkrebs und zahlreichen anderen Morbiditäten. Allein in Deutschland[353] betragen die direkten bzw. indirekten Kosten des Rauchens jährlich etwa 7,5 Mrd. bzw. 13,5 Mrd. Euro.

Die größte Last tragen allerdings wiederum die ressourcenarmen Länder. Erstens werden dort häufig Zigaretten mit einem höheren Schadstoffgehalt (z.B. Teer) oder Zugaben (z.B. Nelken in Indonesien) geraucht. Zweitens werden in diesen Ländern häufig filterlose Zigaretten bevorzugt. Drittens gibt es weniger Programme gegen das Rauchen, so dass z.B. auch die Werbung für das Rauchen deutlich präsenter und aggressiver ist. Schließlich kann das Gesundheitswesen im Falle einer tabakassoziierten Krankheit (z.B. Lungenkrebs) nur bedingt helfen, da die aufwendige Behandlung meist nicht finanzierbar ist. Folglich sind so-

---

[352]   Vgl. WHO 2011b.
[353]   Vgl. Neubauer et al. 2006.

wohl die Raucherprävalenz als auch die tabakbedingte Morbidität und Mortalität vergleichs-weise hoch.

Es gibt kaum Studien zur ökonomischen Bedeutung des Rauchens in Entwicklungsländern. Dies liegt zum Teil an methodischen Problemen (z.B. der nur bedingten Verwendbarkeit von Verfahren zur Ermittlung der indirekten Kosten bei Subsistenzlandwirten), zum Teil an der geringen Datenlage. Dies ist umso bedauerlicher, da das Rauchen nicht nur wirtschaftliche Konsequenzen hat, sondern auch gleichzeitig von ökonomischen Variablen bestimmt wird. So verwenden beispielsweise Armutsgruppen Tabak als Rauschmittel, um den Hunger zu dämpfen. Gleichzeitig hängt die Qualität des konsumierten Tabaks von der wirtschaftlichen Situation ab. Wie Abbildung 3.40 zeigt, rauchen arme deutlich mehr als reiche Bevölke-rungsschichten. Sie rauchen immer mehr, und sie rauchen ungesünder.

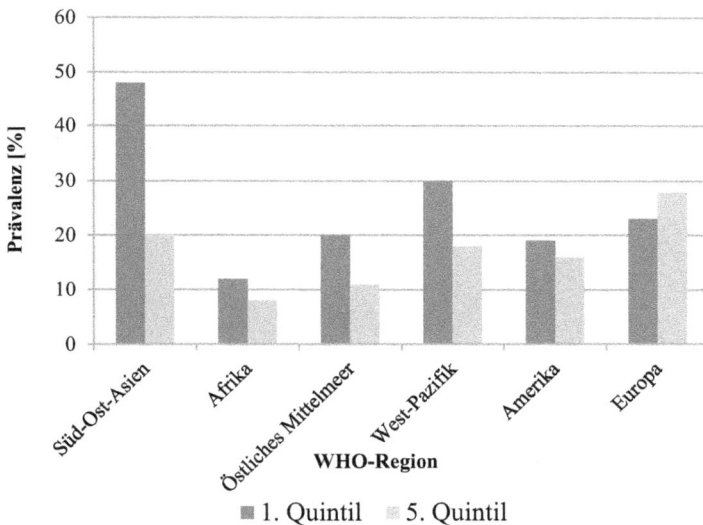

Abbildung 3.40: Prävalenz des täglichen Tabakrauchens (≥18Jahre, 2003–2004)[354]

Es ist damit zu rechnen, dass die Prävalenz des Tabakkonsums in den nächsten Jahren stei-gen wird, vor allem aber werden die Folgen des Abusus erst in Jahrzehnten voll wirksam sein. Wie Abbildung 3.41 zeigt, folgt die Sterblichkeitskurve der Raucherprävalenz mit einer Zeitverzögerung von 30–40 Jahren. Da die Männer in der Regel zu den ersten gehören, die sich das Rauchen angewöhnen, ergeben sich vier typische Phasen. In Phase I rauchen nur wenige Männer und fast keine Frauen. Die Sterblichkeit aufgrund von Rauchen ist vernach-lässigbar. Einige Länder in Afrika südlich der Sahara sind noch dieser Phase zuzurechnen. In Phase II steigt der Anteil der rauchenden Männer rapide an, während der Anteil der rauchen-den Frauen nur langsam zunimmt. Im Maximum sind fast 70% der Männer Raucher. Dem-

---

[354]   Quelle: In Anlehnung an http://www.who.int/making_pregnancy_safer/topics/maternal_mortality/en/.

entsprechend steigt auch die tabakassoziierte Sterblichkeit bei Männern. Viele Entwicklungs-
und Schwellenländer sind hier anzusiedeln, z.B. China und Indonesien. In der dritten Phase
nimmt der Anteil rauchender Männer wieder ab, während die Frauen massiv „nachholen".
Allerdings steigt nun die Zahl der Todesfälle der Männer aufgrund von Rauchen stark an,
während bei den Frauen noch relativ wenige am Tabakabusus versterben. Diese Phase wurde
von Ländern Osteuropas erreicht, teilweise auch von Ländern Südamerikas. In der vierten
Phase sind Frauen und Männer etwa auf gleichem Prävalenzniveau, aber die Sterblichkeit der
Frauen steigt weiter an. Die meisten entwickelten Länder sind hier anzusiedeln.

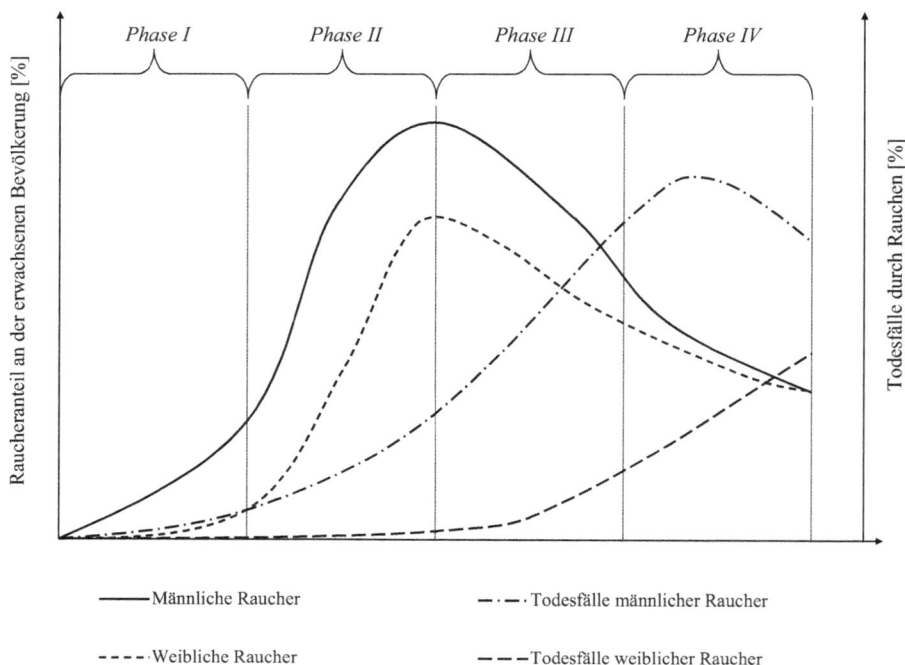

Abbildung 3.41: Phasenmodell der Tabakepidemie[355]

Es steht außer Frage, dass die Bekämpfung des Rauchens eine sehr hohe Priorität im Internationalen Gesundheitswesen haben muss. Die WHO Framework Convention on Tobacco
Control[356] (2003) stellt deshalb auch ein völkerrechtlich relevantes Dokument dar, das die
einzelnen Länder zu einer Bekämpfung des Rauchens (z.B. starke Einschränkung der Werbung, geringere Zugänglichkeit, Verbot irreführender Etikettierung etc.) verpflichtet. Intensiv diskutiert wird hierbei, ob die Nachfrage nach Zigaretten preiselastisch ist. Tatsächlich
haben viele Staaten Tabak besteuert, wobei in der Regel die Steuereinnahmen nur einen
Bruchteil der Kosten des Rauchens ausmachen. Langfristig dürften höhere Preise für Tabak-

---

[355]   Quelle: Lopez, Collishaw & Piha 1994, S. 246.
[356]   Vgl. http://www.who.int/tobacco/framework/WHO_FCTC_english.pdf.

produkte tatsächlich vor allem Jugendliche abhalten, mit dem Rauchen zu beginnen.[357] Für Menschen, die bereits süchtig sind, impliziert ein Preisanstieg (auch) eine Suche nach Substituten, z.B. nach geschmuggelten Zigaretten, nach selbstgedrehten oder nach Produkten geringerer Qualität, was teilweise wiederum negative Gesundheitsauswirkungen haben wird.

Auch der übermäßige Alkoholkonsum stellt ein weltweites Risiko dar. Die WHO schätzt, dass weltweit etwa 140 Millionen Menschen alkoholabhängig sind. Ein mäßiger Alkoholgenuss (z.B. <6 l Reinalkohol p.a. für einen erwachsenen Mann, gleichmäßig verteilt) wird normalerweise nicht als gesundheitsgefährdend definiert, aber der Verbrauch an Reinalkohol pro Person schwankt erheblich zwischen den Ländern und Individuen. So lag im Jahr 2005 der Konsum an reinem Alkohol in vielen osteuropäischen Staaten und insbesondere in Russland bei über 12,5 l p.a. p.c., aber auch die meisten westeuropäischen Länder, Australien und Argentinien erreichen Werte von über 10 Liter Reinalkohol p.a. p.c. Am wenigsten wird – erwartungsgemäß – in islamischen Ländern getrunken, aber auch Afrika südlich der Sahara (mit Ausnahme von Südafrika, Namibia und Botswana) hat einen vergleichsweise geringen Verbrauch. In den Ländern mit dem höchsten Alkoholkonsum werden bis zu 10% des Verlustes an Lebensqualität dem übermäßigen Alkoholkonsum zugerechnet.

Auffällig ist das Muster der verschiedenen alkoholischen Getränke. Während in Westeuropa und Nordamerika überwiegend Wein und Bier getrunken wird, fällt der größte Konsum in Osteuropa für Hochprozentiges an. In ärmeren Ländern ist auch die Eigenproduktion von Spirituosen ein Problem, da diese oftmals deutlich gesundheitsschädlicher sind als kommerziell destillierte Varianten. In Afrika fällt auf, dass häufig der Rausch als Ziel des Trinkens angesehen wird, so dass auch bei vergleichsweise geringem Alkoholkonsum pro Kopf die Zahl schwerer Alkoholschädigungen groß ist.[358]

3.4.5   Umwelteinflüsse

In einem Multi-Cause-Multi-Effect-Modell spielen die Umwelteinflüsse eine wichtige Rolle zur Erklärung chronisch-degenerativer Erkrankungen. So werden zahlreiche Stoffe als krebserregend (karzinogen) eingestuft, verursachen Allergien oder Asthma und erhöhen das Risiko für Herz-Kreislauf-Krankheiten. Karzinogene kommen entweder natürlich in der Umwelt vor (z.B. Schimmelpilze) oder werden vom Menschen erschlossen bzw. produziert, wie z.B. Asbest, Benzol oder Arsensäure. Auch der Rauch in geschlossenen Räumen, der beim Verbrennen von Exkrementen, Holz, Holzkohle, Steinkohle oder Öl entsteht (Indoor-Smoke), gilt als Risikofaktor von Krebs. Darüber hinaus ist er ein Beispiel für die besondere Exposition mit Umweltgefahren, der Armutsgruppen in Entwicklungsländern ausgesetzt sind.[359] Weiterhin spielt auch der Lärm (z.B. Verkehrslärm) bei der Entstehung von Krankheiten eine wichtige Rolle, z.B. bei psychischen und bei Herz-Kreislauf-Erkrankungen.

---

[357]   Vgl. Lauterbach et al. 2005.
[358]   Vgl. WHO 2012.
[359]   Vgl. Desai, Mehta & Smith 2004.

In den letzten Jahren wurde der Zusammenhang von Klimawandel, Ökonomie und Gesundheit intensiv untersucht.[360] Zum einen liegt die primäre Ursache für den Klimawandel in der wirtschaftlichen Entwicklung. So sind beispielsweise CO_2, Methan und N_2O erst seit der industriellen Revolution in zunehmendem Maße in die Atmosphäre entlassen worden, da die enorm gestiegenen Konsumwünsche der wirtschaftlich prosperierenden Länder eine stetig steigende Nachfrage nach Gütern induzieren, deren Produktion diese Gase freisetzt. Regelmäßig steigt mit dem wirtschaftlichen Wachstum eines Landes auch dessen Ausstoß an klimafeindlichen Gasen.

Gleichzeitig ist der Klimawandel von enormer ökonomischer Bedeutung, wobei negative und positive Effekte zu unterscheiden sind. Abbildung 3.42 gibt einen Überblick über mögliche ökonomische Konsequenzen des Klimawandels. Es ist deutlich, dass der Gesundheitseffekt des Klimawandels nur einer von vielen Auswirkungen ist und dass das komplexe, interdependente System von ökonomischen, ökologischen und epidemiologischen Parametern eine differenzierte und möglichst modellgestützte Analyse erfordert.

Die Veränderung der Niederschläge sowie der Lufttemperatur werden voraussichtlich erhebliche Auswirkung auf die Ausbreitung von Krankheiten haben, die einen klimasensiblen Vektor- oder Wirt benötigen. Im Folgenden soll der Zusammenhang von Globaler Erwärmung und Gesundheit am Beispiel der Malaria Tropica diskutiert werden.

Das Modell geht davon aus, dass die Reifung der Anopheleslarven sowohl von der Niederschlagsmenge als auch von der Wassertemperatur abhängig ist. Gleichzeitig hängt die Reifung von Plasmodium Falciparum in der Anopheles von der Außentemperatur ab, so dass auch hier ein direkter Zusammenhang zwischen Klimaveränderungen und Malariaausbreitung zu erwarten ist. Mit Hilfe eines Multi-Compartment-System-Dynamic-Modells wird im Folgenden eine Kostenprognose der Malariabehandlung in einem Gesundheitsdistrikt in Afrika als Funktion der Globalen Erwärmung und der erwarteten Reduktion der Niederschläge durchgeführt.[361]

---

[360] Vgl. DeCanio 2003; Stern 2007; Bauer 2011.
[361] Vgl. Kapitel 3.2.3.2.

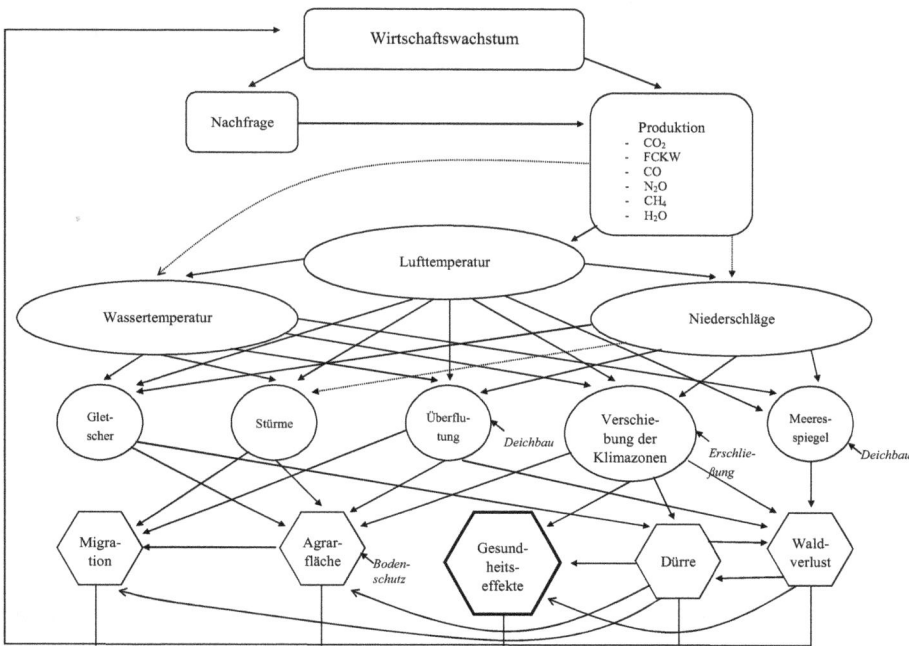

Abbildung 3.42: Klimawandel und Ökonomie: Überblick[362]

Abbildung 3.43 zeigt die Entwicklung der Kosten der Malariabehandlung in dem Distrikt bei einer angenommen Temperaturerhöhung von 0,1°C pro Jahr. Zuerst fällt auf, dass die Behandlungskosten nicht linear mit der Temperatur steigen, sondern einen wellenförmigen Verlauf annehmen. Obwohl im Modell keine Zufallsschwankungen eingebaut sind, kommt es zu relativen Maxima. In diesen Jahren vermehren sich die Anopheles relativ stark. Die Population trifft dann jedoch auf natürliche Grenzen, da beispielsweise die für die Brut geeigneten Wasserflächen eine natürliche Restriktion darstellen. Es kommt zu einer Reduktion der Anophelespopulation. Erst wenn die Temperatur weiter steigt, so dass die Larven sich schneller entwickeln, kann die Population wieder ansteigen. Es entstehen Wellen, wie sie von Räuber-Beute-Modellen beschrieben wurden.[363]

Darüber hinaus ist festzuhalten, dass die Kosten nach 25 Jahren 51% über den Vergleichswerten ohne Temperaturerhöhung liegen. In einer Situation extremer Ressourcenknappheit ist eine derartige Steigerung ein schweres Entwicklungshindernis, dem unbedingt mit entsprechenden Maßnahmen begegnet werden muss.

---

[362] Quelle: Weltbank 2010a.
[363] Vgl. Lotka & James 1956.

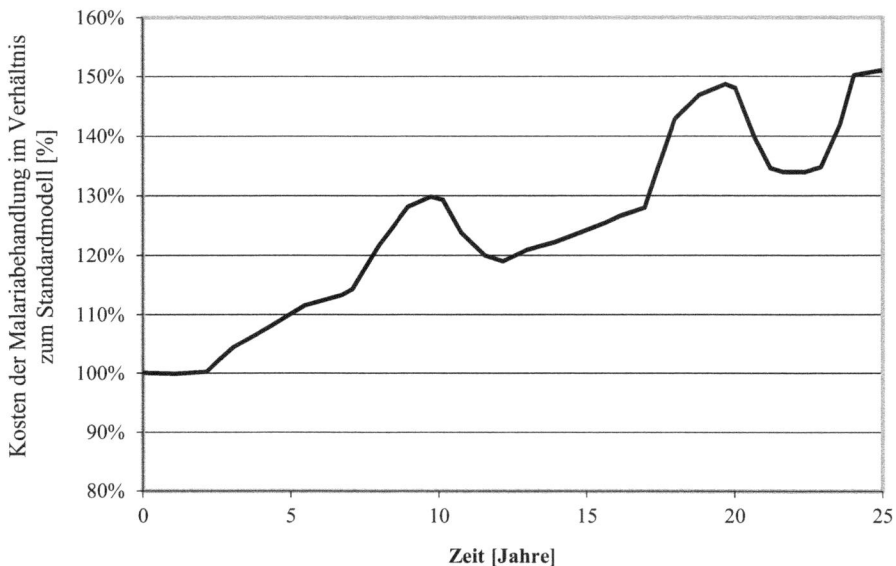

Abbildung 3.43: Entwicklung der Kosten der Malariabehandlung bei einer angenommen Temperaturerhöhung von 0,1°C pro Jahr[364]

Die Simulation zeigt, dass die Auswirkungen der Klimaveränderungen auf die Malariaausbreitung äußerst komplex sind. Intuitiv sind die Wellenverläufe, die Anstiege oder Reduktionen der Infektionszahlen nicht zu erfassen. Deshalb sollten Gesundheitsmanager sehr vorsichtig mit einer Aussage über den Zusammenhang von Umwelteinflüssen und Morbidität sein. So wies eine erste Analyse darauf hin, dass der immer wieder in den letzten 20 Jahren beobachtete Anstieg von Malaria-Morbidität und Mortalität in den Hochlandregionen Ostafrikas auf Klimaveränderungen zurückzuführen sei.[365] Eine in den Ländern Kenia, Uganda, Ruanda und Burundi durchgeführte Studie ergab allerdings keinerlei Hinweise auf ein solches Phänomen.[366] Der beobachtete Anstieg der Malaria in diesen vier Ländern wurde bei weitgehend unveränderten Klimaverhältnissen hauptsächlich auf den dramatischen Anstieg der Chloroquinresistenz, auf das Versagen des staatlichen Gesundheitsdienste sowie auf agro-ökologische Veränderungen und Migration zurückgeführt. Neuere Studien deuten hingegen wieder auf einen engeren Zusammenhang von Malaria und Globaler Erwärmung hin, wobei die Bedeutung der reduzierten Niederschläge bislang außer Acht gelassen wurde.[367]

Die Auswirkungen der Globalen Erwärmung auf die Malariaausbreitung sind ein Beispiel für die zahlreichen Interaktionen zwischen Habitat, genetischer Disposition und Verhalten des Menschen, aus denen sich das Krankheitspanorama ergibt. Der Gesundheitsmanager muss

---

364   Quelle: Eigene Simulation.
365   Vgl. Bouma, Sondorp & Van der Kaay 1994; Lindsay et al. 2000.
366   Vgl. Hay et al. 2002.
367   Vgl. Bradfield, Samuel & Stephen; Ostfeld 2009.

sowohl bei Infektions- als auch bei chronisch-degenerativen Erkrankungen diese Interdependenzen kennen und in seine Entscheidungen einbeziehen.

3.4.6   Urbanisierung und Megastädte

Der Standort des Menschen im Raum stellt einen weiteren bedeutenden Risikofaktor für die Ausbreitung von Krankheiten dar. Neben Besonderheiten des ländlichen Raums (z.B. hohe Distanzen zum nächsten Gesundheitsdienstleister, Häufigkeit von wilden Tieren, Einfluss der Landwirtschaft etc.) rücken hierbei immer mehr die sogenannten Megastädte in den Fokus des Interesses. Sie sollten im Folgenden als Musterbeispiel für die Gesundheitsprobleme in urbanen Zonen gelten.

Als Megastadt bezeichnet man allgemein eine Stadt, die eine bestimmte, relativ hohe Einwohnerzahl überschreitet.[368] Je nach Zählung gelten Städte als Megastädte, wenn sie fünf, sieben oder zehn Millionen Einwohner haben. Da sich Städte häufig über ihre administrativen Grenzen hinweg ausdehnen, ist der Begriff megaurbaner Raum aussagekräftiger. Er kann auch mehrere Städte in räumlicher Nähe und funktionaler Integration umfassen. Weltweit leben mehr Menschen in Städten als im ländlichen Raum, wobei gerade die megaurbanen Räume rasant wachsen.[369]

In Entwicklungsländern hat die Urbanisierung parallel zur demografischen Transition erst später eingesetzt, so dass auch der Anteil städtischer Bevölkerung nicht so hoch ist. Abbildung 3.44 zeigt jedoch, dass dieser Bevölkerungsteil in Least Developed Countries stetig zunimmt und voraussichtlich im Jahr 2035 mehr Menschen in den Städten dieser Länder leben werden als in den ländlichen Regionen. Der starke Bevölkerungsdruck während der zweiten und dritten Phase der demografischen Transition führt zu einem stetigen Zuzug in die Städte, wobei insbesondere große Ballungsregionen stark wachsen.[370] So stieg beispielsweise die Bevölkerung von Lagos und Kinshasa zwischen 1950 und 2005 um jährlich mehr als sechs Prozent.[371] Es ist deshalb notwendig, die Gesundheitssituation und -versorgung in Megastädten zu analysieren.

Die Urbanisierung in Least Developed Countries gleicht strukturell der Entwicklung in Europa des 19. Jahrhunderts. Die Industrialisierung hatte den Anteil der in der Landwirtschaft Erwerbstätigen stark reduziert und somit einen Druck auf die Städte ausgeübt, der durch ein starkes Bevölkerungswachstum und eine beginnende Abnahme der Kindersterblichkeit am Land erheblich verstärkt wurde. Die Städte wuchsen innerhalb weniger Jahre immens an, wobei weder die Versorgung mit Wohnraum noch die Hygiene diesem Wachstum Schritt halten konnten. Zu dieser Zeit war – anders als heute – die Lebenserwartung in den Städten geringer als auf dem Land. Dieser Tatbestand wurde als „Urban Penality" bezeichnet.[372] Allerdings führten der wachsende Wohlstand, Hygiene, Sozialversicherungen, Wohnraum-

---

[368]   Vgl. Bähr 2004.

[369]   Vgl. UNFPA 2007.

[370]   Vgl. Habitat 2010.

[371]   Vgl. UNHABITAT 2010.

[372]   Vgl. Leon 2008.

programme etc. zu einer deutlichen Abnahme der Sterblichkeit in den Städten, so dass in den meisten europäischen Städten zu Beginn des 20. Jahrhunderts zumindest gleiche Lebenserwartungen wie am Land erreicht werden konnten. Die bestehenden Unterschiede sind heute primär auf Unterschiede im Lebensstil zurückzuführen. Beispielsweise ist der Anteil tödlicher Verkehrsunfälle im ländlichen Raum höher als in Städten.

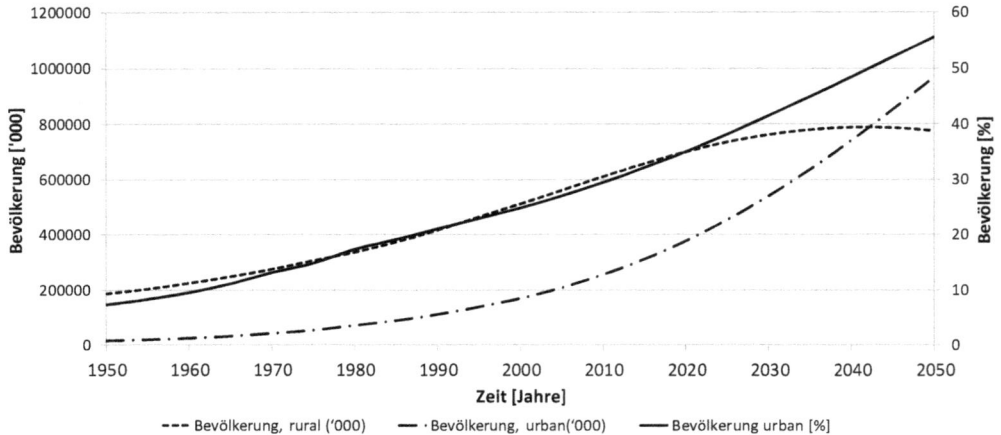

Abbildung 3.44: Urbanisierung in Least Developed Countries[373]

In den Slums der Entwicklungsländer besteht jedoch weiterhin eine „Urban Penality". Hierbei muss man zwischen Slums of Hope und Slums of Despair unterscheiden.[374] Erstere entstehen, wenn die Städte ausreichend Anziehungskraft haben, so dass sich ein Sog auf die Landbevölkerung entwickelt. Die Anziehungskraft entsteht vor allem durch die Existenz und Sicherheit von Arbeitsplätzen. Slums of Hope sind Zwischenstationen für die ländliche Bevölkerung, die diese nach einiger Zeit verlässt und in bessere Wohngegenden der Städte umzieht. Slums of Despair entstehen durch einen Zuzugsdruck vom Land, der auf keine entsprechenden Sogfaktoren der Städte stößt. Die Bevölkerung dieser Slums bleibt häufig sehr lange in den Armutsgebieten. Sie entwickelt meist auch keine städtische Lebensart, so dass Slums of Despair häufig wie riesige Dörfer am Rande der Großstädte wirken, ohne jedoch die Sozial- und Infrastruktur von Städten aufzuweisen.

Abbildung 3.45 zeigt den Zusammenhang von Lebensbedingungen und Gesundheitszustand in Slums.[375] Das geringe und unregelmäßige Einkommen der Bewohner impliziert schlechte Wohnbedingungen. Diese äußern sich nicht nur in schlechter Qualität des Trinkwassers bzw. der Kanalisation, sondern auch in einer Bebauungsdichte, die sportlichen Ausgleich fast unmöglich macht. Slumbewohner leiden deshalb an Infektionserkrankungen (wie z.B. Durchfällen, Wurmerkrankungen und Malaria), aber auch an Übergewicht und Diabetes. Das

---

[373]   Quelle: United Nations 2010.

[374]   Vgl. Stokes 1962.

[375]   Vgl. Razum & Voigtländer 2010.

geringe Einkommen geht einher mit gefährlichen Arbeitsplätzen, die zahlreiche Unfälle implizieren, und einer sozialen Ungleichheit in den Städten, die der Kriminalität förderlich ist.

Ein weiteres Problem der Megastädte und insbesondere der Slums in Entwicklungsländern ist die starke Verschmutzung von Luft, Boden und Gewässern. Sie führt insbesondere zu Erkrankungen der Atemwege, aber auch zu Allergien. So ist beispielsweise die Ozonbelastung in Mexiko City durchschnittlich an sechs Tagen pro Woche über dem WHO-Grenzwert und belastet insbesondere ältere Menschen und Kinder. Auch in den Großstädten der Least Developed Countries ist die Belastung durch Verkehrsabgase, Kraftwerke und unreglementierten Emissionen der Industrie gewaltig. Ebenso ist der Lärm ein nicht zu vernachlässigendes Problem in den Städten. Er führt zu frühzeitigem Gehörverlust, Nervosität, Kommunikations- und Schlafstörungen – Erkrankungen, die man gemeinhin mit Industrieländern verbindet. Tatsächlich sind die städtischen Gesundheitsprobleme in Entwicklungsländern denjenigen in Industrieländern sehr ähnlich.

Ein Spezifikum der Slums in Entwicklungsländern ist der Verlust an sozialer Bindung. In den Dörfern gelten immer noch feste Moralvorstellungen, die das Zusammenleben in fast jeder Hinsicht regeln. Der Umzug in die Stadt impliziert häufig den Austritt aus der Clanstruktur mit ihren festen Normen. Gangs in den Slums können diesen Verlust an sozialer Kontrolle kaum kompensieren. Ohne soziale Sanktionsmöglichkeiten steigt die Kriminalität ebenso wie die Neigung zu wechselnden Sexualkontakten, so dass die HIV-Ausbreitung in Slums häufig besonders hoch ist.

Die Risikofaktoren in den Slums der Großstädte der Least Developed Countries induzieren einen hohen Bedarf an Gesundheitsdienstleistungen, denen jedoch kaum ein Angebot entgegensteht. Die Distanzen zu den Gesundheitsanbietern sind zwar geringer als am Land, jedoch sind die finanziellen Barrieren zum Teil erheblich. Kinder, Frauen, Alte und Behinderte haben in Slums meist keinen oder nur rudimentären Zugang zur Gesundheitsversorgung. Gesundheitsreformen erreichen in den Städten häufig eher die Mittelschicht als die Armutsgruppen, so dass die Gesundheitssituation insbesondere in den Slums of Despair häufig noch prekärer ist als in ländlichen Regionen. Damit ist offensichtlich, dass eine nachhaltige Verbesserung der landesweiten Gesundheitsindikatoren nur erreicht werden kann, wenn das Gesundheitsproblem in Städten und insbesondere in megaurbanen Regionen politisch adressiert wird.

Somit können wir zusammenfassen, dass die Nachfrage nach Gesundheitsdienstleistungen sich primär aus der Krankheitslast ableitet. Die Bevölkerungsstruktur, die Stufe der wirtschaftlichen Entwicklung und das Vorliegen von Risikofaktoren determinieren die Höhe sowie die Zusammensetzung der Bedarfe. Allerdings führt nicht jeder Bedarf automatisch zu einer Nachfrage. Vielmehr muss die Kaufkraft ausreichend sein, die Qualität der angebotenen Leistung stimmen und die Distanz überwindbar sein, d.h., die Filter zwischen Bedarf und Nachfrage müssen überwunden werden. Im Folgenden sollen der Distanz- und der Preisfilter ausführlicher diskutiert werden.

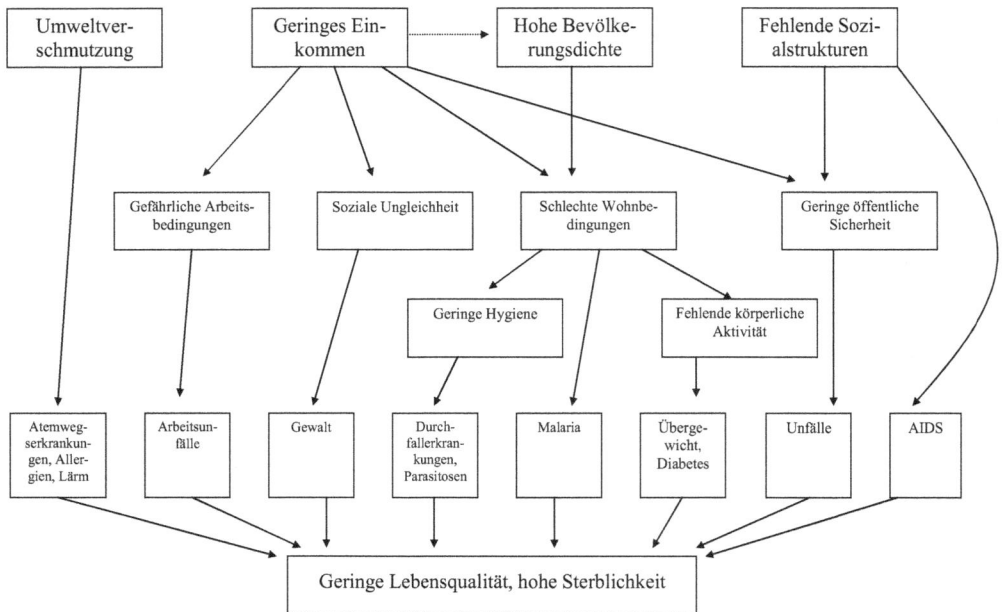

Abbildung 3.45: Lebensbedingungen in Slums[376]

3.5   Filter zwischen Bedarf und Nachfrage

3.5.1   Distanzfilter

In Kapitel 2.1.4.1.2 wurde die Bedeutung der Distanz für die Nachfrage nach Gesundheitsdienstleistungen diskutiert. Aus dem Dienstleistungscharakter ergibt sich das Eigenschaftenbündel der fehlenden Lagerfähigkeit, der fehlenden Transportfähigkeit sowie der Kundenpräsenz, so dass Produktion und Absatz in Einheit von Ort, Zeit und Handlung zusammenfallen. Gesundheitsdienstleistungen sind zudem häufig dringlich, so dass eine zeitnahe Distanzüberwindung essentiell ist.

Grundsätzlich kann die Distanz auf verschiedenen Wegen überwunden werden:

1. Der Patient sucht den Dienstleister selbständig auf: Normalerweise ist der Leistungsanbieter ortsfest, d.h., der Patient geht bzw. fährt zum Dispensarium, Gesundheitszentrum oder Krankenhaus. Damit fallen die Transportkosten vollständig beim Patienten und dessen Angehörige an, d.h., sowohl die Transport- als auch die Zeitkosten können die Nachfrage einschränken.

---

[376]   Quelle: Eigene Darstellung.

2. Der Patiententransport wird offiziell organisiert: In einigen Ländern gibt es regelmäßige Shuttles, die Patienten zuhause oder an Sammelpunkten abholen und zum Gesundheitsdienstleister bringen. Die Ambulanz bzw. Notfallrettung ist eine ausgesprochen teure Sonderform.

3. Der Dienstleister sucht den Patienten auf: in vielen Ländern gibt es mobile Gesundheitsdienste, bei denen z.B. ein Team aus Pflegekräften und einem Arzt abgelegene Dörfer besuchen und dort Behandlungen sowie Prävention durchführen. Die Stückkosten dieser Variante sind vergleichsweise hoch, da ein hoher Anteil der Arbeitszeit durch Transport und Organisation verloren geht.

4. Teilfunktionen des Dienstleisters werden ortsnah oder mobil ausgegliedert: Die Distanz zum Point of Service kann auch dadurch überwunden werden, dass Leistungen, die normalerweise zentralisiert sind, auf verschiedene ortsnahe Leistungsanbieter verteilt werden. Die satellitenartige Gründung von Dispensarien durch Krankenhäuser kann so interpretiert werden.

5. Telemedizin: In entwickelten Ländern kann die Distanz zwischen Leistungsanbieter und Patient (Business-to-Customer, B2C) durch Telemedizin (z.B. Telemonitoring) überwunden werden. Gleichzeitig können kleinere Einheiten vor Ort durch einen zentralen Partner (Business-to-Business, B2B) ein Leistungsangebot anbieten, das sie selbst kaum vorhalten könnten (z.B. Telebefundung in der Radiologie). In Entwicklungsländern scheitert die Telemedizin bislang meist an der fehlenden Verfügbarkeit der Datenleitungen. Erste Ansätze (z.B. Fernbefundung von EKG), die nur Telefonleitungen benötigen, gibt es jedoch schon.[377]

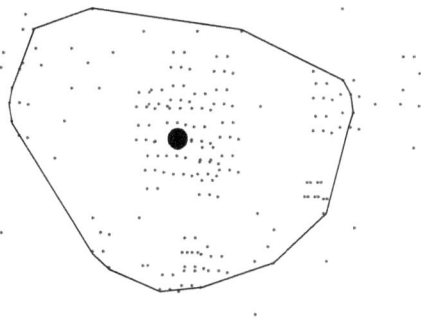

Abbildung 3.46: Einzugsanalyse: Scatter-Diagramm[378]

Die Distanzreibung lässt sich empirisch feststellen, und eine Analyse des Einzugsgebietes gehört zum Instrumentarium des Gesundheitsmanagers. Abbildung 3.46 zeigt ein Scatter-Diagramm eines Einzugsbereichs eines Krankenhauses. Es entsteht, indem man eine bestimmte Anzahl von Patientenakten zufällig zieht (hier: 200) und die Herkunftsorte auf einer

---

[377]   Vgl. Wootton, Patil & Ho 2009.

[378]   Quelle: Eigene Darstellung.

Karte einträgt. Daraus lassen sich dann die tatsächlichen Einzugsbereiche ableiten. In der Abbildung ist der 90%-Einzugsbereich dargestellt, d.h., 90% der Patienten kommen aus diesem Gebiet.

Trägt man die Distanz gegen die Zahl der Patienten ab, so erhält man einen Eindruck von der Distanzreibung. Abbildung 3.47 zeigt die Distanz, die Patienten von Masasi Krankenhaus (Tansania) zurückgelegt haben. Es fällt auf, dass die Zahl der Patienten mit zunehmender Distanz abnimmt. Ab einer Entfernung von 50 km kommt tatsächlich kein Patient mehr ins Masasi Krankenhaus, obwohl kein anderes Krankenhaus näher ist. Vergleicht man den Anteil der Patienten mit dem Anteil der Bevölkerung so wird deutlich, dass das Krankenhaus überproportional die Bevölkerung im Umkreis von 5 km versorgt, d.h., das Distriktkrankenhaus ist in Wirklichkeit ein Stadtkrankenhaus für Masasi.

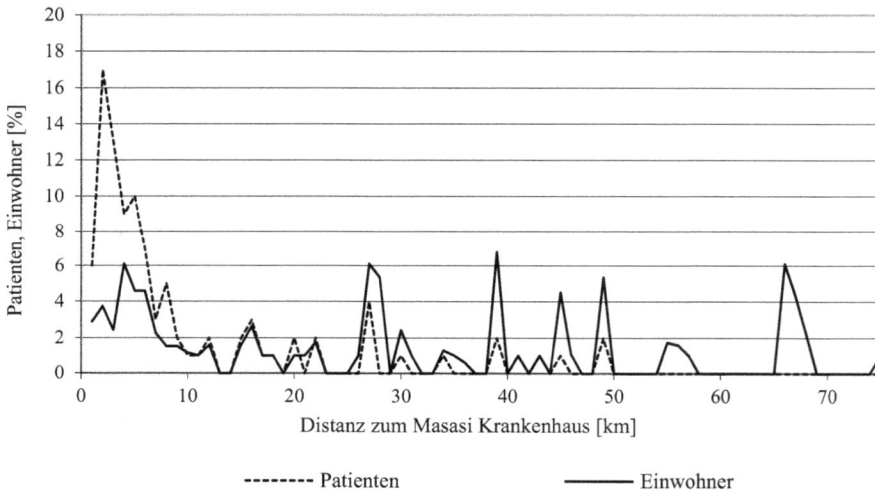

Abbildung 3.47: Einzugsanalyse Masasi Krankenhaus, Tansania (2003)[379]

Die Distanzreibung ist abhängig von der bestehenden Infrastruktur. Deshalb ist die reine Euklidische Entfernung, wie sie in den obigen Abbildungen verwendet wird, unter Umständen nur ein Anhaltspunkt für die tatsächliche Distanz. Sinnvoller wäre es, die Anreisezeit zu verwenden, d.h., Straßen, öffentlichen Nahverkehr und Barrieren (z.B. Flussläufe, Berge, Nationalparkgrenzen etc.) einzubeziehen. In diesem Fall ist die Erhebung jedoch aufwendiger und erfordert vertiefte Ortskenntnis.

In ländlichen Regionen der ressourcenarmen Länder dürfte die Distanz einer der wichtigsten Gründe sein, warum Menschen, die krank sind und dringend medizinische Hilfe benötigen, keine Nachfrager werden. Ganz besonders stark ist die Distanzreibung für präventive Dienst-

---

[379]   Quelle: Eigene Erhebung.

leistungen, da die Priorität meist gering ist. Deshalb bleibt hier häufig nur die mobile Versorgung, z.B. in Form von Impf-Camps.[380]

3.5.2 Preisfilter und Krankenversicherung

Die Kosten der Gesundheitsdienstleistungen sind häufig so hoch, dass das Einkommen oder Vermögen vieler Menschen nicht genügt, um diese Kosten zu decken. Insbesondere schwere Erkrankungen, die einen Krankenhausaufenthalt erfordern, stellen für viele Menschen eine Überlastung dar. Ihre Zahlungsfähigkeit ist geringer als ihre Zahlungsbereitschaft, und die Nachfrage spielt in keiner Weise den realen Bedarf wider.

Der Preisfilter kann auf verschiedene Weise überwunden werden. Erstens können die Nutzergebühren subventioniert werden, d.h., die Regierung oder Spender übernehmen einen Teil der Kosten. Zweitens können die Gebühren teilweise oder vollständig erlassen werden, wenn dies die Kapazität des Patienten und seiner Familie übersteigt. In diesem Fall hat der Leistungsanbieter die Kosten zu tragen. Drittens können die Gebühren vollständig oder teilweise durch Krankenversicherungen übernommen werden. Die Rolle des Staates wird in Kapitel 4.2.3 diskutiert, so dass wir uns hier auf die Ausnahmeregelungen und die Rolle der Krankenversicherung konzentrieren können.

3.5.2.1 Nutzergebühren

Die staatlichen Gesundheitsdienste vieler Entwicklungsländer waren bis in die 1990er Jahre hinein gebührenfrei. Dies führte allerdings bei gleichzeitig sinkenden realen staatlichen Gesundheitsbudgets zu einer massiven Unterfinanzierung und erheblichen Qualitätsmängeln. Als Konsequenz gingen die meisten Länder dazu über, Nutzergebühren von den Patienten zu verlangen (Cost-Sharing).[381] Die Umsetzung dieser Programme hat sich jedoch als sehr schwierig erwiesen. Zum einen waren viele Institutionen organisatorisch überfordert, zum anderen führten die Nutzergebühren zu einem systematischen Ausschluss bestimmter Patientengruppen. Dementsprechend wurden sie als ungerecht kritisiert.

Die primäre Gruppe, die von Nutzergebühren benachteiligt wird, sind die Armen, die sich diese Gebühren nicht leisten können. Deshalb wurden Ausnahmeregelungen für Armutsgruppen entwickelt. Die zweite Gruppe sind Menschen mit besonderen Bedarfen, die jedoch nicht die Entscheidungsmacht über die finanziellen Ressourcen des privaten Haushalts haben, insbesondere Kinder und Frauen. Es wurde nachgewiesen, dass die Familienoberhäupter häufig nicht bereit waren, die Gesundheitsdienstleistungen dieser Patienten zu bezahlen. Dementsprechend wurden auch für diese Gruppen Ausnahmeregelungen entwickelt.[382]

Die Umsetzung der Ausnahmeregelungen stößt auf Schwierigkeiten. Zuerst muss im Einzelfall bestimmt werden, ob ein Patient arm ist. Es gibt fast in jedem Land entsprechende Vor-

---

380 Vgl. Schweikart 1992.
381 Vgl. z.B. Brandt, Horisberger & Wartburg 1979; Akin, Birdsall & De Ferranti 1987; Abel-Smith & Rawal 1992.
382 Vgl. Nabyonga et al. 2005.

schriften, aber häufig profitiert eher die Mittelschicht von den „Removal of User-fees" als die wirklich Armen, die sich kaum artikulieren können und, beispielsweise, als Analphabeten sich nicht schriftlich beschweren können. Darüber hinaus gibt es Einzugsbereiche, in denen der größte Teil der Klienten arm ist und Anspruch auf die Ausnahmeregelung hätte. In diesem Fall haben die Gesundheitsdienstleister eine erhebliche Finanzierungslücke, es sei denn, der Staat oder ein Spender refinanziert den Erlass. Dies ist in der Regel nur bedingt möglich.

Die Frage, wie ein Gesundheitssystem so zu finanzieren ist, dass diejenigen, die etwas zur Finanzierung beisteuern können, dies tatsächlich auch tun, und gleichzeitig die Armen nicht ausgeschlossen werden, ist eines der drängendsten Probleme des Internationalen Gesundheitsmanagements. In vielen Ländern werden Pilotprojekte durchgeführt, wobei die Internationale Entwicklungshilfe hier häufig die Zielrichtung vorgibt. So steht beispielsweise die deutsche Entwicklungszusammenarbeit für ein Sozialversicherungssystem nach Bismarck'schem Vorbild, während die Engländer ein staatliches Gesundheitssystem ohne Nutzergebühren (Beveridge-Modell) fördern.[383]

3.5.2.2   Krankenversicherung

Seit etwa zwanzig Jahren wird wissenschaftlich untersucht, ob die Einführung von Krankenversicherungen in Entwicklungsländern möglich ist bzw. welche Auswirkungen sie auf die Gesundheitsversorgung der Bevölkerung haben. Eine behandlungsbedürftige Krankheit ist für den einzelnen Bürger, statistisch gesehen, ein seltenes Ereignis mit hoher Auszahlung. Hier bietet sich eine Risikoabwälzung mit Hilfe einer Versicherung an.

Bereits nach der Unabhängigkeit haben zahlreiche Regierungen in den Ländern der Dritten Welt Krankenversicherungen aufgebaut. Vorreiter in Afrika waren Ghana, Kenia, Mali, Zaire, Senegal und Simbabwe, während in Asien vor allem Thailand, Indonesien und China bestrebt waren, ein Krankenversicherungssystem zu entwickeln. In der Regel blieben diese Versicherungen jedoch auf die Staatsbediensteten und wenige Reiche beschränkt. Lediglich in China konnte die Bevölkerungsmehrheit einen Versicherungsschutz genießen, der jedoch schnell wieder verfiel. Anfang der 1990er Jahre waren deshalb weniger als 5% der Einwohner der Entwicklungsländer krankenversichert. In der Regel genoss nur die reiche, städtische Elite diesen Schutz.[384]

Die geringe Bedeutung der Krankenversicherung in den Entwicklungsländern bis vor 20 Jahren lag wohl vor allem daran, dass die bestehenden Krankenversicherungen an das Lohneinkommen geknüpft waren, ein großer Teil der Bevölkerung dieser Länder jedoch von der Subsistenzlandwirtschaft lebte und somit keine Lohnempfänger waren. Dies hat sich grundlegend geändert. Zum einen steigt auch in ressourcenarmen Ländern der Anteil der Menschen, die ein regelmäßiges Einkommen haben, zum anderen wurden Krankenversicherungssysteme für die ländliche Bevölkerung ohne Lohneinkommen entwickelt. Die Mehrheit der Programme wurde von den großen Entwicklungshilfeorganisationen (mit-)finanziert.

---

[383]   Vgl. GtZ 2007.
[384]   Vgl. Barnum, Kutzin & Roemer 1993, S. 229–239.

Das Solidarsystem innerhalb unmittelbarer familiärer Bindungen hat in den meisten Entwicklungsländern eine lange Tradition, d.h., das Krankheitsrisiko des Individuums wurde schon immer vom Familienverband getragen. Allerdings ist die unmittelbare Familie nicht groß genug, um die Behandlungskosten bei schweren Erkrankungen abfangen zu können, ohne dass die Familie in ernste finanzielle Schwierigkeiten gerät. Eine institutionelle Krankenversicherung verfolgt das Ziel, das traditionelle Solidarsystem der Familie auf eine größere Bevölkerungsgruppe zu übertragen, mit der keine familiäre Bindung mehr besteht.

Die Grundlagen der Versicherungsbetriebslehre können selbstverständlich auf entsprechende Institutionen in Entwicklungsländern angewendet werden, bedürfen jedoch häufig einer Anpassung in folgenden Bereichen:

- Träger: Der Staat, ein Gemeinwesen (Community), eine Gesundheitsinstitution oder eine private Unternehmung können Träger einer Krankenversicherung sein. Die meisten älteren Krankenversicherungen sind in Entwicklungsländern staatlich und dienen vor allem der Absicherung der Staatsbediensteten. Die reiche Minderheit dieser Länder genießt oftmals einen Privatversicherungsschutz. Die Träger der Krankenversicherungen, die seit Anfang der 1990er Jahre für Menschen ohne regelmäßige Lohneinkommen entwickelt wurden, sind oftmals die Gesundheitsinstitution selbst, so dass Health Maintenance Organisationen (HMO) entstehen. In zahlreichen Fällen verantwortet auch ein Gemeinwesen eine Versicherung. Sie ist in der Regel genossenschaftlich organisiert und wird als „Community Based Health Insurance" (CBHI) bzw. als „Community Based Health Fund" (CBHF) bezeichnet.[385] Eine Sonderform sind Krankenversicherungen, die an andere Versicherungen gebunden sind. So gibt es z.B. Mikrokreditgesellschaften, die ihre Kredite nur an Mitglieder vergeben, die auch eine Krankenversicherung abgeschlossen haben. Häufig haben deshalb Mikrokreditgeber auch eine Krankenversicherung in ihrem Portfolio.

- Mitgliedschaft: Einige Krankenversicherungen nehmen nur Mitglieder auf, die bestimmte Kriterien erfüllen. In Entwicklungsländern entscheidet die Zugehörigkeit zu einem bestimmten Gemeinwesen darüber, wer in eine Community Based Health Insurance aufgenommen werden kann. Die Abgrenzung der Community ist jedoch ausgesprochen schwierig, da beispielsweise entfernt lebende Verwandte häufig emotional zur Community zählen. Health Maintenance Organisationen in Entwicklungsländern versichern in der Regel die Einwohner des Einzugsbereiches, private Krankenversicherungen nehmen jeden auf, der die Prämie bezahlen kann.

- Versicherungsleistung: Der Versicherungsschutz kann ambulante und/oder stationäre Leistungen umfassen. In Entwicklungsländern kann sich die Versicherung dementsprechend auf Dispensarien, Gesundheitszentren und/oder Krankenhäuser erstrecken. Auch die Aufnahme präventiver Medizin in den Katalog der Versicherungsleistungen ist möglich. Weiterhin muss festgelegt werden, in welcher Höhe Patienten zu Zuzahlungen verpflichtet sind. Darüber hinaus schließen Versicherungen in ressourcenarmen Ländern oftmals bestimmte Leistungen aus. Einerseits kann ein jährlicher Maximalbetrag für die

---

[385] Vgl. Rösner et al. 2011.

Behandlung der Versicherten festgelegt werden, andererseits ist auch der Ausschluss spezieller Krankheiten möglich. So werden beispielsweise die Behandlungskosten von AIDS-Kranken manchmal nicht erstattet.

- Prämienzahlung: Krankenversicherungen müssen die Höhe der Prämie sowie die Art und den Zeitpunkt der Bezahlung festlegen. Die Prämie kann entweder in Geld oder in Naturalien bezahlt werden. Subsistenzlandwirte werden wahrscheinlich die Bezahlung in Reis oder Mais vorziehen. Die Jahresprämie kann entweder in Raten oder einmalig erstattet werden. In ländlichen Gebieten ist es naheliegend, die komplette Jahresprämie nach der Ernte zu verlangen.

- Leistungserstattung: Die Erstattung der Gebühren für Dienstleistungen des Gesundheitswesens kann retrospektiv oder prospektiv bzw. als Pflegesatz oder als Fallpauschale erfolgen. Hierin unterscheiden sich die Krankenversicherungen in Entwicklungsländern und in westlichen Industrienationen nicht.

Die Schwierigkeiten der Krankenversicherung, die aus Deutschland bekannt sind, treten im Internationalen Gesundheitsmanagement noch verstärkt auf. Zu diesen generellen Problemen zählen:[386]

- Nachfragesteigerung: Der Versicherungsschutz führt zu einer erhöhten Nachfrage nach Gesundheitsleistungen. Dies liegt einerseits daran, dass die Preiselastizität relativ groß ist und somit im Falle eines Versicherungsschutzes Kranke, die vorher die hohen Kosten der Behandlung gescheut haben, nun vermehrt in die Institutionen des Gesundheitswesens drängen werden. Es muss hier betont werden, dass diese Nachfragesteigerung nicht etwa „unmoralisch" ist. Vielmehr wird ein gut begründbarer Bedarf zur Nachfrage, der ansonsten ungestillt oder aufgeschoben worden wäre. Anders sieht der Fall aus, wenn durch einen Versicherungsschutz z.B. die eigenen Präventionsanstrengungen reduziert werden (Moral Hazard) oder die Einstellung hinzukommt, für die bezahlte Prämie auch eine adäquate Leistung erwarten zu können. In diesen Fällen müssen gewisse Filter eingebaut werden, wie z.B. eine Zuzahlung oder eine strenge Überprüfung der Einweisungsindikationen.

Im Allgemeinen kann man davon ausgehen, dass die Nachfrage nach Gesundheitsdienstleistungen sich mindestens verdoppelt, wenn die Nutzergebühren wegfallen. Bei der Einführung einer Krankenversicherung muss die Prämienberechnung dies berücksichtigen.

- Adverse Selektion: Generell wird der potentielle Versicherungsnehmer immer dann eine Versicherung für sinnvoll halten, wenn er für sich einen finanziellen Nutzen erhofft. Dies führt dazu, dass besonders diejenigen in die Versicherung eintreten werden, die eine starke Krankheitsanfälligkeit erwarten. Je geringer der Anteil der Versicherten an der Gesamtbevölkerung ist, desto größer ist die Wahrscheinlichkeit, dass gerade die Risikofälle Aufnahme in die Versicherung beantragen. Eine Kostendeckung ist für sie nur möglich, wenn die Prämien sehr hoch sind. Dies verhindert jedoch, dass Personen mit durchschnittlichem Risiko der Versicherung beitreten und kann langfristig zur Auflösung des

---

[386] Vgl. De Allegri et al. 2009.

Versicherungspools führen. Eine Möglichkeit zu verhindern, dass überwiegend die Hochrisikogruppen der Alten und Kranken in die Krankenversicherung drängen, während sich die Gesunden nicht am Pool beteiligen, ist die Familienversicherung. Allerdings kann es auch hier zur "adverse household selection"[387] kommen.

- Gemeinkosten: Die Einführung einer Krankenversicherung bedeutet die Schaffung einer neuen Institution mit einem entsprechenden Verwaltungsapparat. Eine Finanzierung dieser Kosten durch die Versicherungsprämien führt zu einer höheren durchschnittlichen Belastung der Versicherten. Dies bedeutet, dass der Erwartungswert der Krankheitskosten stets niedriger liegt als die Versicherungsprämie, da die Versicherung ihre Gemeinkosten anteilig aufschlagen muss. Der Vorteil der Krankenversicherung liegt folglich nicht in der Reduktion der durchschnittlichen Kosten, sondern in der (teilweise vollständigen) Verringerung der Unsicherheit. Allerdings betragen die Gemeinkostenanteile bei einigen Versicherungen in Entwicklungsländern über 50% der Prämieneinnahmen, d.h., der Versicherte „erkauft" die Reduktion des Risikos katastrophaler Ausgaben mit erheblichen Kosten.

- Sicherheitszuschlag: Die Häufigkeit der Krankenhausbehandlungen sowie die Schwere der Fälle sind ungewiss, so dass auch die Krankenhauskosten um einen Erwartungswert streuen. Deshalb schlagen Krankenversicherungen in der Regel einen Sicherheitszuschlag auf, um dieses Risiko auszugleichen. Gerade in Entwicklungsländern ist die Streuung relativ groß, da Epidemien häufiger sind. Die Konsequenz für eine Krankenversicherung für den Fall, dass die Behandlungskosten pro Fall um einen Erwartungswert streuen, zeigt Abbildung 3.48. Wird die Prämie exakt am Erwartungswert ausgerichtet, wird die Versicherung mit einer Wahrscheinlichkeit von 50% einen Verlust erleiden. Dementsprechend muss die Prämie stets höher sein, wobei der Zuschlag umso geringer ausfällt, je größer der Versichertenpool ist.

Diese generellen Probleme werden in entwickelten Ländern dadurch gelöst, dass die Versicherungen eine effiziente Verwaltung und eine große Anzahl von Versicherten haben, die den Versicherungsgedanken zumindest in Grundzügen verstanden haben. In Entwicklungsländern ist dies oftmals nicht möglich, weil folgende spezifische Probleme hinzutreten:

- Bildungsniveau der Versicherten: Der Versicherungsgedanke ist umso leichter vermittelbar, je höher das Bildungsniveau der potentiellen Versicherten ist. Menschen ohne Schulbildung ist es in der Regel nur schwer zu erklären, warum ein Versicherter am Ende einer Periode seine Prämie nicht zurückgezahlt bekommt, obwohl er nicht krank war.

- Verwaltungskompetenz: Die bestehenden Verwaltungen der Gesundheitseinrichtungen in den Entwicklungsländern sind oftmals nicht in der Lage, Versicherungsprämien treuhänderisch zu verwalten. Das Rechnungswesen ist rudimentär als Aufzeichnungs-, aber nicht als Führungsinstrument ausgebaut.

---

[387]   Vgl. Arhin 1994, S. 861.

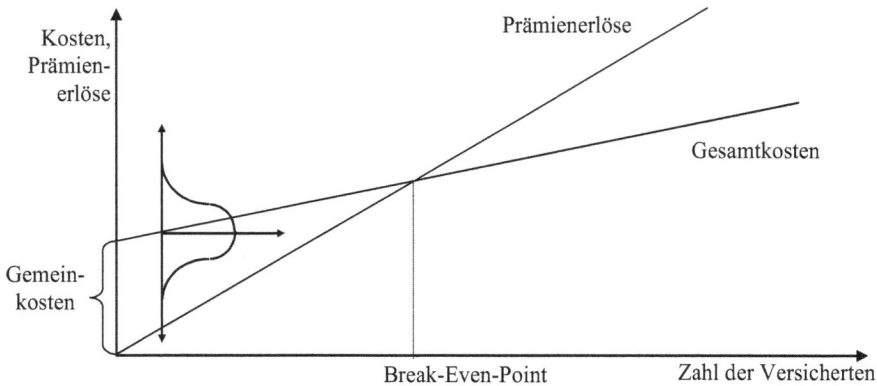

Abbildung 3.48: Break-Even-Analyse einer Versicherung[388]

- Prämienzahlung: Die Versicherung ist für die meisten Subsistenzlandwirte nur dann attraktiv, wenn die Versicherungsprämie nicht in regelmäßigen Geldbeträgen zu zahlen ist. Zum einen haben die meisten Versicherten nur einmal pro Jahr größere Geldzuflüsse (meistens nach der Ernte der Weltmarktgüter, wie z.B. Kaffee), so dass sie am liebsten die Jahresprämie auf einmal kurz nach der Ernte bezahlen. Zum anderen würden es viele Bauern vorziehen, die Prämie ganz in Naturalien oder als Arbeitskraft zu bezahlen. Auf der einen Seite erhöht dies die Akzeptanz bei den Bauern, auf der anderen Seite liegt das Vermarktungsrisiko ganz bei der Versicherung. Eine Prämienzahlung in Geld schließt reine Subsistenzlandwirte und damit die Mehrheit der Armen in Entwicklungsländern aus.

- Abgrenzung der Versicherten: Die meisten Menschen in den Entwicklungsländern haben eine sehr starke Gemeinschaftsbindung. Das bedeutet, dass sie die Versicherung eines einzelnen Individuums ablehnen werden, so dass die Familie als Gesamtheit versichert werden muss. Da die meisten Menschen in den Entwicklungsländern weder einen Personalausweis noch ein Familienbuch besitzen, ist die Abgrenzung, wer zur Familie gehört, schwierig. Angesichts der immanenten Verwaltungsprobleme der Gesundheitsinstitutionen in Entwicklungsländern ist es daher kaum zu gewährleisten, dass nicht doch Personen auf Versicherungsschutz laufen, für die nicht bezahlt wurde. Oftmals wird deshalb für jedes Versicherungsmitglied ein Passbild vorgeschrieben. Dies erhöht jedoch die Verwaltungskosten.

- Identifikation mit Institutionen: In einigen Entwicklungsländern misstraut die Bevölkerung großen Institutionen, da sie von den staatlichen Landwirtschaftsgenossenschaften betrogen wurden. Generell würde sich die Organisationsform der Primärgenossenschaft für eine von einer Gemeinde getragene Krankenversicherung anbieten. Derzeit ist jedoch kaum zu erwarten, dass die Gemeinschaften selbst die Initiative ergreifen. Stattdessen wird eine „Entwicklung von oben" versucht, indem der Staat, eine Kirchenleitung oder

---

[388]   Quelle: Eigene Darstellung.

die internationalen Träger der Entwicklungshilfe eine Krankenversicherung für die Betroffenen, jedoch ohne ihre Mitwirkung aufbauen.

• Ethnologische Probleme: Bei der Analyse, in welchem Maß Versicherungen durch die
Bevölkerung akzeptiert werden, stellt die Kultur eines Volkes das zentrale Moment dar.
Dies betrifft insbesondere den traditionellen Umgang mit der Zukunft, da einige Stämme
jegliche Aussage über die Zukunft vermeiden, denn das Schicksal gilt als unabwendbar.
Man sollte dementsprechend auch keine Vorkehrungen für zukünftige Krankheiten treffen, sonst würde das Böse berufen werden. In solch einer Situation erscheint es fast unmöglich, eine Krankenversicherung einzuführen, denn sie erfordert, dass man den zukünftigen Krankheitsfall in Betracht zieht.

• Unabhängigkeit der Versicherung: Die nachhaltige Funktionsfähigkeit einer Krankenversicherung hängt einerseits von ihrem Management und andererseits von ihren Rückla-
gen ab. Es besteht die Gefahr, dass übergeordnete Stellen denselben intensiven Einfluss
auf die Versicherungen nehmen, wie sie ihn derzeit auf die Krankenhäuser ausüben.

Zusammenfassend können wir folglich festhalten, dass ein Krankenversicherungsschutz eine
wirkungsvolle Maßnahme ist, um den Preisfilter zwischen Bedarf und Nachfrage zu überwinden. Die Bereitschaft, einer Krankenversicherung beizutreten, ist aber ebenso wenig
garantiert wie ihre langfristige Existenz. Die Etablierung von Krankenversicherungen erfordert deshalb eine nationale Politik, die institutionelle Stabilität, geringe Gemeinkosten, effiziente Verwaltung und den lokalen Bedürfnissen angepasste Strukturen fördert, gerade auch
für eine soziale Krankenversicherung.[389]

Mit diesen wenigen Ausführungen zu den Filtern zwischen Bedarf und Nachfrage soll das
umfangreiche Kapitel zur Nachfrage nach Gesundheitsdienstleistungen abgeschlossen werden. Wie gezeigt wurde, ist die Nachfrage keine feste Größe, sondern wird durch zahlreiche
Institutionen, Rahmendaten und Prozesse beeinflusst. Es ist das primäre Ziel des Internationalen Gesundheitsmanagements, die Gesundheit zu stärken und damit – im Gegensatz zu
vielen Konsumgütern – erst gar keine Nachfrage entstehen zu lassen. Gleichzeitig soll eine
auf realen Bedürfnissen basierende Nachfrage möglichst umfassend gestillt werden, da aufgeschobene oder verdrängte Gesundheitsbedürfnisse in der Regel erhebliche Neben-, Rück-
und Folgewirkungen haben. Der Nachfrage muss deshalb ein entsprechendes Angebot entge-
genstehen, dem wir uns nun zuwenden können.

---

[389] Vgl. Hsiao, Shaw & Fraker 2007; Normand & Weber 2009.

4   Angebot

Das Angebot an Gesundheitsdienstleistungen kann auf zwei Ebenen analysiert werden. Primär gilt es, den einzelwirtschaftlichen Transformationsprozess von Produktionsfaktoren in Gesundheitsdienstleistungen zu steuern. In Abbildung 2.12 wird dies angedeutet, indem die Produktionsfaktoren in einer Institution oder einem Programm in einen Output transformiert werden. Abbildung 4.1 führt diesen Zusammenhang weiter aus, so wie es z.B. für ein Krankenhaus beschrieben werden kann.[390] Im Prinzip unterscheidet sich die Leistungserstellung in einem Gesundheitsbetrieb in unterschiedlichen Ländern nur an wenigen Punkten. Die primären Unterschiede dürften in der Verfügbarkeit der Produktionsfaktoren, im Führungsprozess sowie im Qualitätsmanagement liegen.

Auf der zweiten Ebene wirken die einzelnen Gesundheitsbetriebe zusammen, so dass eine Angebotsfunktion entsteht. Hierbei sind insbesondere die räumliche Struktur, die Versorgungsstufen sowie die Trägerschaft zu beachten. Die Prinzipien, wie aus einzelnen Anbietern eine Versorgungstruktur entsteht, sind für alle Länder identisch, so dass z.B. die Vor- und Nachteile monopolistischer Gesundheitsdienstleister hier nicht grundsätzlich zu diskutieren sind. Im Folgenden werden wir jedoch auf Besonderheiten eingehen, die sich aus Ressourcenknappheit, geringer Bevölkerungsdichte, großen Distanzen und einer geringen Privatisierung des Gesundheitswesens in ressourcenarmen Ländern ergeben.

4.1   Betriebswirtschaftliche Besonderheiten

4.1.1   Produktionsfaktoren

Die betrieblichen Produktionsfaktoren ausführende Arbeit, dispositive Arbeit, Betriebsmittel und Werkstoffe (evtl. ergänzt um Information und den Kunden als externen Faktor) gelten für alle Betriebe unabhängig von ihrem Standort. Im Internationalen Gesundheitsmanagement muss jedoch beachtet werden, dass sie häufig knapper sind, anders definiert werden und andere Anforderungen erfüllen müssen als in Deutschland. Dies trifft insbesondere auf die Gebäude und Anlagen bzw. auf das Personal zu.

---

[390]   Vgl. Fleßa 2008; Fleßa 2010a.

4.1.1.1   Gebäude und Anlagen

In ressourcenarmen Ländern treten zusätzlich zu den traditionellen Fragestellungen der Ausstattung mit Betriebsmitteln noch die Probleme der angepassten Technologie, der fehlenden Wartungskultur sowie des Konsums der eigenen Struktur hinzu.

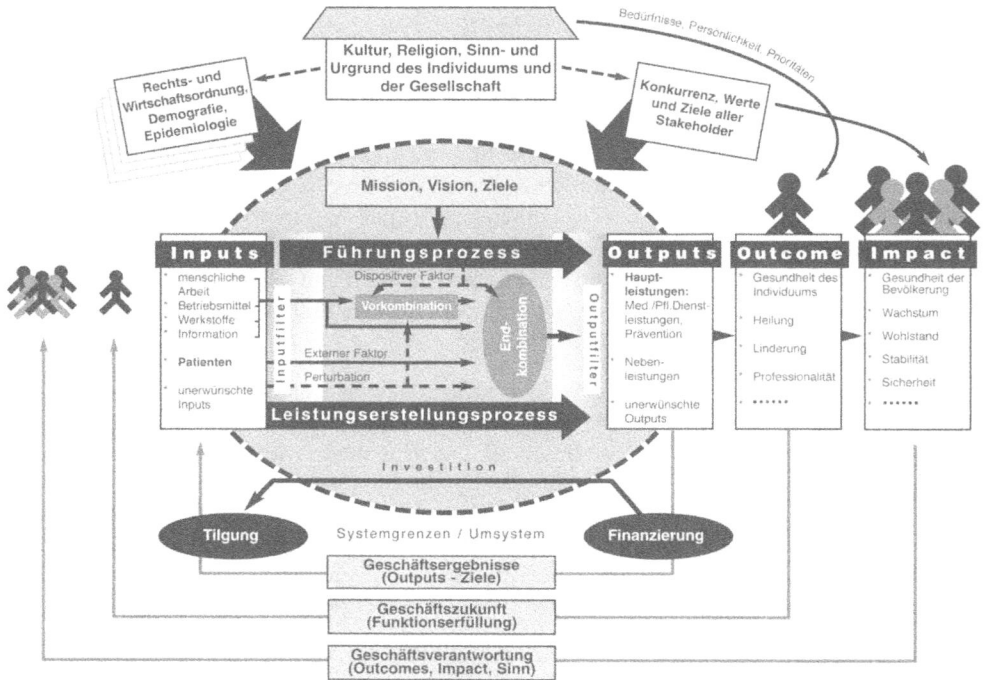

Abbildung 4.1: Transformationsprozess eines Gesundheitsbetriebes[391]

Als angepasste Technologie bezeichnet man Methoden und Techniken, die sich nicht an dem technisch machbaren bzw. dem technischen Weltstandard ausrichten, sondern bewusst danach fragen, welche Technologie für eine bestimmte Situation angemessen ist. In der Regel sind angepasste Technologien einfacher, günstiger und kleiner als Standardtechnologien und nehmen mehr Rücksicht auf die lokale Bevölkerung. Beispielsweise werden weltweit fast alle Infusionen industriell durch Destillation hergestellt. Das Verfahren ist energieaufwendig, insbesondere fallen hohe Transportkosten an, da die industrielle Produktion meist zentral an wenigen Standorten erfolgt. Eine angepasste Technologie ist die Infusionsherstellung durch Osmose (Filtertechniken), die lokal in einem Krankenhaus erfolgen kann. Die Einheiten sind entsprechend klein (z.B. mit einer Kapazität von 20.000 Litern pro Jahr), von einem Laboranten selbständig zu bedienen und vergleichsweise günstig. Weitere Beispiele sind Solarsterilisatoren, Rampen als Ersatz für Aufzüge, sterilisierte Fahrradspeichen als Fixateur Exter-

---

[391]   Quelle: Fleßa 2010a, S. 324.

ne, ein Basic Radiographic System und Pritschenmofas als Substitut für das Ambulanzfahrzeug.

Die meisten Europäer setzen die Überlegenheit westlicher Technik voraus und fordern diese auch für andere Länder. Dies führt jedoch zu zwei Problemen: Erstens überfordert es häufig die lokalen Ressourcen, und zweitens ist die westliche Technologie unter Umständen gefährlich und unterlegen, wenn sie nicht im Gesamtsystem eingesetzt wird. Der erste Fall liegt beispielsweise vor, wenn Gebäude und Anlagen nicht aus lokalen Mitteln und mit lokalem Personal gewartet werden können. Häufig führt unangepasste Technologie zu hohen Wartungskosten, die die ursprünglichen Anschaffungskosten bzw. den Spendenbetrag erheblich überschreiten. Die Beherrschung der Technologie durch das lokale Personal ist eine Grundbedingung effizienter Gesundheitsversorgung.

Der zweite Fall liegt beispielsweise vor, wenn die westlichen Standardlösungen unter den Bedingungen anderer Länder nicht funktionsfähig bleiben und somit Mitarbeiter, Patienten und die Allgemeinheit gefährden. So besteht beispielsweise bei klassischer Röntgentechnologie die Gefahr, dass die Strahlendosis stetig erhöht wird, wenn die Entwickler alt werden. Krankenhäuser können sich häufig keine regelmäßige Erneuerung der Chemikalien leisten, so dass diese Technologie zu erheblichen Strahlenbelastungen führt. Einfache Geräte, wie sie z.B. in Indien für ländliche Krankenhäuser produziert werden, sind hier den komplexen europäischen Systemen überlegen.

Eine Technologie kann nur angepasst sein, wenn sie strategisch geplant ist. Hierbei ist es wichtig, den kompletten Lebenszyklus einzubeziehen. Er beginnt (1) mit einer Bedarfsplanung, die voraussetzt, dass es Ziele für die Betriebsmittelausstattung gibt. Angeschafft werden sollte nur, was sich aus dem Zielsystem der Gesundheitseinrichtung ableiten lässt, unabhängig davon, ob sich gerade ein Spender oder ein anderes Programm findet, der dieser Einrichtung gerne etwas „schenken" möchte. Häufig findet man in Krankenhäusern ressourcenarmer Länder Müllhalden solcher „Geschenke" aus den entwickelten Ländern, die unter lokalen Bedingungen nicht zu gebrauchen bzw. zu warten waren. Bei einem Betriebsausfall können sie nicht repariert werden und werden – mit allen Gefährdungen der Umwelt – gelagert.

Dies widerspricht auch dem Bemühen einer Standardisierung (2). Gerade in den Least Developed Countries gibt es zahlreiche Partnerschaften, die unter anderem dazu führen, dass jede Gesundheitseinrichtung andere Geräte hat, die es gerade „kostenlos" oder günstig von ihren Partnern erhalten konnte. Eine Standardisierung der Geräte innerhalb einer Einrichtung und in einer Region würde eine spezifische Ausbildung des Reparatur- und Wartungspersonals, eine Ersatzteilvorhaltung und die Anschaffung von Wartungsmanualen erlauben. Die Vielzahl unterschiedlichster Geräte aus verschiedenen Ländern macht jedoch eine systematische Bewirtschaftung unmöglich.

Als dritter Schritt steht die eigentliche Beschaffung (3) an, d.h. die Bestellung, Fracht, Installation und Inbetriebnahme. Hierbei sind Import-, Zoll- und Devisenbeschränkungen zu beachten. Unter Umständen müssen auch gespendete Betriebsmittel verzollt werden, und gerade für abgelegene Regionen kann der Transport zu erheblich höheren Kosten führen, als dies beispielsweise in Europa der Fall ist.

Während der Nutzung (4) ist vor allem die Wartung ein größeres Problem, dem wir uns anschließend widmen möchten. An dieser Stelle muss lediglich betont werden, dass die Wartung Teil des Lebenszyklus ist und deshalb von Anfang an bedacht werden muss. Wartungsträger, -intervalle, -geräte, -ersatzteile und -kosten müssen in die Gesamtanalyse einbezogen werden.

Schließlich (5) muss auch die Entsorgung Teil des Managementzyklus sein. Häufig werden unbrauchbare Geräte (und Gebäude) in Entwicklungsländern einfach deponiert. Dies birgt jedoch erhebliche Gefahren, die z.B. durch Chemikalien oder spitze Gegenstände auftreten können. Betrachtet man nur die ersten vier Phasen des Zyklus, so erscheint z.B. eine Solaranlage mit entsprechender Batteriepufferung als eine angepasste Technologie. Weitgehend ungelöst ist hingegen der Verbleib der erschöpften Batterien nach einigen Jahren. Abbildung 4.2 zeigt den Gerätelebenszyklus.

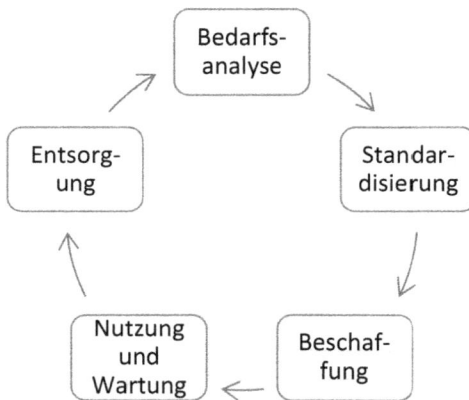

Abbildung 4.2: Gerätelebenszyklus[392]

Die Wartung von Gebäuden und Anlagen ist ein schwerwiegendes Problem. Die WHO schätzt, dass 1% der Baukosten der Gebäude und 5% der Anschaffungskosten der Geräte als Standardwartungskosten angesetzt werden sollten, um eine optimale Lebensdauer und Funktionsfähigkeit zu garantieren.[393] Diese Ausgaben werden jedoch in der Regel kaum erreicht.

Die fehlende Wartung hat verschiedene Ursachen. Zum einen sind die Gesundheitsbudgets häufig so gering, dass gerade einmal die medizinisch bzw. pflegerisch notwendigen Verbrauchsmaterialien und die Gehälter bezahlt werden können. Für Ausgaben, die kurzfristig den Betrieb nicht gefährden, fehlen häufig die Mittel, so dass die Wartung an Gebäuden und Anlagen aufgeschoben wird. In Zukunft werden dadurch höhere Ausgaben nötig, aber kurzfristig kann der Gesundheitsbetrieb seine Leistung erhalten, auch wenn die Wartung fehlt.

---

[392]   Quelle: Campbell & Jardine 2001.
[393]   Vgl. Halbwachs & Issakov 1994; Halbwachs 2000.

Zum anderen ist auch die Verfügbarkeit von Wartungsmaterialien und Wartungspersonal nicht immer gewährleistet, so dass notwendige Wartung unterlassen wird. Dies zeugt in der Regel davon, dass bei der Anschaffung der Geräte oder Gebäude die Technologie nicht angepasst war.

Die Unterlassung oder Verzögerung der Wartung hat jedoch häufig auch kulturelle Gründe. In wechselwarmen Klimaten wie z.B. in Mitteleuropa waren eine vorausschauende Lagerwirtschaft von Nahrungsmitteln und Brennstoffen und die Funktionsfähigkeit der wärmenden Behausung überlebenswichtig. In den langen Wintermonaten hatten die Bauern aber auch Zeit, ihre Geräte in Stand zu setzen, um in der vergleichsweise kurzen Anbauperiode genügend Nahrung zu erzeugen. Dadurch entwickelte sich eine Wartungsmentalität.

In tropischen Regionen und hier insbesondere in den traditionell besiedelten fruchtbaren Gebieten wächst hingegen Nahrung ganzjährig und eine feste Behausung mit ausreichend Brennmittelbestand war unnötig. Vorratswirtschaft wurde durch die schnelle Verrottung bestraft, und Wartung von Geräten bzw. Gebäuden war größtenteils sinnlos, da das Klima selbst beste Wartungsstrategien überforderte. Häufig war es einfacher, eine Hütte nach vergleichsweise kurzer Zeit neu zu bauen als sie zu erhalten. Deshalb entwickelte sich keine Wartungskultur.

Das Ergebnis fehlender finanzieller Mittel, Materialien sowie Personal zur Wartung und einer fehlenden Wartungskultur ist in den meisten Gesundheitsbetrieben der Entwicklungsländer zu sehen: Die Potentialfaktoren der Krankenhäuser, Gesundheitszentren und Dispensarien sind häufig in einem sehr schlechten Zustand, und es besteht ein hoher Nachholbedarf an Ersatzinvestitionen. Dächer müssten erneuert, Innenräume renoviert, Betten und Matratzen sowie medizinische Geräte und Fahrzeuge ersetzt werden. Besonders problematisch ist in vielen Krankenhäusern die Strom- und Wasserversorgung, da alte Kabel unbrauchbar geworden sind, Generatoren ihre Lebensdauer überschritten haben und Brunnen versiegen.[394]

Abbildung 4.3 zeigt den Lebenszyklus eines typischen Krankenhauses in einem ressourcenarmen Land. Während einer Aufbauphase stehen ausreichend finanzielle Mittel zur Verfügung, um Geräte anzuschaffen, Gebäude zu errichten oder Personal auszubilden. Die Mittel stammen entweder aus dem Staatsbudget oder der Entwicklungshilfe. In dieser Zeit steigt die Leistungsfähigkeit der Institution stetig. In den ersten Jahren werden die Institutionen weiterhin finanziell unterstützt, so dass die Leistungsfähigkeit auf einem relativ hohen Niveau bleibt. Nach Auslaufen der Förderung nimmt die Leistungsfähigkeit jedoch stetig ab, bis sie ein Niveau erreicht hat, das aus lokalen Mitteln finanziert werden kann. In der Regel ist die Qualität der Krankenhausleistungen in dieser Phase jedoch so niedrig, dass die Bevölkerung nicht bereit ist, hierfür zu bezahlen: Die Krankenhausbauten sind jenseits ihrer technischen Lebensdauer, die Geräte unbrauchbar, die Fahrzeuge ohne Räder. Es fehlen Matratzen und Medikamente, das Personal ist tendenziell unmotiviert.

---

[394] Vgl. Fleßa 2003b.

Niveau

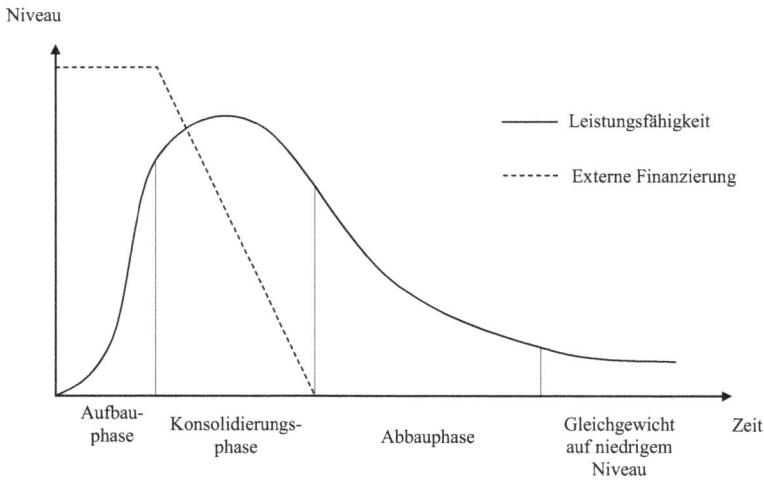

Abbildung 4.3: Einperiodiger Lebenszyklus eines Krankenhauses[395]

In der Vergangenheit wurde das Nachhaltigkeitsproblem scheinbar dadurch gelöst, dass am Ende der Abbauphase eine erneute Finanzhilfe (z.B. aus dem Ausland) kam, so dass die Gesundheitsinstitution renoviert werden konnte. Meistens wurden auch Gelder für Personal-akquisition, Fahrzeuge und medizinische Geräte bereitgestellt. Abbildung 4.4 zeigt diese Entwicklung. Die zyklische Finanzierung der Gesundheitsdienste impliziert, dass Patienten während der Aufbau- und Abbauphase eine schlechtere Leistung erhalten als Patienten, die während der Konsolidierungsphase behandelt werden. Dies widerspricht einer intertempora-len Gerechtigkeit und ist ineffizient. Die gleichmäßige und langfristige Finanzierung würde langfristig bei gleichem Budget ein höheres Leistungsniveau sichern, da aufgeschobene War-tung in der Regel zu höheren Kosten führt als rechtzeitig durchgeführte.

Damit können wir zusammenfassen, dass Gebäude und Anlagen ein wichtiger Faktor einer geringen Strukturqualität der Gesundheitsdienste in Entwicklungsländern sind. Angesichts der hohen Investitionen (gerade auch durch die Entwicklungshilfe) in diesem Bereich könnte man eine bessere Qualität erwarten, d.h., das Internationale Gesundheitsmanagement muss eine Stärkung des Facility Managements bewirken.

---

[395]   Quelle: Eigene Darstellung, in Anlehnung an Langenscheidt 1999.

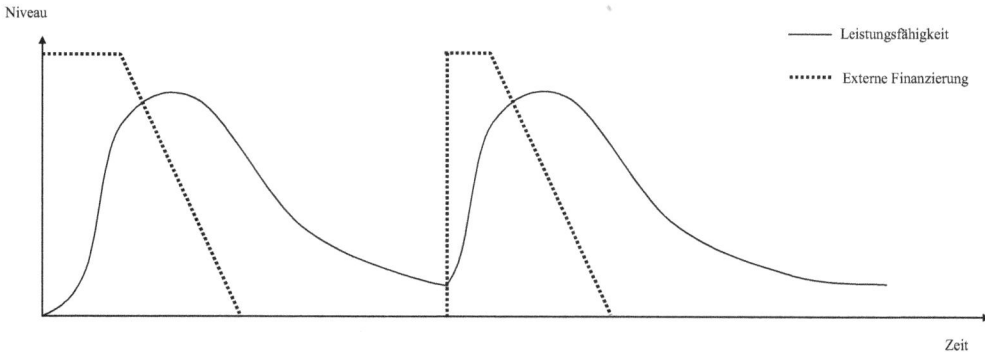

Abbildung 4.4: Zweiperiodiger Lebenszyklus eines Krankenhauses[396]

4.1.1.2   Personal

Die grundlegenden Personalkategorien sind in allen Ländern mit einem naturwissenschaftlich geprägten Gesundheitssystem ähnlich, wobei sich die Ausbildungsgänge zum Teil erheblich unterscheiden und insbesondere die diagnostisch-therapeutischen Dienstleister unterschiedlich ausgebildet werden. Während in Deutschland bis heute Diagnose und Therapie überwiegend den approbierten Ärzten mit sechsjährigem akademischen Studium vorbehalten bleiben, sind in vielen Entwicklungsländern weitere Personalkategorien eingeführt worden, um den hohen Bedarf an Fachkundigen zu decken. Abbildung 4.5 zeigt beispielhaft die Ausbildung medizinischer Berufe in Tansania. Neben dem akademischen Mediziner gibt es auch noch den Rural Medical Aid (RMA), der primär für Dispensarien ausgebildet wird und dort die Versorgung übernimmt. In Gesundheitszentren und kleineren Krankenhäusern gibt es den Clinical Officer (CO; synonym: Medical Assistant, MA), der eine bessere Schulbildung und eine intensivere Ausbildung hat als der RMA. Beide arbeiten selbständig in Diagnose und Therapie, wobei der RMA mit Berufserfahrung zum CO weitergebildet werden kann.

Dem Clinical Officer steht unter Umständen eine Weiterbildung zum Assistant Medical Officer offen, der als Arzt gilt und ein kleineres Krankenhaus selbständig führen kann. Eine anerkannte Spezialisierung (z.B. als Gynäkologe) ist hingegen ausgeschlossen. Damit ergibt sich ein deutlich differenzierteres Bild der medizinischen Berufe als dies in Europa normalerweise der Fall ist. Dies wird notwendig, da die extrem teure und lange Ausbildung der Ärzte in den meisten Entwicklungsländern eine flächendeckende Versorgung der Bevölkerung verhindern würde.

---

[396]   Quelle: Fleßa 2003b, S. 127.

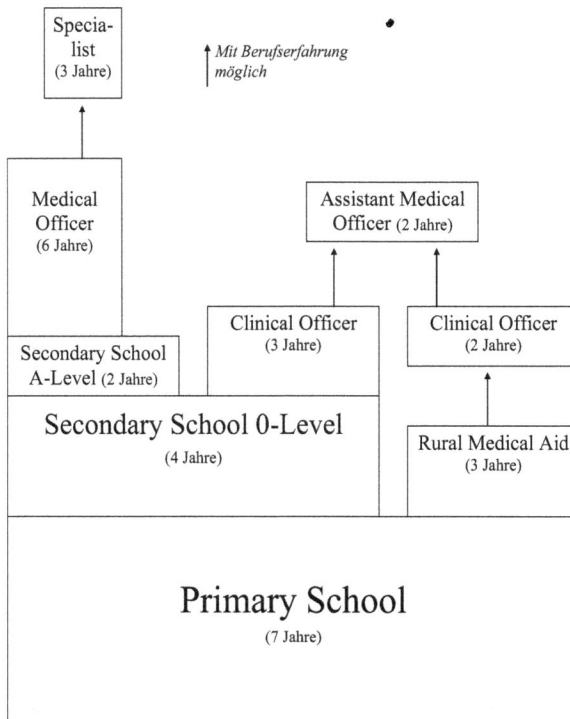

Abbildung 4.5: Ausbildung medizinischer Berufe in Tansania[397]

Auch die Pflegeausbildung ist häufig differenzierter in Ländern, die anderen Traditionen folgen und eine geringe Dichte qualifizierten Personals haben. So ist es z.B. in den ehemaligen englischen Kolonien üblich, dass weibliche Pflegekräfte ein viertes Ausbildungsjahr anschließen, um Hebamme zu werden. Eine grundständige Hebammenausbildung als separater Berufszweig existiert dort meist nicht. Gleichzeitig gibt es verschiedene Kategorien von Pflegehelfern mit und ohne Kurs. Abbildung 4.6 zeigt beispielhaft die Pflegeausbildung in Tansania. Die ungelernten Nursing Attendants übernehmen in Afrika häufig Aufgaben, die in Deutschland von examinierten Kräften durchgeführt werden würden. Hinzu kommt, dass ein großer Teil der Tätigkeiten von Pflegekräften von Angehörigen übernommen wird, z.B. die Nahrungsversorgung.

---

[397]   Quelle: Eigene Darstellung.

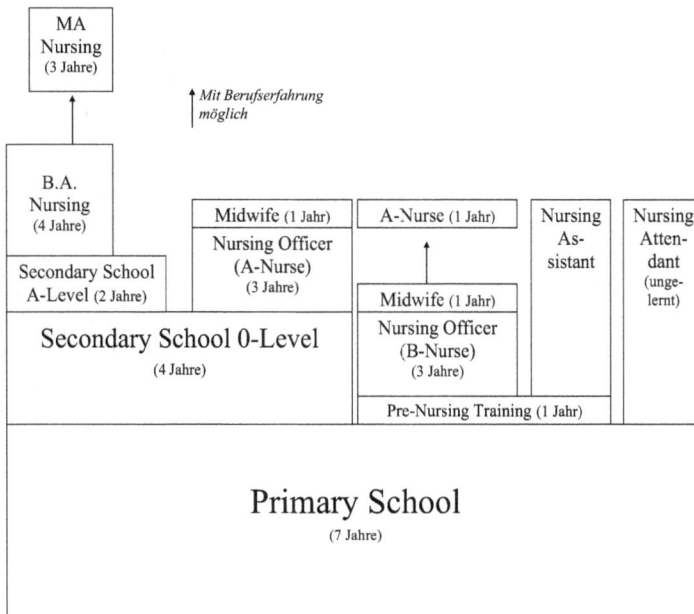

Abbildung 4.6: Ausbildung pflegerischer Berufe in Tansania[398]

In ressourcenarmen Ländern besteht häufig das Problem, dass die Positionen nicht mit quali-
fiziertem Personal besetzt werden können, so dass der Anteil un- und angelernter Kräfte
vergleichsweise hoch ist. Dieses Problem hat sich in den letzten Jahren durch das Auftreten
alternativer Arbeitgeber für medizinisches und pflegerisches Personal verschärft. Gerade die
so genannten Global Health Initiatives zahlen häufig deutlich höhere Gehälter als dies die
regulären Gesundheitsdienste könnten und werben bewusst Personal ab. Da viele lokale
Einrichtungen nicht einmal in der Lage sind, die gesetzlichen Auflagen zu erfüllen (z.B.
Überstunden zu bezahlen), reduziert sich die Arbeitsmotivation häufig auf die Bezahlung.
Die Qualifizierten gehen, und häufig bleiben die Personen mit geringerer Performanz zurück.
Führungskräfte dieser Einrichtungen haben erhebliche Probleme, ihr Personal zu halten und
zu motivieren. Zwar ist Geld kein Motivator, aber eben ein Hygienefaktor, d.h., unregelmä-
ßig bezahltes Gehalt oder ein als unfair empfundenes Gehaltsgefüge verhindern, dass andere
Faktoren motivierend wirken.[399]

4.1.1.3   Probleme der internationalen Zusammenarbeit

Ein nicht zu vernachlässigender Teil der Ressourcen des Gesundheitswesens in Entwicklungsländern stammt aus der Entwicklungszusammenarbeit. Wie die OECD zeigt, haben sich
die jährlichen Ausgaben für die gesundheitsbezogene Entwicklungshilfe von 1993 bis 2003

---

[398]   Quelle: Eigene Darstellung.
[399]   Vgl. Mintzberg 1989.

von etwa 3,5 auf etwa 7 Milliarden US$ verdoppelt (konstante Preise),[400] wobei auch hier wiederum Sub-Sahara Afrika den Schwerpunkt darstellt. Gleichzeitig werden jedoch immer wieder Stimmen laut, die die Ineffektivität dieser Hilfe beklagen. Hierzu gehören die hohen Kosten personeller Zusammenarbeit, die Überforderung einheimischer Institutionen durch die Vielzahl von Partnern sowie die hohe Abhängigkeit von deren Zielen.

Als Beispiel für die Problematik der personellen Zusammenarbeit sollen die Kosten eines Facharztes ermittelt werden. Die Vermittlung von Ärzten und Krankenschwestern war stets ein Schwerpunkt der Entwicklungshilfe, sie stellt jedoch nur eine Variante des ausländischen Personals dar. So sind auch Menschen aus Entwicklungsländern in anderen Ländern tätig, teilweise zur Ausbildung, teilweise da diese Länder ihren eigenen Bedarf nicht decken können und bewusst Fachpersonal aus Entwicklungsländern anwerben (Brain Drain)[401]. Im Normalfall ist dies dann relevant, wenn auch ein Unterschied im Einkommensniveau der Länder besteht, so dass beispielsweise indische Ärzte in den USA praktizieren. In der Entwicklungshilfe liegt meist ein karitatives (oder individuell auch ein Abenteuer-) Motiv vor, das jedoch bei näherem Hinsehen ein Effizienzproblem darstellt. Tabelle 4.1 zeigt beispielsweise die (geschätzten) Kosten eines ärztlichen Entwicklungshelfers.

Tabelle 4.1 Kosten eines Entwicklungshelfers (Arzt, 2 jähriger Einsatz)

Kostenkategorie		Betrag
Vorbereitung	Vorbereitungskurs	10.000 €
	Sprachkurs Englisch	10.000 €
	Sprachkurs Landessprache	5.000 €
	Transport	15.000 €
Laufende Ausgaben	Bruttogehalt	157.000 €
	Schulgeld Kinder	48.000 €
	Versicherungen etc.	5.000 €
Wiedereingliederung		18.000 €
Gesamtkosten		268.000 €

Die Vorbereitungs- und Wiedereingliederungszeit beträgt fast ein Jahr, so dass der Entwicklungshelfer 36 Monate bezahlt werden muss, um 24 Monate vor Ort tätig sein zu können. Das Gehalt ist deutlich geringer als die entsprechende Entlohnung eines Facharztes in Deutschland, aber es kommen erhebliche Kosten hinzu, z.B. für die internationale Schule (Annahme hier: 2 schulpflichtige Kinder). Damit betragen die Kosten eines Entwicklungshelfers 11.166€ pro Monat tatsächlicher Arbeit vor Ort. Das Gehalt eines einheimischen Arztes liegt häufig unter 500€ pro Monat.

Damit ist offensichtlich, dass die personelle Entwicklungshilfe nur zu rechtfertigen ist, wenn weder im Land noch im Süd-Süd-Transfer eine adäquate Kraft gefunden werden kann. Es muss auch analysiert werden, ob man mit dieser Summe einen gleich qualifizierten Einheimischen, der im Ausland arbeitet, bewegen kann, in seine Heimat zurückzukehren.

---

[400]   Vgl. OECD 2011b, S. 4.
[401]   Vgl. Pang, Lansang & Haines 2002.

Die zweite Kritik setzt an der hohen Zahl von Institutionen, Programmen, Anforderungen, Auflagen etc. der Entwicklungsagenturen an. Tabelle 4.2 gibt einen stark verkürzten Überblick über einige wichtige Institutionen und Programme, die für das Gesundheitswesen in Entwicklungsländern relevant sind. Derzeit dürften schätzungsweise über 500 Partner auf diesem „Markt" tätig sein – und die meisten sind schlecht koordiniert, stellen jeweils spezifische Anforderungen an Antragstellung und Reporting sowie die Rechnungsprüfung. Damit kann es durchaus sein, dass eine Abteilung im Gesundheitsministerium unter Umständen über dasselbe Programm 25 verschiedene Berichte erstellen muss, da sie mit so vielen unterschiedlichen Geberorganisationen zusammen arbeitet, die sich nicht auf ein Format einigen können.

Tabelle 4.2 Ausgewählte Institutionen und Programme der Internationalen Entwicklungszusammenarbeit[402]

Abkürzung	Institution
WHO	World Health Organisation
UNAIDS	Joint United Nations Programme on HIV/AIDS
UNICEF	United Nations Children Fund
UNFPR	United Nations Population Fund
UNHCR	United National High Commissioner for Refugees
Weltbank	The International Bank of Development and Reconstruction
IMF	International Monetary Fund
USAID	United States Agency for International Development
DANIDA	Danish International Development Assistance
DFID	Department for International Development
JICA	Japanese International Cooperation Agency
SIDA	Swedish International Development Cooperation Agency
EPI	Extended Programme on Immunization
GAVI	Global Alliance for Vaccines and Immunization
GFATM	Global Fund to Fight AIDS, Tuberculosis and Malaria
PEPFAR	United States President's Emergency Plan for AIDS Relief
TOWA	Total war against HIV and AIDS project
DSW	Deutsche Stiftung Weltbevölkerung
CIM	Centrum für internationale Migration und Entwicklung
DAAD	Deutscher Akademischer Austauschdienst
GIZ	Gesellschaft für Internationale Zusammenarbeit (Fusion zum 1.1.2011 von Gesellschaft für technische Zusammenarbeit, INWENT und Deutscher Entwicklungsdienst)
KfW	Kreditanstalt für Wiederaufbau, Entwicklungsbank
EED	Evangelischer Entwicklungsdienst
Brot	Brot für die Welt
AGEH	Arbeitsgemeinschaft für Entwicklungshilfe
ADVENIAT	Bischöfliche Hilfsaktion ADVENIAT
MISEREOR	Bischöfliches Hilfswerk MISEREOR
DIFÄM	Deutsches Institut für Ärztliche Mission
MÄI	Missionsärztliches Institut Würzburg

---

[402] Quelle: Eigene Darstellung.

Die hohe Abhängigkeit von Zuschüssen aus dem Ausland kann auch dazu führen, dass die Träger des Gesundheitswesens eines Landes sich mehr an den Anforderungen der internationalen Geldgeber als an den Bedürfnissen der eigenen Bevölkerung ausrichten. Wie der Regelkreis aus Abbildung 4.7 zeigt, tritt neben das Ergebnis, das für die Patienten relevant ist, noch eine Regelgröße, die von den Spendern analysiert wird. Wenn die Abhängigkeit vom Ausland sehr hoch ist, werden Gesundheitspolitiker in Entwicklungsländern stärker auf die Signale aus dem Ausland als auf die Aussagen der eigenen Basis achten. Da das Zielsystem der Spender nicht immer mit dem Zielsystem der Patienten identisch ist, kann der Spendenfluss zu einer völligen Vernachlässigung der Bevölkerung in den Einzugsbereichen der Einrichtungen des Gesundheitswesens führen.

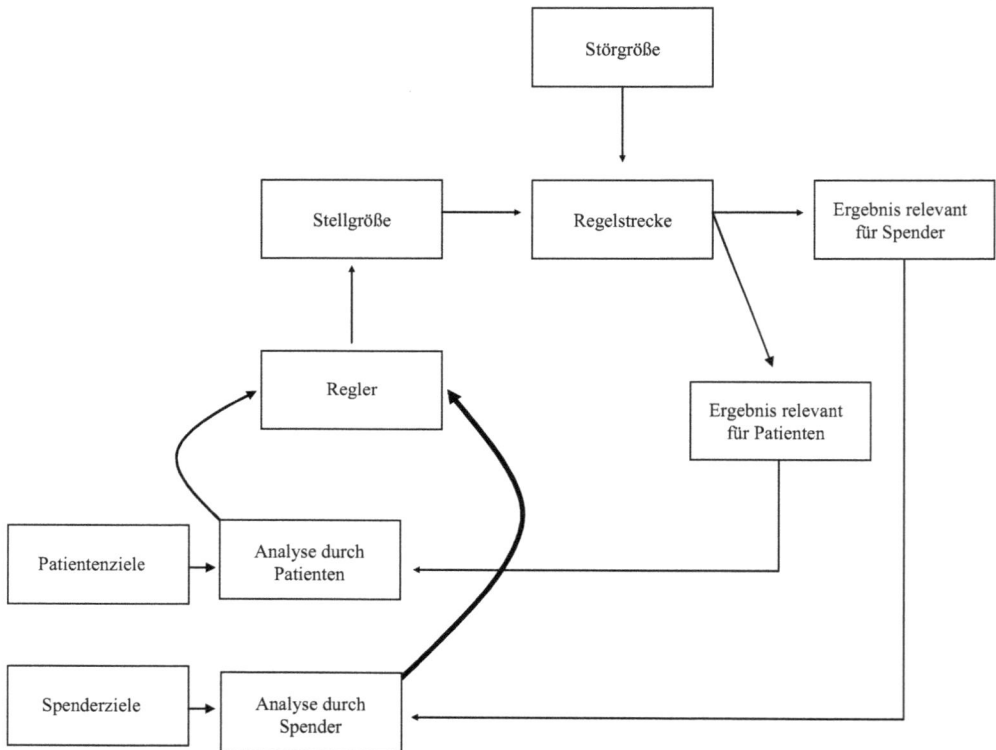

Abbildung 4.7: Regelkreis-Modell bei Auslandsabhängigkeit[403]

Ein Gesundheitswesen, bei dem die eigene Bevölkerung als Kunden kaum mehr eine Rolle spielt, sondern der überwiegende Teil der Finanzierung unabhängig von der Produktion erfolgt, steht in der Gefahr, Entscheidungen primär an den Bedürfnissen der Spender, aber nicht an den Wünschen der eigenen Einzugsbevölkerung auszurichten. Ein derartiges System

---

[403]   Quelle: Eigene Darstellung.

ist extrem fragil und kann eine zunehmende Fluktuation nicht wahrnehmen, da die Krise des Gesundheitssystems sich primär an der Basis, aber nicht im Spendenfluss äußert. Die internationale Entwicklungszusammenarbeit steht damit stets in der Gefahr, Strukturen zu erhalten, die eigentlich schon lange nicht mehr tragbar wären.

An dieser Stelle muss erneut (vgl. Kapitel 2.1.4.2) zwischen Entwicklungshilfe und humanitärer Hilfe unterschieden werden. Letztere hat nicht den Anspruch, langfristig Kapazitäten in den Entwicklungsländern zu stärken, sondern möchte nur kurzfristig eine humanitäre Notlage verbessern. Es kann durchaus gerechtfertigt werden, wenn man z.B. während einer Dürrekatastrophe und im Angesicht der Lebensbedrohung von Millionen von Menschen höhere Gehälter bezahlt und die staatlichen Verwaltungen massiv belastet. Die langfristige Entwicklungshilfe hingegen muss sehr wohl analysieren, ob sie durch ihre Aktivitäten Personalkapazitäten, Regelungssysteme, Infrastrukturen und institutionelle Rahmenbedingungen schwächt. Das primäre Ziel der nachhaltigen Entwicklungshilfe muss es sein, die Fähigkeit des Partnerlandes zu stärken, langfristig seine Probleme selbst zu bewältigen (vgl. Abbildung 4.8). Dies kann durch Investitionen in die Infrastruktur, durch die Förderung der individuellen Entwicklung von (zukünftigen) Entscheidungträgern, durch die Stärkung und Weiterentwicklung leistungsfähiger Organisationen oder durch die Unterstützung beim Aufbau sach- und menschengerechter Gesamtsysteme erfolgen. Deshalb wird die Entwicklungshilfe im Gesundheitswesen beispielsweise Krankenhausrenovierungen finanzieren, Stipendien vergeben, die Einführung eines umfassenden Qualitätsmanagements im Gesundheitsministerium unterstützen und ein funktionsfähiges Überweisungssystem fördern.

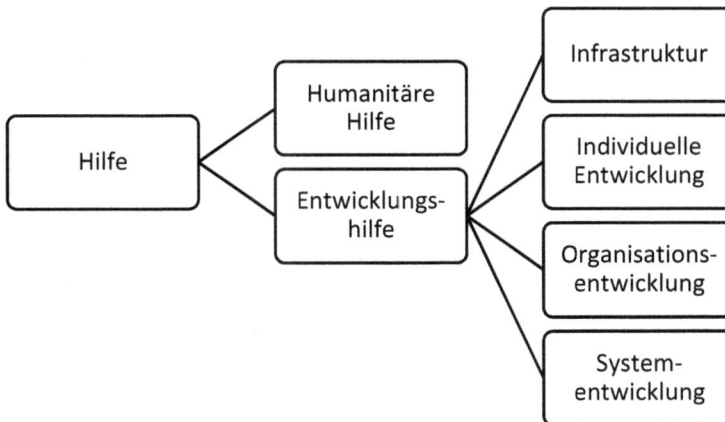

Abbildung 4.8: Humanitäre und Entwicklungshilfe[404]

Zusammenfassend kann man folglich festhalten, dass die grundlegende Theorie der Produktionsfaktoren vollständig für das Internationale Gesundheitswesen anwendbar ist. Für das jeweilige Land gelten jedoch Besonderheiten, die zu beachten sind.

---

404   Quelle: Eigene Darstellung.

4.1.2   Transformationsprozess

Der Transformationsprozess der Produktionsfaktoren in Gesundheitsdienstleistungen erfolgt
in allen Ländern grundsätzlich gleich, d.h., Diagnostik, Pflege und Therapie folgen denselben Naturgesetzen. Die Verfügbarkeit von Geräten, Reagenzien und Spezialisten determinieren jedoch den jeweils möglichen Standard. Es ist dabei sehr umstritten, was unter einem
Standard zu verstehen ist. Donabedian versteht darunter "professionally developed expres-
sions of the range of acceptable variations from a norm or criterion" bzw. "predetermined
elements against which aspects of the quality of medical services may be compared".[405]
Heidemann definiert sie als "a benchmark of achievement which is based on a desired level
of excellence. As such, standards become models to be imitated and may serve, in turn, as
the basis for comparisons".[406] Für das Internationale Gesundheitsmanagement ist es zentral,
dass die Bestimmung des Standards nur unter Beachtung der jeweiligen Situation und Kultur
geschehen kann. In einem Entwicklungsland werden Standards niedriger zu setzen sein als in
der westlichen Welt – es gibt keinen Weltstandard.

Die Definition von Prozessketten sowie die strukturierte Planung, Umsetzung und Kontrolle
von Qualität in den Gesundheitseinrichtungen ressourcenarmer Länder ist wenig entwickelt.
Meist herrscht noch eine „Eminence-based Medicine" vor, d.h., eine ausschließliche Ausrichtung an der Expertise des Chefarztes. Erste einzelne Ansätze von Leitlinien, Schnittstel-
lenmanagement und strukturiertem Qualitätsmanagement dürften in den nächsten Jahren
erhebliche Bedeutung gewinnen und erfordern die Beachtung durch den Internationalen
Gesundheitsmanager.

Ein grundlegendes Problem besteht darin, dass viele Gesundheitsdienstleister in Gebieten mit
geringer Bevölkerungsdichte räumliche Monopolisten sind. Sie sind damit nicht in der Lage,
sich zu spezialisieren, sondern müssen die volle Breite der Dienstleistungen ihrer Versorgungsebene anbieten. Dies führt zum einen zu vergleichsweise hohen Fallkosten, da keine
Spezialisierungsvorteile genutzt werden können. Zum anderen besteht die Gefahr, dass die
Einrichtungen entweder bestimmte Teile des Basisprogramms nicht anbieten oder aber
Dienstleistungen vorhalten, die nicht zu ihrem offiziellen Portfolio gehören. So gibt es das
Beispiel eines ländlichen Gesundheitszentrums, in denen zwei deutsche Fachärzte arbeiteten,
während es im Distriktkrankenhaus nur Allgemeinärzte gab. Dementsprechend wurden im
schlecht erreichbaren und ungenügend ausgestatteten Gesundheitszentren Operationen
durchgeführt, die im Distriktkrankenhaus nicht angeboten werden konnten. Für die Gesamtbevölkerung ergab sich damit eine unbefriedigende Situation, während die aussendende
Gesellschaft sowie die Entwicklungshelfer stolz auf ihre Leistung waren.

Der Transformationprozess impliziert folglich sowohl eine klare Definition der Prozesse und
des Qualitätsmanagements als auch eine Ermittlung des Leistungsprogramms, das der Versorgungsstufe entspricht. Die Umsetzung erfordert Führung.

---

[405]   Donabedian 1982, S. 8.
[406]   Heidemann 1993, P. 6.

4.1.3 Führungsprozess

Führung ist ein zwischenmenschlicher Interaktionsprozess, der stark von Werten und Normen, Interpretationsmustern und Annahmen bestimmt wird. In keinem anderen Bereich spielt deshalb die Kultur eines Landes eine so große Rolle wie im Führungsprozess.

Der Begriff „Kultur" wird in vielfältiger Weise verwendet. Zuerst ist zwischen primärer und sekundärer Kultur zu unterscheiden. Erstere umschreibt die grundlegenden Festlegungen eines Kulturraums, während letztere die daraus erwachsenden Institutionen (z.B. Formen der Kunst) umfasst. Für die folgenden Ausführungen ist nur die primäre Kultur relevant, wobei nach allgemeiner Auffassung lediglich ein sehr geringer Teil der Kultur wirklich sichtbar ist. Der größte Teil bleibt im Verborgenen, prägt jedoch das Verhalten des Einzelnen erheblich (Eisbergmodell).[407]

Hofstede versteht unter (primärer) Kultur die „mentale Programmierung"[408] einer Bevölkerungsgruppe, Kruse die „tiefere Ebene der allgemeinen Grundannahmen und Glaubenssätze".[409] Kulturelle Werte werden in der Regel in frühester Kindheit vermittelt und beeinflussen das Verhalten des Erwachsenen lebenslang. Die Mitarbeiter des Gesundheitswesens in anderen Kulturräumen werden sich deshalb auch immer anders verhalten als die Mitarbeiter des eigenen Kulturraums. Es ist deshalb wichtig für den Internationalen Gesundheitsmanager, die Dimensionen der Kultur zu kennen und die daraus erwachsenden Probleme.

Hofstede unterscheidet fünf Dimensionen der nationalen Kultur.[410] Eine hohe Machtdistanz liegt vor, wenn eine ungleiche Verteilung von Macht als angemessen angesehen wird, d.h., es wird beispielsweise akzeptiert und erwartet, dass der Vorgesetzte Entscheidungen alleine trifft, klare Anweisungen gibt, autoritär auftritt, kaum delegiert, Gehorsam erwartet und notfalls auch straft. Der Vorgesetze darf nicht kritisiert und seine Anweisungen kaum hinterfragt werden. Im besten Fall ist er väterlich-fürsorglich, im schlimmsten Fall ein Diktator, allerdings ohne dass dies von seinen Untergebenen als negativ gesehen wird. Nach Hofstede ist der Anteil von Kulturen mit hoher Machtdistanz in Entwicklungsländern vergleichsweise hoch.

Die zweite Dimension ist der Individualismus verstanden als das Recht auf Selbstbestimmung, Selbstverantwortung, Proaktivität und Selbstverwirklichung. Kollektivistische Kulturen hingegen erstreben eine Integration des Einzelnen in das Netzwerk, eine starke Gruppenorientierung und schließlich ein Aufgehen in der Gemeinschaft. Die Selbstverwirklichung als oberste Form der Motivation nach Maslow[411] ist damit ebenso unbedeutend wie ein stetiges Ermahnen zur individualistischen Proaktivität nach Covey[412]. Im Extremfall kann die kollektivistische Kultur zu einer Opfermentalität führen, da in einer Zeit zusammenbre-

---

[407]   Vgl. Schein 1991.
[408]   Hofstede 1983, S. 75.
[409]   Kruse 1993, S.43.
[410]   Vgl. Hofstede 1983; Hofstede & Hofstede 2011.
[411]   Vgl. Maslow, Frager & Fadiman 1970.
[412]   Vgl. Covey 2004.

chender Sozialstrukturen (z.B. in den Slums der Städte, wo die originären dörflichen Strukturen fehlen, vgl. Kapitel 3.4.6) der Einzelne überfordert ist, die zugehörige Gruppe zu erkennen und sich nur noch als Spielball empfindet. Tatsächlich ist nach Hofstede der Anteil von Kollektivismus in Entwicklungsländern vergleichsweise hoch.

Als Maskulinität (dritte Dimension) bezeichnet Hofstede die Betonung von Werten, die in der europäischen Kultur traditionell Männern zugeschrieben wurden: Konkurrenzbereitschaft, Durchsetzungsfähigkeit, Aggression und Selbstbewusstsein. In einer stärker maskulinen Kultur wird beispielsweise von einem Vorgesetzten erwartet, dass er Entscheidungen alleine trifft, sich gegen die Konkurrenz notfalls mit Macht durchsetzt und auch einmal laut wird. Eine eindeutige Aussage zum Vorliegen dieser Dimension in Entwicklungsländern kann nicht getroffen werden.

Die vierte Dimension nach Hofstede ist die Unsicherheitsvermeidung. Kulturen, die Unsicherheit vermeiden wollen, benötigen starre Gesetze und beharren möglichst auf der Tradition. Novitäten und Abweichungen vom bisherigen Weg müssen vermieden und notfalls bekämpft werden. Damit besteht eine Tendenz, Innovationen als negativ zu bewerten und lieber beim bisherigen Standard zu bleiben. Ein typisches Instrument der Unsicherheitsvermeidung, das sich in vielen traditionellen Gesellschaften findet, ist die Ausrichtung der Gesellschaft auf die ältere Generation, die die Traditionen und Gebräuche bewahren und das Überleben in einem konstanten Umsystem sichern soll – ein Steuerungssystem, das Blunt & Jones als typisch für Afrika bezeichnen.[413]

Schließlich beschreibt auch die Langfristorientierung eine Kultur. In Kulturen mit hoher Gegenwartsorientierung wird die Zukunft systematisch unterbewertet, so dass Nutzen und Kosten der Gegenwart deutlich höher gewichtet werden als Nutzen und Kosten der Zukunft. Damit sind z.B. Präventionsprogramme, die heute Kosten verursachen (z.B. Wegezeit) und erst in Zukunft Nutzen versprechen (z.B. Schutz vor Krankheit) in Kulturen mit hoher Gegenwartsorientierung nur schwer zu vermitteln. Auch bei Führungsentscheidungen werden diese Kulturen stets den kurzfristigen Vorteil bevorzugen, auch wenn dies für den zukunftsorientierten Europäer wenig sinnvoll erscheint.

Das Ziel der Beschreibung der Kulturdimensionen besteht auf keinem Fall in einer Wertung der Kultur. Jede Kultur hat ihre Berechtigung und war – zumindest für größere Zeiträume – an ihr jeweiliges Umsystem gut angepasst. Die „mentale Programmierung" hat jedoch auch Auswirkungen auf das Führungsverhalten, d.h., Auswahl und Gewichtung von Zielen, Bewertung von Risiken und langfristigen Folgen, Entscheidungsfindung, Motivation, Kommunikation und Delegation sind nicht nur eine Frage der Ausbildung, sondern auch der tief sitzenden Überzeugungen des Mitglieds einer Kultur, selbst wenn sich der jeweilige Mitarbeiter dessen überhaupt nicht bewusst ist. Die Kultur prägt ihn, und unter Druck wird er auch dann in seine Muster verfallen, wenn er während einer Ausbildung ganz andere Theorien kennengelernt hat.

---

[413] Vgl. Blunt & Jones 1992, S. 191.

Besonders anspruchsvoll wird der Führungsprozess dadurch, dass innerhalb einer Institution häufig unterschiedlichste Kulturen aufeinander treffen und auch die Kulturen Wandlungen unterworfen sind. So kann es z.B. in einem Krankenhaus in Ostafrika Mitarbeiter unterschiedlicher afrikanischer Stämme, Nachkommen indischer Gastarbeiter aus der Zeit des Eisenbahnbaus, Nachkommenschaft arabischer Siedler, ostasiatische Gastarbeiter (z.B. Ärzte aus den Philippinen) und europäische Entwicklungshelfer geben, die alle geführt werden müssen. Führung wird damit höchst individuell. Jeder, der Führungsaufgaben in einer derartigen Situation übernehmen möchte, muss sich der Multikulturalität seiner Mitarbeiter bewusst sein und sich entsprechend vorbereiten.

Der Leser, der vielleicht selbst noch nie in einem Land mit den genannten Problemen gearbeitet hat, wird sich sicherlich fragen, ob unter diesen Umständen überhaupt ein funktionsfähiges Gesundheitswesen aufgebaut und erhalten werden kann. Tatsächlich erstaunt es auf den ersten Blick, dass trotz der großen strukturellen Schwächen doch eine erstaunliche Performanz erreicht wird. Dies liegt zum großen Teil daran, dass Planung häufig mit Kreativität, Struktur mit Spontanität und Professionalität mit Quantität substituiert wird. In vielen Ländern der Welt erfolgt die Leistungserstellung ganz anders als in Deutschland – aber sie hat bislang doch erstaunlich gut funktioniert. Die großen Herausforderungen der schnellen Entwicklung (Bevölkerungswachstum, Anspruch an den Lebensstil, AIDS etc.) erfordern jedoch eine Anpassung, d.h., die Kulturen werden sich verändern und neue Institutionen und Prozesse des Managements von Gesundheitssystemen schaffen. Eine Aufgabe des Internationalen Gesundheitsmanagements besteht darin, diesen Adaptionsprozess zu begleiten.

4.2   Angebotsstruktur

Die Erstellung von Dienstleistungen im einzelnen Gesundheitsbetrieb genügt nicht, um die Nachfrage effektiv befriedigen zu können. Da Produktion und Absatz von Dienstleistungen zeitlich und räumlich zusammenfallen, muss auch die räumliche Angebotsstruktur betrachtet werden. Hierzu gehören das Design von Einzugsgebieten, die Bestimmung von Versorgungsstufen sowie das Anbieterportfolio.

4.2.1   Einzugsgebiete

Das Einzugsgebiet eines Dienstleisters ist der Raum, aus dem seine Kunden kommen. Hierbei kann zwischen zwei Konzepten unterschieden werden. Das tatsächliche Einzugsgebiet wurde in Kapitel 3.5.1 beschrieben. Es ist der Raum, aus dem die Patienten eines Gesundheitsdienstleisters tatsächlich kommen. Das Minimaldistanzeinzugsgebiet ist der Raum, aus dem die Patienten theoretisch kommen, wenn sie den Anbieter aufsuchen, der näher zu ihrem Standort liegt. Abbildung 4.9 zeigt die Entstehung dieses Gebietes am Beispiel von zwei Krankenhäusern. Grundlegend ist hierbei die Annahme der Distanzreibung (vgl. Kapitel 2.1.4.1.2). Ein Patient im Standort X wird das Krankenhaus A und ein Patient im Standort Y Krankenhaus B bevorzugen. Ein Patient auf der Linie EF ist indifferent zwischen den beiden Standorten. Trägt man alle Gesundheitsanbieter gleicher Versorgungsstufe in eine Karte ein

und zeichnet die entsprechenden Kreise, so ergeben sich durch Verbindung der Schnittpunk-
te Polygone, die die jeweiligen Minimaldistanzeinzugsbereiche darstellen.

In der Regel werden sich Minimaldistanz- und tatsächliches Einzugsgebiet unterscheiden.
Erstens berücksichtigt das Minimaldistanzeinzugsgebiet keine natürlichen Barrieren, wie
z.B. Gewässer, Wüsten, Berge, Landesgrenzen etc., die die Einzugsbereiche begrenzen können. Zweitens gibt es kulturelle Barrieren, wie z.B. die Zugehörigkeit zu einem bestimmten
Stamm. Unter Umständen ist ein Patient bereit, längere Distanzen zu einem entfernteren
Anbieter zurückzulegen, wenn er dort von einem Arzt behandelt wird, der aus demselben
Stamm kommt. Drittens haben auch auf derselben Versorgungsebene Gesundheitsdienstleister mit einer höheren Reputation eine stärkere Anziehung, so dass die Einzugsbereiche des
qualitativ besseren Anbieters größer sind. Viertens sind Maximaldistanzen zu beachten, d.h.,
das tatsächliche Einzugsgebiet ist teilweise kleiner als das Minimaldistanzeinzugsgebiet.
Fünftens sind Transportwege und eine unterschiedliche Wahrnehmung von Distanzen zu
berücksichtigen.

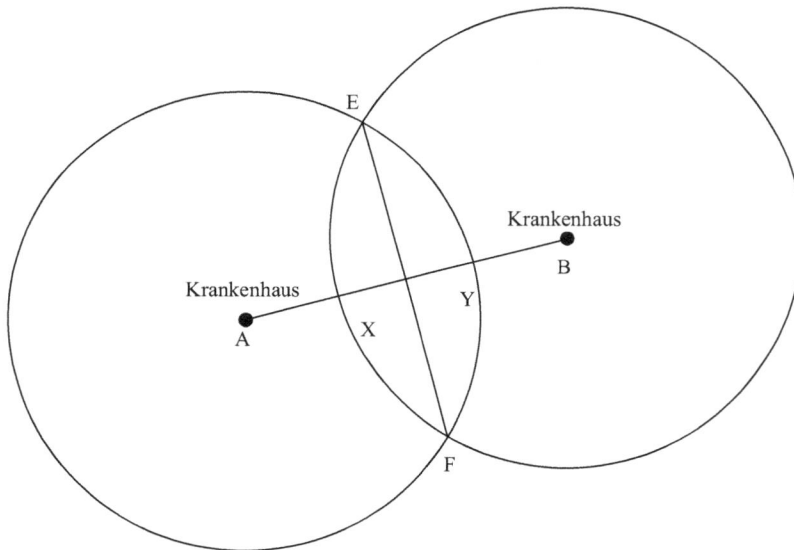

Abbildung 4.9: Minimaldistanzeinzugsgebiet[414]

Abbildung 4.10 skizziert das tatsächliche Einzugsgebiet eines Krankenhauses in Südtansania.
Zuerst fällt auf, dass das Einzugsgebiet im Westen entlang der Straße und des Sees deutlich
größer ist, da hier die Bevölkerung mit Hilfe von öffentlichen Verkehrsmitteln und Booten
leichter in das Krankenhaus kommen kann. Im Osten hingegen begrenzt eine Gebirgsschwel-
le das Einzugsgebiet. Eindrücklich ist die Bedeutung eines Flusses, der die Zugänglichkeit

---

[414]   Quelle: Fleßa 2003b, S. 111.

des Krankenhauses erheblich erschwert. Das Gebiet südwestlich des Krankenhauses ist mit Regenwald bedeckt und nicht besiedelt.

Die Wahrnehmung der Distanz hat sich in den letzten Jahrzehnten erheblich verändert, da sie von der Infrastruktur und der kulturellen Mobilität abhängig ist. Der Lebensradius der Generation gegen Ende der Kolonialzeit betrug meist weniger als 50 km, d.h., schon eine Reise in ein Mittelzentrum stellte eine Herausforderung dar. Die nächste Generation hingegen reiste bereits regelmäßig in die nächsten Städte und sporadisch ins Oberzentrum. Für die heutige junge Generation sind Reisen innerhalb des Landes und teilweise sogar ins Ausland selbstverständlich, auch in ressourcenarmen Gebieten. Die Distanzreibung hängt folglich nicht von der objektiven, sondern von der wahrgenommenen Entfernung ab. Dies hat weitreichende Konsequenzen für die Einzugsgebiete: Da immer bereitwilliger größere Distanzen zurückgelegt werden, nimmt die Bedeutung kleiner Krankenhäuser tendenziell ab. Allerdings bleibt immer ein bestimmter Teil der Bevölkerung (insbesondere Alte, Behinderte etc.), die weniger mobil sind. Das Ausdünnen der Krankenhauslandschaft führt damit zu einer systematischen Schlechterstellung dieser Bevölkerungsgruppen.

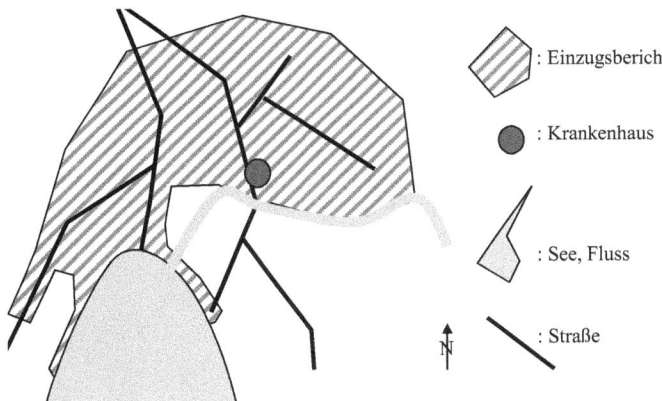

Abbildung 4.10: Tatsächlicher Einzugsbereich eines Krankenhauses in Südtansania[415]

Überträgt man dieses Prinzip des Minimaldistanzeinzugsgebietes auf mehrere Anbieter derselben Versorgungsebene und setzt eine gleichmäßige Bevölkerungsdichte voraus, entsteht ein Muster, das Bienenwaben gleicht (vgl. Abbildung 4.11). Diese Hexagone sind tatsächlich der bestmögliche Kompromiss zwischen Gerechtigkeit und Effizienz, d.h., keine andere Verteilung der Leistungsanbieter im Raum führt zu einer höheren Gleichheit an Anreisedistanzen, wenn auch natürlich nicht jeder Bewohner die gleiche Distanz zu seinem Dienstleistungszentrum hat.

---

[415]   Quelle: Eigene Darstellung.

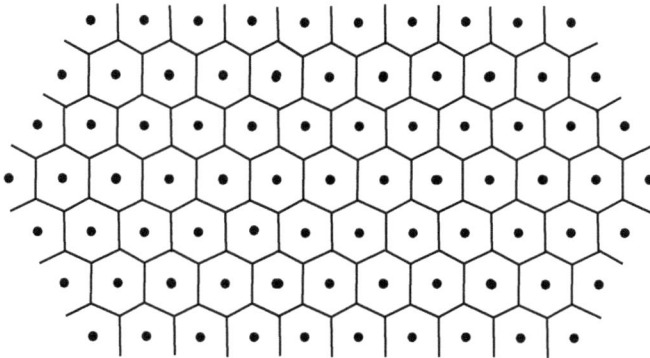

Abbildung 4.11: Hexagone[416]

Eine höhere Bevölkerungsdichte müsste zu einer größeren Kapazität der jeweiligen Einrichtung, jedoch nicht zu einer anderen Verteilung im Raum führen. Das tatsächliche Einzugsgebiet unterscheidet sich jedoch häufig stark von der theoretischen Konzeption. Abbildung 4.12 zeigt beispielhaft die Verteilung der Dispensarien im Kajiado Gesundheitsdistrikt in Kenia. Es ist deutlich, dass sich die Einrichtungen überwiegend in den Verkehrsknotenpunkten und Siedlungsschwerpunkten konzentrieren. Im Südosten des Distrikts leben durchaus Menschen, aber ihre Distanzen zur nächsten Gesundheitseinrichtung sind (fast) unüberwindlich. Auf Grundlage derartiger Analysen lassen sich Vorschläge für die Gesundheitsplanung entwickeln, wo Gesundheitseinrichtungen aufgebaut werden sollten, um eine faire Verteilung zu ermöglichen. Gleichzeitig wird es möglich zu hinterfragen, warum in einigen Gebieten mehrere Einrichtungen tätig sind, während in anderen Orten Dispensarien fehlen. Falls es sich um privatwirtschaftliche Anbieter handelt, ist dies verständlich. Für Nonprofit-Organisationen bzw. den Staat ist die Eröffnung einer Einrichtung in einem Gebiet, das bereits gut versorgt ist, fragwürdig.

---

[416]   Quelle: Eigene Darstellung.

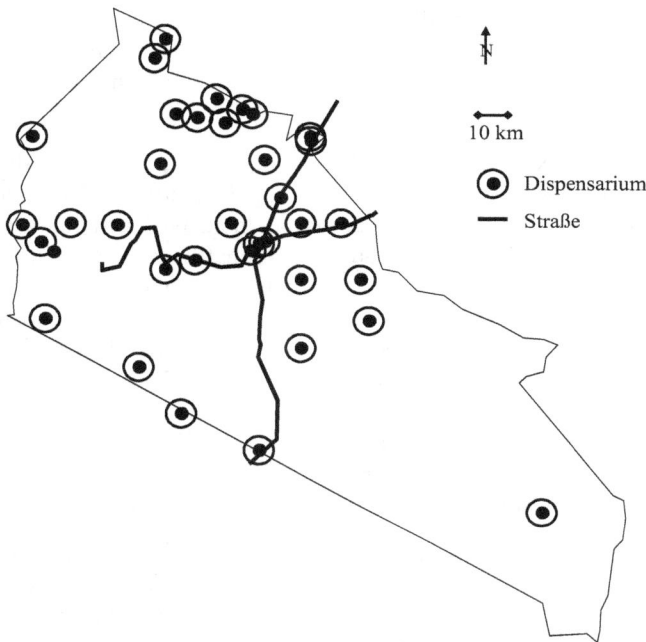

Abbildung 4.12: Dispensarien in Kajiado Gesundheitsdistrikt, Kenia[417]

4.2.2   Versorgungsstufen

In Kapitel 2.1.3 wurde aufgezeigt, dass die Versorgung der Bevölkerung hierarchisch gegliedert ist. Krankheiten mit hoher Prävalenz sollen ortsnah durch Dorfgesundheitshelfer und Dispensarien behandelt werden. Seltenere Krankheiten mit geringer Prävalenz können auf dieser Ebene nicht abgedeckt werden, so dass Zentren mit größeren Einzugsbereichen, besserer Ausstattung und Spezialisierung entstehen. Damit bildet sich ein mehrstufiges Versorgungssystem. In der Regel umfasst eine Einrichtung der höheren Stufe mehrere Einzugswaben der niedrigeren Stufe – ein Zusammenhang, der von Christaller bereits in den 1930er Jahren für städtische Dienstleistungen nachgewiesen wurde.[418] Abbildung 4.13 zeigt dies am Beispiel von zwei Ebenen.

Ein grundlegendes Problem besteht darin, dass der Leistungsumfang und die Qualität häufig weniger mit der Versorgungsstufe gekoppelt sind als mit der Trägerschaft und der Lage. So haben z.B. 48% der Gesundheitseinrichtungen in Nairobi regelmäßig Strom und Wasser, während dies in der Küstenregion weniger als 10% sind. Häufig sind private oder kirchliche Gesundheitszentren besser ausgestattet als staatliche Distriktkrankenhäuser. Die Zuordnung auf eine bestimmte Versorgungsebene ist deshalb nicht immer einfach.

---

[417]   Quelle: Ministry of Health 2009.

[418]   Vgl. Ritter 2001, S. 227.

Ein weiteres Problem sind die Gesundheitszentren, die häufig die Kosten von kleinen Krankenhäusern haben, jedoch die Qualität von Dispensarien leisten. Es wurde immer wieder
diskutiert, diese Ebene völlig zu streichen und stattdessen Dispensarien mit Betten auszustat-
ten.

Eine besondere Versorgungsstufe stellt die traditionelle Medizin dar.[419] Bis heute sind die
traditionellen Hebammen für einen großen Teil der Weltbevölkerung die häufigste Form der
Geburtshilfe. Weiterhin erfreuen sich auch Herbalisten großer Beliebtheit. Weder traditionelle Hebammen noch Herbalisten konnten bislang durch naturwissenschaftliche Medizin ver-
drängt werden, während die traditionellen Chirurgen fast vollständig verschwunden sind.
Anscheinend bieten die Heiler einen Nutzen, der in dieser Form von der westlichen Medizin
nicht geleistet werden kann. Dies mag damit zu tun haben, dass die traditionelle Medizin fast
immer auch eine spirituelle Dimension hat. Behinderung, Krankheit und Tod sind in der
Vorstellung vieler Menschen – und zwar auch von Gebildeten in den Städten – das Ergebnis
von Tabuverstößen, bösen Blicken oder Einwirkungen der Ahnen. Der Patient geht folglich
zuerst ins Krankenhaus, um seine akute Malaria behandeln zu lassen, und anschließend zum
Heiler, um „die wirkliche Ursache" zu beseitigen, z.B. die Missachtung eines Ahnen.

Es ist sehr umstritten, wie viel die traditionellen Heiler wirklich konnten und was von diesem
Wissen heute noch verfügbar ist. In einigen Ländern Asiens ist die traditionelle Medizin voll
etabliert und häufig an die Gesundheitseinrichtungen angegliedert. In anderen Ländern gibt
es immerhin Forschungsinstitute, die z.B. die Inhaltsstoffe der traditionellen Medizin analysieren. Besonders groß sind die Hoffnungen bei Krankheiten, die für die naturwissenschaftliche Medizin derzeit unheilbar sind, wie z.B. AIDS. Schon 1988 stellten Heiler aus Zentralafrika den Anspruch, AIDS heilen zu können, und behaupteten, die Ablehnung ihrer Kuren
durch die Weltgesundheitsorganisation würde nur einen erneuten Beweis dafür geben, wie
rassistisch die internationalen Organisationen seien. Dies ist ein Beispiel dafür, dass auch das
Internationale Gesundheitsmanagement die jeweiligen Befindlichkeiten einbeziehen muss.

---

[419]   Vgl. Feierman & Janzen 1992b.

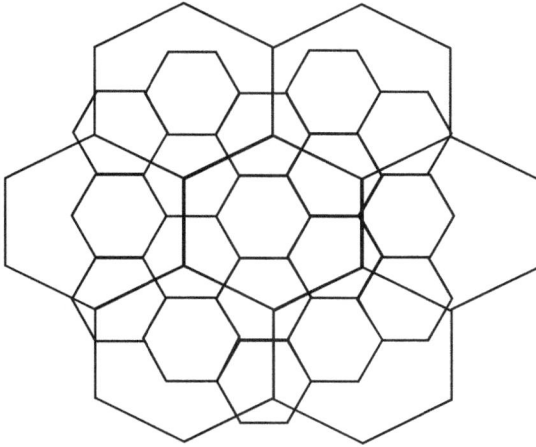

Abbildung 4.13: Hierarchische Einzugsgebiete[420]

4.2.3   Anbieterportfolio

Als Träger der Einrichtungen des Gesundheitswesens kommen grundsätzlich verschiedene Staatsebenen (Zentralstaat, Provinzen, Distrikte, Städte etc.), Nonprofit-Organisationen und kommerzielle Anbieter in Frage. Das Anbieterportfolio entspricht der Zusammenstellung der einzelnen Träger auf den einzelnen Ebenen des Gesundheitswesens. Normativ betrachtet muss entschieden werden, welche Träger auf welcher Ebene welche Leistungen anbieten und wie die Zusammenarbeit gestaltet werden soll.

Traditionell war das Anbieterportfolio in den Entwicklungsländern relativ einfach. Kirchliche Gesundheitseinrichtungen sowie der Staat stellten Basisgesundheitsdienstleistungen für die Armutsgruppen zur Verfügung. Höhere Dienstleistungen (z.B. Regionalkrankenhäuser) waren überwiegend in den Händen des Staates. Die Gesundheitsministerien waren überwiegend Finanzierungs- und Steuerungsorgane für die staatlichen Dispensarien, Gesundheitszentren und Krankenhäuser und hatten wenige Berührungspunkte mit den kirchlichen oder kommerziellen Anbietern. Letztere beschränkten sich auf die Nische der wenigen Reichen, die teilweise Versicherungsschutz genossen, und boten eine hohe Qualität an.

Diese einfache Arbeitsteilung ist in den letzten Jahren kaum mehr anzutreffen. Zum einen hat sich die Klientel der kommerziellen Anbieter stark geändert. Immer häufiger betreiben Privatpersonen Gesundheitseinrichtungen, die sich bewusst an die Armutsgruppen wenden. Insbesondere in den Städten bedeuten Wartezeiten auch für die Tagelöhner einen finanziellen Verlust, so dass private Anbieter, die schnell behandeln, auch dann bevorzugt werden, wenn sie teurer sind als die staatlichen oder kirchlichen Anbieter. Der Privatsektor des Gesundheitswesens boomt – und zwar im kompletten Leistungsspektrum von einfachsten Dienstleistungen bis hin zur komplexen Behandlung chronisch-degenerativer Erkrankungen.

---

[420]   Quelle: Reichart 1999, S. 87.

Zweitens sind die Zuschüsse der Kirchen aus Übersee stark zurückgegangen, so dass kirchliche Gesundheitseinrichtungen notleidend geworden sind und teilweise ihre Gebühren erheblich erhöhen mussten. Dadurch haben sie in nicht wenigen Fällen Arme ausgeschlossen und sich der Mittelschicht zugewandt. Hinzu kommt noch, dass seit etwa einem Jahrzehnt auch andere Religionsgruppen karitative Gesundheitsdienstleistungen anbieten, so dass heute meist von „Faith Based Health Care Services"[421] gesprochen wird.

Drittens entstehen immer mehr Kooperationen zwischen Nonprofit, staatlichen und kommerziellen Organisationen, so dass die Beschreibung des Anbieterportfolios immer schwieriger wird. Daraus ergibt sich schließlich auch die Notwendigkeit, dass das Gesundheitsministerium seine Verantwortung der Regulation und Steuerung des gesamten Sektors stärker wahrnimmt als früher.

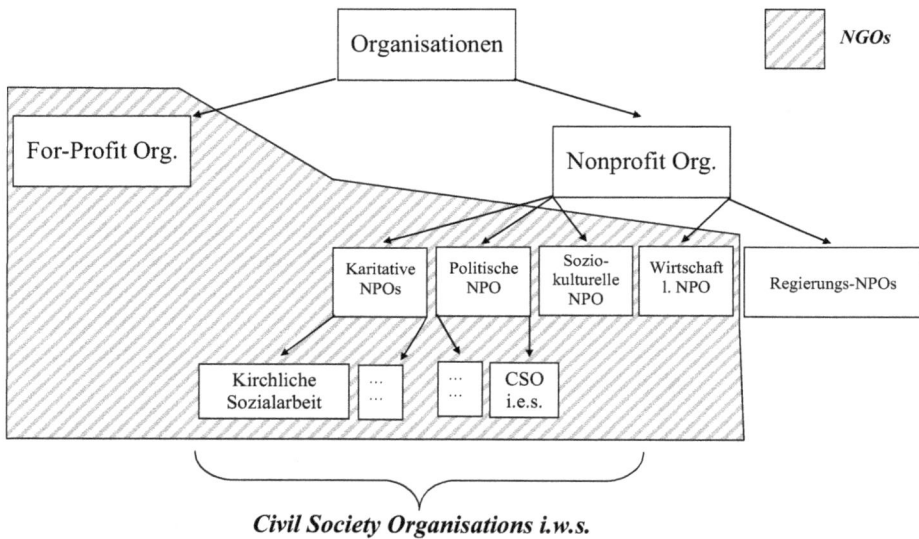

Abbildung 4.14: Trägervielfalt[422]

Abbildung 4.14 gibt einen Überblick über die Trägervielfalt. Als Nonprofit-Organisation (NPO) wird hierbei eine Institution bezeichnet, deren primäres Ziel die Bedürfnisbefriedigung ihrer Klienten ist. Gewinne dürfen erwirtschaftet werden, sie müssen jedoch für den originären Betriebszeck verwendet werden. Auch staatliche Einrichtungen gehören zu den Nonprofit-Organisationen.[423]

Als Nongovernment-Organisationen (NGO) bezeichnet man hingegen alle Nicht-Regierungsorganisationen, d.h., alle nicht-staatlichen Nonprofit-Organisationen sowie alle

---

[421]   Vgl. z.B. DeHaven et al. 2004.

[422]   Quelle: Eigene Darstellung

[423]   Vgl. Schwarz 1992.

kommerziellen privaten Organisationen. Häufig sieht man jedoch nur die nicht-staatlichen Nonprofit-Organisationen als Nongovernment-Organisationen an. Innerhalb der NPOs können wiederum verschiedene Gruppen unterschieden werden, wobei die karitativen NPOs die bedeutendste Gruppe im Gesundheitswesen ausmachen. Hierzu zählen unter anderem die Faith Based Health Services. Von zunehmender Bedeutung sind die politischen NPOs, die die Zivilgesellschaft repräsentieren und bewusst Einfluss auf die Politik nehmen. Hierzu zählen auch die Betroffenenverbände (z.B. Lobbyarbeit der HIV-Positiven).

Ein großes Problem der Trägervielfalt ist die Kooperation. Abbildung 4.15 zeigt beispielhaft die Krankenhäuser und Dispensarien, die von Haydom Lutheran Hospital (Tansania) betreut werden. Wenn ein Arzt aus Haydom seiner Supervisionspflicht in allen lutherischen Dispensarien nachkommen möchte, so muss er eine mehrstündige Reise auf sich nehmen und an mehreren staatlichen Gesundheitseinrichtungen vorbeifahren. Es wäre deutlich effizienter, wenn die Dispensarien stets von dem Krankenhaus betreut würden, das am nächsten liegt. Dies würde jedoch eine enge Kooperation voraussetzen, die häufig nicht gegeben ist. Es ist dringend geboten, die Versorgung der Bevölkerung in den Mittelpunkt zu stellen, nicht die Trägerinteressen.

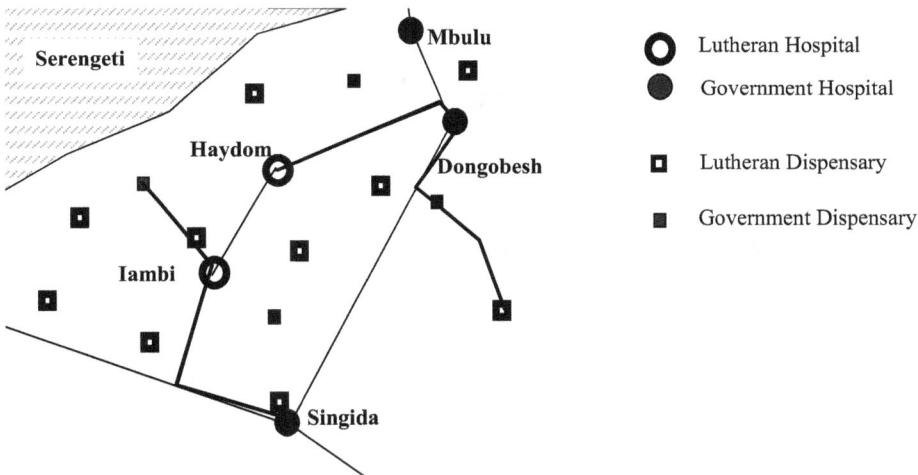

Abbildung 4.15: Einzugsgebiet Haydom Hospital, Tansania (skizziert)[424]

Eine weitere Innovation der Trägerstruktur ist die Private-Public-Partnership (PPP), die in den letzten Jahren gerade im Gesundheitswesen in Entwicklungsländern ausgebaut wurde.[425] Wie in Kapitel 2.1.3 gezeigt, werden Gesundheitsdienstleistungen meist als öffentliche Güter gesehen, für deren Bereitstellung der Staat verantwortlich ist, da ohne seine Intervention keine ausreichende Versorgung bestimmter (Armuts-)gruppen möglich wäre. Dies impliziert jedoch nicht, dass der Staat selbst als Anbieter oder Finanzierer auftritt. Stattdessen kann der

---

[424]   Quelle: Eigene Darstellung.
[425]   Zu Globalen PPP vgl. Johnson 2011.

Staat intensiv bei der Bereitstellung öffentlicher Güter mit der Privatwirtschaft zusammenarbeiten, d.h., eine Private-Public-Partnership (PPP) eingehen.

Der Begriff PPP wird sehr unterschiedlich gebraucht. Einige Autoren sprechen nur dann von einer PPP, wenn es zu einer Partnerschaft des Staates ausschließlich mit kommerziellen Unternehmen kommt, während andere auch die Partnerschaft des Staates mit NPOs zulassen. Manchmal wird für eine PPP ausschließlich eine marktliche Regelung über Preise gefordert, andernmals wird auch eine Partnerschaft auf Grundlage langfristiger Verträge und Vereinbarungen als PPP anerkannt. Viele Praktiker verstehen unter PPP die Übernahme von öffentlichen Aufgaben durch nicht-staatliche Unternehmen, andere sehen darin eher die Einbeziehung der Privatwirtschaft in die staatliche Leistungserstellung (z.B. Finanzierung von staatlichen Krankenhäusern über privatwirtschaftliche Leasinggesellschaften).

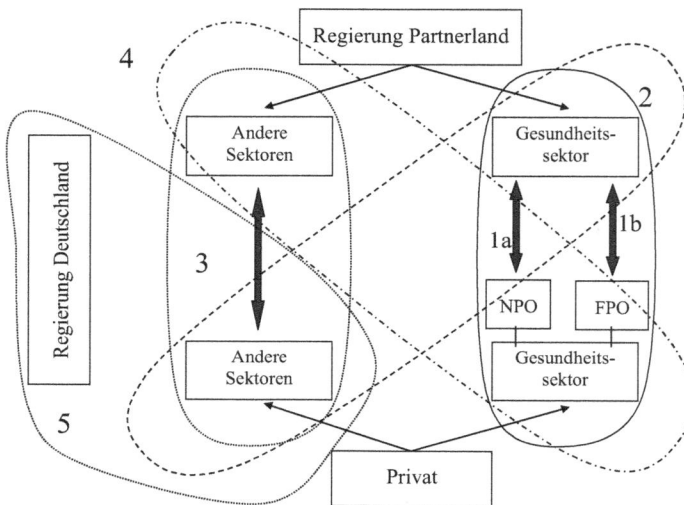

Abbildung 4.16: Public Private Partnership[426]

Abbildung 4.16 zeigt unterschiedliche Konzepte, wie sie in der Praxis des Internationalen Gesundheitsmanagements angewandt werden:

- 1.a: PPP ist die Zusammenarbeit des Gesundheitsministeriums bzw. staatlicher Gesundheitsdienste eines Landes mit Nonprofit-Organisationen des Gesundheitswesens dieses Landes, z.B. ein Land designiert die Distriktverantwortung an ein kirchliches Krankenhaus.
- 1.b: PPP umfasst (auch) die Zusammenarbeit des Gesundheitsministeriums bzw. staatlicher Gesundheitsdienste eines Landes mit kommerziellen Einrichtungen des

---

[426]   Quelle: Eigene Darstellung. NPO: Nonprofit-Organisation; FPO: Forprofit-Organisation.

Gesundheitswesens, z.B. ein Land delegiert die Verantwortung für Strahlentherapie an ein Privatkrankenhaus.

- 2: PPP liegt dann vor, wenn das Gesundheitsministeriums bzw. staatliche Gesundheitsdienste eines Landes mit Einrichtungen anderer Sektoren zusammenarbeiten, z.b. wenn ein staatliches Krankenhaus das betriebliche Gesundheitsmanagement eines Industrieunternehmens übernimmt oder ein Hotel Zimmer für Patienten vorhält, die zwar entlassen wurden, jedoch noch nicht reisefähig sind, soweit dies auf vertraglicher Grundlage geschieht.

- 3: PPP wird auch für Kooperationen zwischen dem Staat und der Privatwirtschaft außerhalb des Gesundheitswesens verwendet.

- 4: Einige Autoren verwenden den Begriff PPP auch, wenn Nichtregierungsorganisationen des Gesundheitswesens mit staatlichen Trägern außerhalb des Gesundheitswesens kooperieren, z.B. wenn ein privatwirtschaftliches Krankenhaus die Gesundheitsberatung der Mitarbeiter des Finanzministeriums übernimmt.

- 5: Zum Teil wird der Begriff PPP in der Entwicklungszusammenarbeit der Kooperation der deutschen Regierungsorganisationen mit der Privatwirtschaft der Partnerländer vorbehalten.

Es ist offensichtlich, dass die Modelle 1a, 1b und 2 für das Internationale Gesundheitsmanagement zielführend sind. Der verantwortungsbewusste Manager sollte die Begriffe klären, um Verwirrungen zu vermeiden, ansonsten aber pragmatisch mit den Definitionen umgehen. Viel wichtiger als die Abgrenzung ist die Nutzung der Vorteile des PPP. Da Nichtregierungsorganisationen häufig effizienter, schneller und näher an den Menschen sind, sollte man sie im Sinne der Subsidiarität möglichst immer einbeziehen. Bei einer Kooperation mit kommerziellen Trägern darf man jedoch nicht vergessen, dass ihr primäres Ziel die Gewinnmaximierung ist. Daran ändern langfristig auch Bekenntnisse zur Corporate Social Responsibility nichts. Sollten sie jedoch so viel effizienter sein als der Staat, dass sie bei gleichen Ressourcen eine bessere Versorgung der Bevölkerung und ihren eigenen Gewinn erwirtschaften, spricht nichts gegen dieses Motiv ihres Handelns. Dies ist allerdings nicht selbstverständlich, sondern muss im Einzelfall geprüft werden.

Mit diesen wenigen Anmerkungen zur Leistungserstellung im Internationalen Gesundheitsmanagement soll dieses Kapitel geschlossen werden. Die Ausführungen zum Angebot fallen kürzer aus als zur Nachfrage, da die Besonderheiten der Betriebsführung geringer sind als die Nachfrage. Trotzdem muss sich der Internationale Gesundheitsmanager darüber im Klaren sein, dass die ohnehin hohe Komplexität des Gesundheitsdienstleisters sowie des Gesundheitssystems durch kulturelle Unterschiede und die extreme Ressourcenknappheit noch erhöht wird und seine volle Konzentration fordern.

5   Gesundheitssysteme und -reformen

Angebot, Nachfrage und Gesundheitsmärkte bilden das Gesundheitssystem. Wie in Kapitel 2.1.4.2 diskutiert, erfordern die gesundheitspolitischen Ziele einen hohen Regulationsgrad dieses ökonomischen Systems, wobei insbesondere die Preise für Gesundheitsdienstleistungen vom einzelnen Anbieter oder Nachfrage kaum beeinflussbar sind. Stattdessen setzt der Staat (oder von ihm beauftragte Institutionen) Rahmendaten, innerhalb derer die Akteure mehr oder weniger selbständig handeln und in Verfolgung ihrer eigenen Ziele die gesamtgesellschaftlichen Ziele erreichen sollen. Da dies einer ständigen Abwägung von Zieldimensionen, Zielgewichten, Zeitpräferenzen, Risiko- und Interessengruppen bedeutet, sind Gesundheitssysteme ständigen Reformen unterworfen.

Die Literatur zu Gesundheitssystemen und -reformen ist umfangreich, und es soll hier nicht der Versuch unternommen werden, allgemeine Grundlagen umfassend zu wiederholen. Stattdessen soll auf einige Besonderheiten eingegangen werden, die entweder ausschließlich im Internationalen Gesundheitswesen auftreten oder hier von besonderer Relevanz sind. Hierzu soll zuerst der für die ökonomische Bewertung grundlegende Kostenbegriff erläutert werden. Anschließend werden die Reformalternativen kurz skizziert, um schließlich auf einige Schwerpunkte vertieft einzugehen.

5.1   Kosten

Im Internationalen Gesundheitsmanagement muss besonders betont werden, dass die direkten Behandlungskosten nur einen Bruchteil des krankheitsbedingten Ressourcenverbrauchs ausmachen. Zwar zeichnet das sogenannte „National Health Account"[427] die Ausgaben für Gesundheitsdienstleistungen auf, in der Regel werden jedoch nur die Kernkosten erfasst. Die Kosten für Forschung, Aus- und Weiterbildung und Administration werden kaum berücksichtigt. So müssen z.B. die Kosten für die Weiterbildung des Personals aller Gesundheitseinrichtungen angerechnet werden, wenn man ermitteln möchte, welche Kosten die Zunahme von Schlaganfällen in einem Land impliziert.

Wichtiger ist noch die Ermittlung der Haushaltskosten. Hierbei muss man zwischen direkten und indirekten Kosten unterscheiden. Erstere stellen Auszahlungen (z.B. für den Umbau

---

[427]   Vgl. Berman 1997; OECD 2000.

eines Hauses nach einer Behinderung, für eine spezielle Diät bei einer Erkrankung oder für den Transport zur Gesundheitseinrichtung) dar, während letztere Opportunitätskosten implizieren, d.h. Einnahmenreduktion auf Grund von Krankheit. Der Kranke und seine Angehörigen können nicht arbeiten und verlieren dadurch Einkommen, sei es durch eine geringere Ernte oder Gehalt. Eigene Studien im Burkina Faso zeigen, dass die indirekten Kosten mindestens so hoch sind wie die direkten Kosten, jedoch kaum erfasst werden.[428] Für einige Krankheiten wurde nachgewiesen, dass der krankheitsbedingte Verlust an Arbeitskraft ein gesamtwirtschaftliches Problem darstellt, d.h., der Produktionsfaktor menschliche Arbeit geht mit einer geringeren Quantität in die Produktionsfunktion ein.

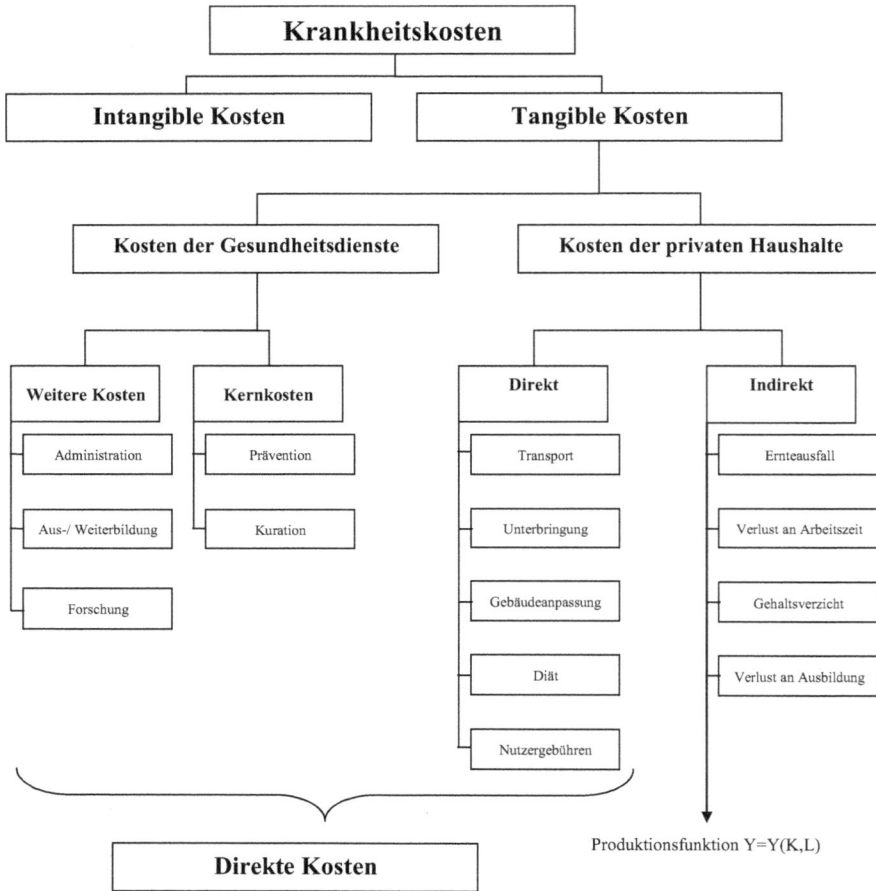

```
                            ┌─────────────────────────────┐
                            │       Krankheitskosten       │
                            └─────────────────────────────┘
              ┌───────────────────────┐   ┌───────────────────────┐
              │   Intangible Kosten    │   │     Tangible Kosten    │
              └───────────────────────┘   └───────────────────────┘
         ┌─────────────────────────────┐   ┌─────────────────────────────┐
         │ Kosten der Gesundheitsdienste│   │ Kosten der privaten Haushalte│
         └─────────────────────────────┘   └─────────────────────────────┘
   ┌──────────────┐  ┌──────────────┐    ┌──────────────┐  ┌──────────────┐
   │Weitere Kosten│  │  Kernkosten  │    │    Direkt    │  │   Indirekt   │
   └──────────────┘  └──────────────┘    └──────────────┘  └──────────────┘
   │Administration│  │  Prävention  │    │  Transport   │  │ Ernteausfall │
   │Aus-/Weiterbil│  │   Kuration   │    │Unterbringung │  │Verlust an Arbeitszeit│
   │  Forschung   │                      │Gebäudeanpassung│ │ Gehaltsverzicht │
                                          │    Diät      │  │Verlust an Ausbildung│
                                          │Nutzergebühren│
```

Produktionsfunktion Y=Y(K,L)

┌─────────────────────────────┐
│   Direkte Kosten   │
└─────────────────────────────┘

Abbildung 5.1: Krankheitskosten[429]

---

[428]   Vgl. Su, Sanon & Flessa 2007.

[429]   Quelle: Fleßa 2007, S. 179.

Die Quantifizierung der Kosten ist relativ aufwendig, da häufig keine nationalen Statistiken vorliegen oder diese nicht verlässlich sind. Meist muss man eine Primärerhebung durchführen. Besonders schwierig ist dies für die indirekten Kosten. In Ländern mit einer vollbeschäftigten, formalen Wirtschaft kann als Kosten des Arbeitsausfalles der Nettolohn verwendet werden, in Entwicklungsländern mit einem hohem Anteil an Subsistenzlandwirtschaft oder in unterbeschäftigten Volkswirtschaften führt der Ausfall der Arbeitskraft nicht automatisch zu einem Verlust an Produktion. Beispielsweise ist der Arbeitsunfall außerhalb der Pflanz- und Ernteperiode in vielen afrikanischen Ländern nicht problematisch, während er in dieser Periode schwerwiegende Folgen haben kann. Eine Bewertung dieser Faktoren in einer Analyse ist möglich, bedarf jedoch einer eingehenden Untersuchung. Gängige Ansätze der Gesundheitsökonomik (z.B. Humankapital-Ansatz, Friktionskosten-Methode, Willingness-to-Pay-Methode) sind natürlich anwendbar, müssen jedoch adaptiert werden. So zeigen Erfahrungen, dass die Erhebung der Zahlungsbereitschaft von Analphabeten, die primär von der Subsistenzlandwirtschaft leben, ausgesprochen schwierig ist. Noch viel komplexer ist die Erhebung der intangiblen Kosten, d.h. der Einordnung von Leid und Schmerz aufgrund von Krankheit, Behinderung oder frühzeitigem Tod. Hier gibt es trotz zahlreicher Forschungsarbeiten noch keinen Goldstandard.[430]

Gesundheitsreformen müssen auf Fakten basieren, wobei die tangiblen Kosten als Input und die Reduktion der intangiblen Kosten als Nutzen eine wichtige Rolle spielen. Gerade in Entwicklungsländern sind diese Größen häufig eher Expertenschätzungen. Gesundheitsreformen – so werden wir später argumentieren – brauchen deshalb stets auch einen Konsensprozess. Der Internationale Gesundheitsmanager darf keine Datenbasis als unumstößlichen Fakt und damit als Bedingung darstellen, wenn diese nicht wirklich durch umfassende, aktuelle und systematische Studien belegt ist.

5.2   Reformalternativen im Überblick

Gesundheitsreformen im weiteren Sinne umfassen alle systematischen und zielgerichteten Veränderungen des bestehenden Gesundheitssystems,[431] d.h., sie können grundsätzlich an jedem Element des ökonomischen Rahmenmodells (vgl. Abbildung 2.7) ansetzen. Auf der Angebotsseite gehören hierzu alle Maßnahmen zur Erhöhung der Effizienz der Gesundheitseinrichtungen, z.B. durch eine Steigerung der Autonomie (staatlicher) Gesundheitsanbieter, durch gezielte Fort- und Weiterbildung (z.B. der Führungskräfte), durch eine verbesserte Supply Chain (z.B. für Medikamente) oder durch ein systematisches Anlagenmanagement (z.B. durch flächendeckende Wartungsdienste). Darüber hinaus kann aber auch die Nachfrage nach Gesundheitsdiensten Zielpunkt von Gesundheitsreformen sein. Beispielsweise kann die Verbesserung der Zugänglichkeit der Gesundheitsdienstleister (z.B. durch Standortwahl, öffentlichen Nahverkehr oder Straßenbau) ebenso Teil einer Gesundheitsreform sein wie die Reduktion der Krankheitslast durch eine verstärkte Prävention.

---

[430]   Vgl. Muennig 2002; Edejer 2003; Drummond, Sculpher & Torrance 2005.

[431]   Vgl. Garner 1995.

Häufig wird der Begriff der Gesundheitsreform jedoch weniger weit definiert. Eine Gesundheitsreform im engeren Sinne umfasst alle Maßnahmen des Gesetzgebers zur Veränderung der Organisation der Finanzierung von Gesundheitsdienstleistungen, der Organisation der Trägerschaft der Gesundheitsbetriebe und der Eingriffe auf Gesundheitsmärkte.

Wie in Kapitel 5.3 beschrieben wird, kann die Finanzierung von Gesundheitsdienstleistern grundsätzlich über den Staat, eine Sozialversicherung, eine Privatversicherung oder über direkte Nutzergebühren erfolgen. Die meisten Gesundheitsreformen weltweit sind tatsächlich Finanzierungsreformen. So ist die „große Gesundheitsreform" in den Vereinigten Staaten von Amerika (Patient Protection and Affordable Care Act, PPACA, 23.3.2010) primär eine Reform der Krankenversicherung. Auch in Deutschland hat der Schwerpunkt der Gesundheitsreformen meist auf der Finanzierungsseite gelegen (z.B. Einführung des Gesundheitsfonds durch das Gesetz zur Stärkung des Wettbewerbs in der gesetzlichen Krankenversicherung, GKV-WSG, 1.1.2009). In den Entwicklungsländern gibt es derzeit zahlreiche Versuche zur Einführung von Sozialen Krankenversicherungen (vgl. Kapitel 3.5.2.2), und auch hier werden Gesundheits- und Finanzierungsreformen häufig gleichgesetzt.

Eine weitere Variante der Gesundheitsreformen im engeren Sinne ist die systematische und zielgerichtete Veränderung der Organisation der Trägerschaft der Leistungsersteller. In einigen Ländern (z.B. in den USA) ist der überwiegende Teil der Leistungsanbieter privatwirtschaftlich, während in anderen Ländern der Staat noch immer das Monopol für Gesundheitsdienstleistungen hat. In Deutschland herrscht eine Trägerpluralität vor. So sind Krankenhäuser etwa zu je einem Drittel privatwirtschaftlich, frei-gemeinnützig oder staatlich, während Arztpraxen praktisch ausschließlich privatwirtschaftlich sind. Altenheime sind noch immer zu einem großen Teil frei-gemeinnützig, während Reha-Kliniken überwiegend kommerziell ausgerichtet sind. Der Staat hat die Verpflichtung, keine Einrichtung aufgrund ihrer Trägerschaft zu diskriminieren. So ist z.B. die pauschale Förderung von Krankenhäusern nach der dualen Finanzierung unabhängig von der Trägerschaft.

In vielen Entwicklungsländern erstreckt sich die Aktivität des Staates nicht nur auf die indirekte Steuerung des Angebotes und der Nachfrage nach Gesundheitsdienstleistungen, sondern der Staat greift als Betreiber von Krankenhäusern, Gesundheitsstationen und Dispensarien direkt in den Markt ein. Ein Ziel einiger Gesundheitsreformen in diesen Ländern ist die Reduktion des Anteils staatlicher Betriebe insbesondere im kurativen Gesundheitswesen.[432] So gab es z.B. in den meisten afrikanischen Ländern bis in die 1990er Jahre kein Niederlassungsrecht für Ärzte, d.h., sie konnten nur als Angestellte in staatlichen (oder kirchlichen) Einrichtungen arbeiten. Die meisten dieser Länder führten jedoch eine Gesundheitsreform durch, so dass heute praktisch in allen Ländern Privatpraxen existieren, die einen wichtigen Beitrag zur Gesundheitsversorgung nicht nur der Oberschicht leisten. Eine weitere Privatisierungsreform war die (teilweise) Rückgabe ehemals enteigneter Krankenhäuser.[433] Ob die Privatisierung des Gesundheitswesens tatsächlich zu einer Verbesserung der Versorgung in ländlichen, abgelegenen und armen Regionen führt, ist sehr fraglich. In den Städten und für die aufkommende Ober- und Mittelschicht ist sie jedoch von zentraler Bedeutung, weil aller

---

[432]   Vgl. Weltbank 1993, S. 234–248; Pannarunothai & Mills 1998.
[433]   Vgl. Gilson & Mills 1995; Giusti, Criel & De Béthune 1997.

Erfahrung nach die Qualität und vor allem auch die Kundenfreundlichkeit in den privaten Einrichtungen deutlich höher sind als in staatlichen.

Eine dritte Komponente der Gesundheitsreformen im engeren Sinne ist die Häufigkeit und Intensität der Markteingriffe. Es gibt Länder, in denen beispielsweise die Preise der Gesundheitsdienstleistungen völlig frei festgelegt werden können, während in anderen der Staat alle Preise fixiert. Häufig sind die Sozialversicherungen als halbstaatliche Organisationen mit Rechten ausgestattet, die ihnen ein monopolistisches Preisdiktat ermöglichen, so dass die Anbieter an Gesundheitsdienstleistungen lediglich entscheiden können, ob sie überhaupt Patienten zu diesem Preis behandeln möchten. Tabelle 5.1 zeigt Beispiele für Gesundheitssysteme.

Tabelle 5.1 Gesundheitssysteme im Vergleich[434]

Land	Primäre Finanzierungsorganisation	Primäre Leistungsorganisation
USA	Private Krankenversicherungen	Private Anbieter, Managed Care Organisationen
Schweiz	Private Krankenversicherungen mit Subventionierung	Ambulant: privat; Stationär: teilweise öffentlich; Managed Care Organisationen
Deutschland	Sozialversicherung	Ambulant: privat; Stationär: in öffentlicher und privater Trägerschaft
Niederlande	Sozialversicherung mit Grundversicherung und Zusatzoptionen	Überwiegend privat
Österreich	Sozialversicherung	Ambulant: privat; Stationär: überwiegend öffentlich
Frankreich	Sozialversicherung	Ambulant: privat; Stationär: überwiegend öffentlich
Griechenland	Nationaler Gesundheitsdienst mit Beitragsfinanzierung	Überwiegend öffentlich
Kanada	Nationaler Gesundheitsdienst	Ambulant: privat; Stationär: öffentlich
Italien	Nationaler Gesundheitsdienst mit Beitragsfinanzierung	Überwiegend öffentlich
Vereinigtes Königreich	Nationaler Gesundheitsdienst	Überwiegend öffentlich
Schweden	Nationaler Gesundheitsdienst	Überwiegend öffentlich
Kenia	Direkte Nutzergebühren, Steuerfinanzierung	Überwiegend öffentlich und freigemeinnützig
Philippinen	Gemischt	Gemischt
Vietnam	Nationaler Gesundheitsdienst	Überwiegend öffentlich

Ein weiterer Bereich, in dem der Staat eingreift, ist die Festlegung und Überwachung von Mindeststandards der Gesundheitsdienstleistungen. Auch hierfür kann er selbst aktiv werden, halbstaatliche Organisationen gründen oder die Selbstverwaltung beauftragen. In allen Ländern gibt es spezifische Verfahren der Approbation, aber nicht immer erfolgt die Zulassung

---

[434]   Quelle: Schulenburg & Greiner 2007, S. 179–180.

ausschließlich über den Staat. Teilweise sind auch Standesorganisationen von großer Bedeutung, wie z.B. in den USA, wo die Verbände der jeweiligen Fachdisziplinen größeres Gewicht haben als die staatlichen Zulassungsbehörden.

Ein weiteres wichtiges Reformfeld sind Gesundheitsstrukturreformen. Darunter versteht man alle strukturierten und zielgerichteten Maßnahmen zur Beeinflussung des Anteils der Gesundheitsausgaben, die den einzelnen Ebenen der Gesundheitspyramide (Prävention, Dispensarien, Gesundheitszentren, Distriktkrankenhäuser, Regionalkrankenhäuser, Tertiärkrankenhäuser) sowie den einzelnen Regionen zufließt. Häufig soll der Anteil des staatlichen Gesundheitsbudgets für bestimmte Ebenen und Regionen verändert werden, da die derzeitige Allokation des nationalen Gesundheitsbudgets nicht geeignet ist, um die Ziele der staatlichen Gesundheitspolitik zu erreichen. Stellt man beispielsweise fest, dass über 50% des Budgets des Gesundheitsministeriums zur Finanzierung eines einzigen Krankenhauses in der Hauptstadt verwendet wird (vgl. Kapitel 2.3.2), so verlangt eine Gesundheitsstrukturreform unter Umständen, dieses Haus weniger zu finanzieren und stattdessen die Gelder in Präventionsprogramme in ländlichen Räumen zu investieren.[435] Strukturreformen führen zu Verteilungskämpfen und damit zu Konflikten. Es ist deshalb bei Politikern deutlich beliebter, alternative Finanzierungsinstrumente zu entwickeln als die grundlegende Struktur des Gesundheitswesens zum Objekt einer Reform zu machen.

Im Folgenden sollen die Finanzierungs- und Strukturreformen vertieft werden, da sie derzeit den Schwerpunkt der Veränderungsbemühungen weltweit darstellen.

5.3   Finanzierungsoptionen

Wie Abbildung 5.2 zeigt, bestehen zahlreiche Varianten der Finanzierung des Gesundheitssystems.[436] Grundlegend ist hierbei die Aussage, dass – mit Ausnahme der Entwicklungshilfe – alle Gesundheitsressourcen zuerst von der Bevölkerung eines Landes erwirtschaftet werden müssen. Die Einschaltung weiterer Institutionen (z.B. des Staates, der Versicherungen etc.) kostet letztlich Ressourcen und ist nur zu rechtfertigen, wenn diese gegenüber den direkten Nutzergebühren erhebliche Vorteile bringt. Der primäre Vorzug einer Finanzierung von Gesundheitsdienstleistungen mit Hilfe des Staates oder einer Versicherung stellt dabei der Risikoausgleich dar. Wie in Kapitel 3.5.2.2 diskutiert, stellt eine Krankheit ein (sehr) seltenes Ereignis mit hoher bis katastrophaler Auszahlung dar. Sowohl ein steuerfinanziertes Gesundheitssystem als auch ein Versicherungssystem implizieren eine Absicherung des Individuums vor derartigen Katastrophen.

Entscheidet man sich für ein System, das zumindest teilweise nicht auf direkten Nutzergebühren basiert, so haben die entsprechenden Institutionen verschiedene Funktionen zu erfüllen.[437] Sie müssten Finanzmittel akquirieren (z.B. Steuern oder Versicherungsprämien erhe-

---

[435]   Vgl. Barnum, Kutzin & Roemer 1993, S. 23–33.

[436]   Vgl. z.B. Laaser & Radermacher 2007; Kutzin, Cashin & Jakab 2010.

[437]   Vgl. Gottret & Schieber 2006.

ben), einen Risikopool betreiben, Gesundheitsdienstleistungen einkaufen und die Qualität der Leistungen überwachen. Dieselben oder andere Institutionen müssen natürlich wiederum die Gesundheitsdienstleistungen erstellen. Die Bündelung dieser Funktionen auf eine oder mehrere Institutionen ermöglichst das Design sehr unterschiedlicher Gesundheitssysteme.

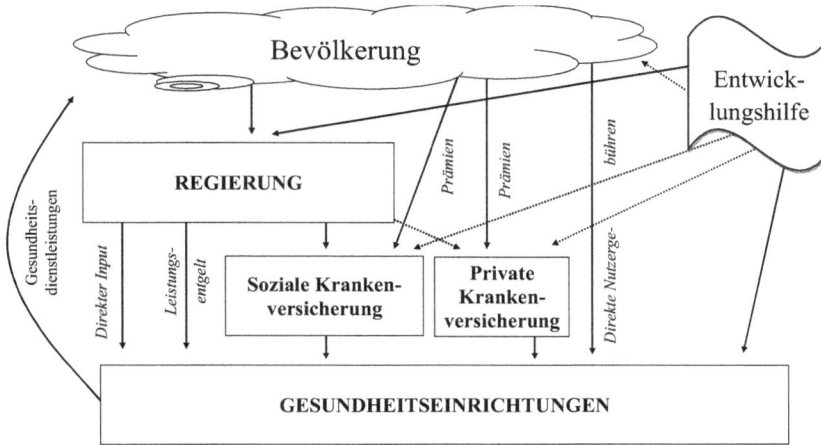

Abbildung 5.2: Finanzierungsoptionen[438]

Die Entwicklungshilfe hat bislang primär die Gesundheitseinrichtungen finanziert. In den letzten Jahren geht man jedoch immer häufiger dazu über, die Bevölkerung direkt zu unterstützen, damit sie sich eine Krankenversicherung und/oder die direkten Nutzergebühren leisten können (so genannte Cash Transfers)[439]. So gibt es Beispiele dafür, dass die internationale Gebergemeinschaft die Krankenversicherungsprämie für Armutsgruppen übernimmt. Weiterhin ist es möglich, soziale oder private Krankenversicherungen zu unterstützen, z.B. durch Beratung oder Rückversicherung.

In Ländern ohne funktionsfähige Sozialversicherungen spielt traditionell der Staat eine große Rolle in der Finanzierung der Gesundheitseinrichtungen. Wie Abbildung 5.3 zeigt, gibt es hierfür eine Reihe von Varianten. In vielen Ländern wird bis heute primär eine Input-basierte Finanzierung praktiziert, d.h., der Staat gibt Ressourcen (z.B. Personal, Medikamente, Finanzmittel) an die Gesundheitseinrichtungen unabhängig von deren Leistung. Der Ressourcentransfer kann z.B. darin bestehen, dass Personal beim Gesundheitsministerium angestellt ist und dem Gesundheitsdienstleister (teilweise unabhängig von dessen Trägerschaft) kostenlos überlassen wird. Häufig erhalten die Gesundheitsdienstleister auch pauschale Medikamenten-Kits zugewiesen, die sie nicht bezahlen müssen. Der Umfang der pauschalen Input-Finanzierung hängt von bestimmten Parametern ab, wie z.B. der Bevölkerungszahl im theoretischen Einzugsbereich, der Bettenzahl oder den besonderen Bedürfnissen (z.B. in Gebie-

---

[438]   Quelle: Eigene Darstellung.
[439]   Vgl. Rawlings & Rubio 2005.

ten mit speziellen epidemischen Krankheiten). In Ausnahmefällen kann der Input auch ex-post an die Leistungen angepasst werden. Beispielsweise werden die anti-retroviralen Medi-kamente danach zugewiesen, wie viele Patienten in ein entsprechendes Programm aufge-nommen wurden. Grundsätzlich spielt die Quantität oder gar Qualität der Leistung jedoch keine Rolle für die Mittelzuweisung. Dies kann dazu führen, dass Patienten als Störfaktor betrachtet und dementsprechend behandelt werden, da sie keine zusätzlichen Erlöse, wohl aber Kosten verursachen.

Alternativ kann man die staatlichen Transfers vom Output eines Gesundheitsdienstleisters abhängig machen, d.h., der Staat zahlt einen vorher festgelegten Preis für jede Leistungsein-heit. Als Maßstab der Output-basierten Finanzierung können die Zahl der Patientenkontakte (z.B. in der Ambulanz), der Aufnahmen, der Pflegetage oder sonstiger Leistungseinheiten gelten. Insbesondere im Krankenhaus mit seinem breiten Leistungsspektrum führt eine Bin-dung der Finanzierung an Aufnahmen oder Pflegetage zu einer Bevorzugung von Patienten mit einfachen Krankheiten bzw. zu langen Liegezeiten. Deshalb wird immer wieder die Be-rücksichtigung der Diagnose, Fallschwere und Komorbiditäten gefordert, so wie dies z.B. bei Diagnosis Related Groups der Fall ist. Der Case Mix wäre folglich für den Staat ein Maßstab zur Zuteilung seines Budgets auf die Krankenhäuser. Auch die Bindung an Qualitätskennzif-fern (p4p, pay-for-performance) wird diskutiert und in einigen Ländern (z.B. Ruanda) prakti-ziert.[440]

Weiterhin besteht die Möglichkeit, Input- und Output-basierte Finanzierung zu kombinieren, z.B. indem Vorhalteleistungen (Gebäude, Anlagen) pauschal gefördert und laufende Ausga-ben (z.B. Personal, Medikamente) in Abhängigkeit von der Leistung refinanziert werden. Dies würde noch nicht einer dualen Finanzierung nach deutschem Vorbild entsprechen. Vielmehr wäre der Staat noch immer der einzige bzw. primäre Finanzierer, hätte jedoch seine Transfers in eine pauschale und eine leistungsabhängige Komponente geteilt.

Die staatlichen Finanzmittel können auf verschiedenen Wegen zum Gesundheitsdienstleister gelangen. Zum einen kann der Zentralstaat direkt an die Leistungsanbieter überweisen, zum anderen kann er dezentral über Regionen und Distrikte gehen. Letzteres hat den Vorteil einer stärkeren Autonomie regionaler Behörden, führt jedoch häufig dazu, dass die Gelder auf dem langen Weg „verloren" gehen. Alternativ dazu könnte der Staat auch Verbände (z.B. Kran-kenhausverband) oder Krankenkassen einschalten, die Teilaufgaben der Abrechnung und Qualitätssicherung übernehmen.

Schließlich gibt es Varianten, in denen private Finanzdienstleister einbezogen werden. Dies ist insbesondere bei speziellen Programmen wie z.B. der Output-Based Aid (OBA, vgl. Ka-pitel 2.3.4) der Fall. Abbildung 5.4 skizziert das System. Der Staat finanziert einen Finanz-dienstleister, um besondere Leistungen (z.B. eine erschwingliche Geburtshilfe) für besondere Gruppen (z.B. Arme) verfügbar zu machen. Der Finanzdienstleister nimmt lokale Agenten (z.B. Einzelhändler) unter Vertrag, die den Gutschein gegen ein sehr geringes Entgelt an Berechtigte verkaufen. Der Gutschein garantiert anschließend die Behandlung bei einem Gesundheitsdienstleister der Wahl des Klienten ohne weitere Nutzergebühr. Der Gesund-

---

440   Vgl. Kalk, Paul & Grabosch 2010; Ireland, Paul & Dujardin 2011.

heitsbetrieb erhält sein Entgelt, sobald er dem Finanzdienstleister den abgezeichneten Gutschein präsentiert.

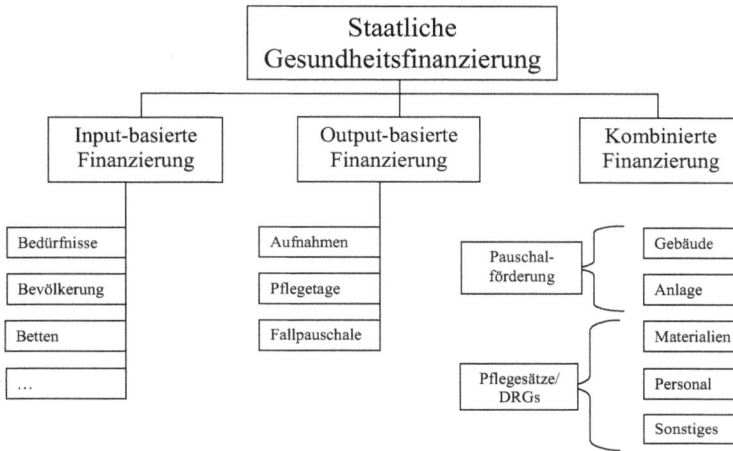

Abbildung 5.3: Varianten der staatlichen Zuschüsse für Gesundheitsdienstleistungen[441]

OBA und ähnliche Varianten implizieren hohe Verwaltungskosten, stellen jedoch eine Möglichkeit dar, sehr gezielt Verbesserungen in den MDGs zu erreichen (vgl. Kapitel 2.2.3.1). Grundsätzlich scheint in einigen Ländern die Ineffizienz der staatlichen Verwaltung so hoch zu sein, dass alternative Modelle der Kanalisation staatlicher Finanzmittel auch dann noch relativ kosten-wirksam ist, wenn ein kommerzieller Finanzdienstleister eingeschaltet wird. Dies fordert Maßnahmen der guten Regierungsführung (Good Governance),[442] wie sie von der Entwicklungshilfe seit Jahren gefordert und gefördert wird. Wie erfolgreich diese Projekte sind, bleibt umstritten. Tatsächlich dürfte die Ineffizienz der staatlichen Verwaltung sowie der halbstaatlichen Versicherungsmonopole zahlreicher Entwicklungsländer ein Hauptgrund für die schlechte Gesundheitsversorgung in diesen Ländern sein.

5.4   Gesundheitsstrukturreformen

Die Struktur des Gesundheitswesens kann anhand der Budgetanteile für die Ebenen der Gesundheitspyramide bewertet werden. Ein zentraler Indikator ist der Anteil der Präventionsausgaben am Budget, aber auch die Anteile der Dispensarien, Gesundheitszentren, Primär- und Sekundärkrankenhäuser an den kurativen Ausgaben geben wichtige Hinweise über die gewählten Prioritäten im Gesundheitswesen. Häufig weichen die Mittelzuteilungen be-

---

[441]   Quelle: Eigene Darstellung.
[442]   Vgl. z.B. Lewis 2006.

wusst oder unbewusst von der ökonomischen Rationalität ab, d.h., Maßnahmen mit niedriger Kosten-Wirksamkeit werden scheinbar ohne Begründung bevorzugt.[443]

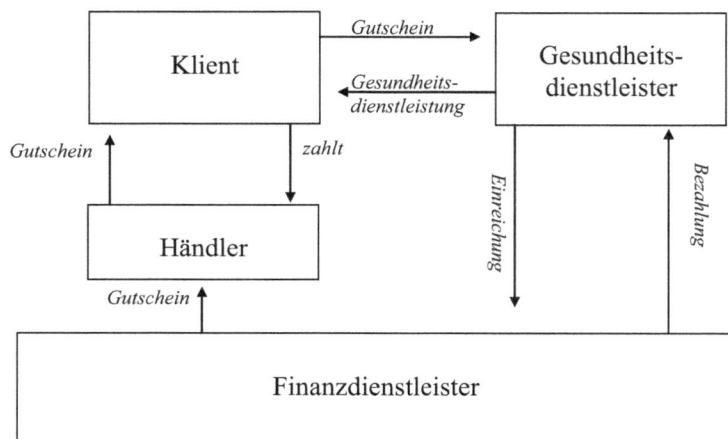

Abbildung 5.4: Output-Based Aid[444]

Die Bestimmung der optimalen Struktur ist ausgesprochen komplex, stellt jedoch die Voraussetzung für eine Gesundheitsstrukturreform dar. Die Komplexität ergibt sich erstens daraus, dass die optimale Struktur von den gewählten Zielen des Gesundheitswesens abhängig ist. Zweitens hängt die optimale Allokation von dem Krankheitspanorama und damit von der Phase der demografischen bzw. epidemiologischen Transition ab. Drittens ist die Ressourcenallokation nicht nur absolut, sondern auch relativ eine Funktion der Gesundheitsressourcen. Schließlich muss man sich bei allen Strukturreformen darüber bewusst sein, dass die Entscheidung über die Verwendung knapper Gesundheitsressourcen stets eine Rationierung mit lebensrelevanten Konsequenzen bedeutet. So stehen beispielsweise Einsatzfaktoren, die der Prävention zugeteilt werden, nicht mehr für das kurative Gesundheitswesen zur Verfügung. Gesundheitsstrukturreformen führen folglich dazu, dass manche Patienten, die bislang medizinisch-pflegerisch versorgt wurden, ohne Hilfe leiden und sterben werden. Dies ist nur zu rechtfertigen, wenn die Strukturreformen demokratisch legitimiert und transparent geplant sowie durchgeführt werden.

Die Wahl der Zielfunktion der Ressourcenallokation hat gravierende Auswirkungen. Wie in Kapitel 2.1.4.2 diskutiert, kommen unter anderem folgende Zielfunktionen in Frage:

1. Minimierung der Zahl der Todesfälle: Gesundheitsressourcen werden derjenigen Ebene des Gesundheitssystems zugewiesen, wo sie die größte Reduktion der Bruttosterberate bewirken. Dies bedeutet, dass Krankheiten, an denen die Menschen zwar leiden, die je-

---

[443]   Vgl. Jamison & al. 2006.
[444]   Quelle: in Anlehnung an Schmidt & Hossain 2011.

doch nicht zum Tod führen, keine Ressourcen erhalten werden. Rheuma beispielsweise würde bei dieser Zielfunktion vernachlässigt werden.

2. Minimierung der Zahl der verlorenen Lebensjahre: Jeder Todesfall führt zu einem Verlust an erwarteten Restlebensjahren. Ausgehend von einer gegebenen Lebenserwartung wird für jeden Todesfall kalkuliert, wie viele Lebensjahre der Verstorbene noch hätte leben können. Diejenigen Krankheiten erhalten die größte Zuweisung am Gesundheitsbudget, die die maximale Zahl der gewonnenen Lebensjahre bewirken. Damit werden Todesfälle von Neugeborenen deutlich stärker gewichtet als Todesfälle von Erwachsenen oder gar Senioren.

3. Minimierung der Inzidenz: Die Gesundheitsressourcen werden auf diejenigen Ebenen des Gesundheitswesens zugeteilt, bei denen die Zahl der Neuerkrankungen minimiert wird. Der Fokus des Gesundheitswesens liegt folglich auf der Prävention. Teilweise werden auch kurative Dienste für Infektionskrankheiten finanziert, da die Heilung eines Infektiösen die Inzidenz senken kann. Die Behandlung von chronisch-degenerativen Erkrankungen wird hingegen vernachlässigt, da sie keine Bedeutung für die Neuerkrankungsrate hat.

4. Minimierung der Prävalenz: Diese Zielfunktion impliziert eine stärkere Beachtung chronischer Erkrankungen, da diese Patienten in der Regel längerfristig krank sind. Während beispielsweise ein Malariapatient im Durchschnitt nur wenige Tage an der Malaria leidet, hat der Diabetiker 365 Tage im Jahr die Folgen seiner Krankheit zu tragen. Die Minimierung der Prävalenz wird deshalb ceteris paribus zu einer Bekämpfung chronischer (und auch chronisch-degenerativer) Krankheiten führen. Da letztere häufig eher auf den oberen Ebenen des Gesundheitswesens adressierbar sind, impliziert diese Zielfunktion auch eine stärkere Orientierung an den Krankenhausdienstleistungen.

5. Minimierung des Verlustes an Lebensqualität: Je nach gewähltem Konzept zur Ermittlung der Lebensqualität werden die Krankheits- und/oder verlorenen Lebenstage mit einem Lebensqualitätsgewicht bewertet. Schwerwiegende Krankheiten, die ein besonderes Leiden für den Betroffenen darstellen, werden damit prioritär mit Ressourcen ausgestattet, während häufige, aber nicht so schmerzhafte oder behindernde Erkrankungen tendenziell vernachlässigt werden. Die Übereinkunft, welche Gewichte zu verwenden sind, ist schwierig.

6. Minimierung des Verlustes an Arbeitskraft: Diese Zielfunktion bewertet die Krankheitszeit eines ökonomisch aktiven Menschen stärker als den entsprechenden Wert eines Kindes oder Rentners. Das DALY-Konzept impliziert eine stärkere Gewichtung der mittleren Jahrgänge, d.h., Ressourcen werden bewusst auf die Gesundheit der Produktivjahrgänge zugeteilt, während z.B. die Bekämpfung von Kinderkrankheiten etwas an Gewicht verliert.

7. Minimierung des Verlustes an Humankapital: Da nicht alle Einwohner eines Landes denselben Beitrag zur wirtschaftlichen Entwicklung des Landes leisten, ist es naheliegend, diejenigen Bevölkerungsgruppen zu bevorzugen, die besondere Beiträge leisten. Somit würde man die Gesundheitsdienste in den Steuerungszentralen und hier insbesondere für die Bildungseliten fördern. Beispielsweise könnte ein Teil des Budgets für die Behandlung von Leistungsträgern der Regierung und der Wirtschaft im Ausland vorbehalten werden – Leistungen, die den „normalen" Bürgern nicht angeboten werden.

Es ist offensichtlich, dass diese unterschiedlichen Zielfunktionen zu divergierenden Ressourcenzuteilungen führen. Obwohl die Zielfunktionen teilweise substituiert werden können (z.B. ist die Minimierung der Prävalenz in der Minimierung des Verlustes an Lebensqualität enthalten), ist jedoch eine vollständige Zusammenführung auf eine einzige, von allen akzeptierte Zielfunktion nicht möglich. Gefordert ist folglich zuerst einmal ein breiter, d.h. die ganze Zivilgesellschaft umfassender Diskurs über Ziele und Werte des Gesundheitswesens.

Zweitens hat auch das zur Verfügung stehende Gesundheitsbudget eine Auswirkung auf die optimale Allokation. Abbildung 5.5 zeigt beispielhaft die optimale Allokation der Gesundheitsressourcen eines Landes auf Basis eines Modells der Linearen Programmierung. Es zeigt sich, dass die Präventionsausgaben nicht nur absolut mit dem Gesundheitsbudget steigen, sondern auch relativ. Allerdings ist der Zusammenhang zwischen Budget und Präventionsanteil weder linear noch monoton. Von „Daumenregeln" kann man folglich nicht ausgehen.

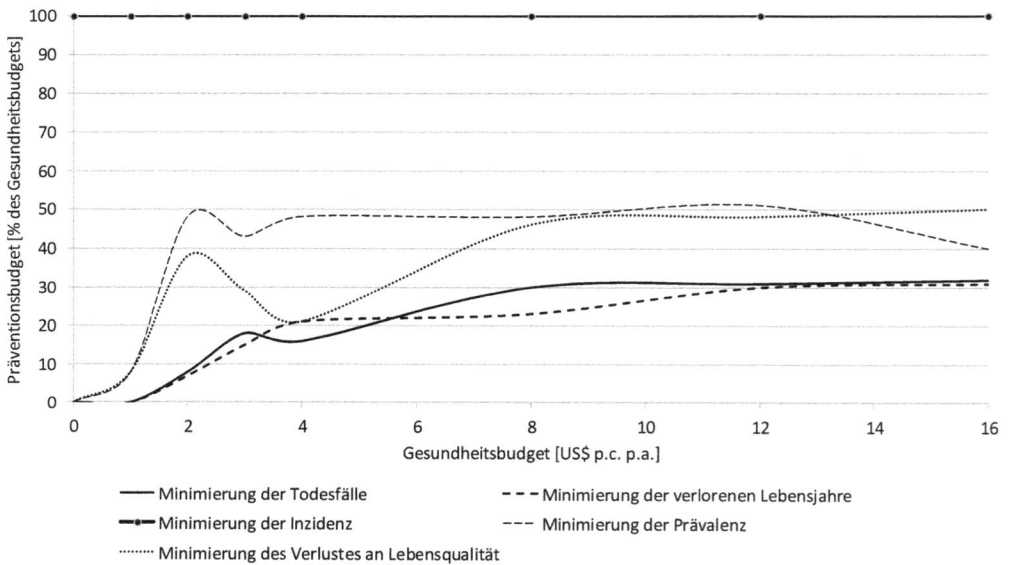

Abbildung 5.5: Präventionsbudget (relativ zum Gesundheitsbudget)[445]

[445]   Quelle: Fleßa 2003b, S. 179.

Tabelle 5.2 Allokation von 12 US$/Kopf auf die Ebenen des Gesundheitswesens[446]

	Allokation des Gesamt-budgets [US$/Kopf (Anteil am Gesamtbudget)]		Allokation des kurativen Budgets [US$/Kopf (Anteil am Kurativbudget)]			
	Präventiv-medizin	Kurativ-medizin	Dispensarien	Gesundheits-zentren	Distrikt-krankehäuser	Sekundär-kranken-häuser
Minimierung der Todesfälle	4,09 (34%)	7,91 (66%)	2,53 (32%)	1,90 (24%)	3,16 (40%)	0,62 (4%)
Minimierung der verlorenen Lebensjahre	3,97 (33%)	8,03 (67%)	2,65 (33%)	1,69 (21%)	3,05 (38%)	0,64 (8%)
Minimierung der Inzidenzen	12 (100%)	0	0	0	0	0
Minimierung der Krankheitstage	6,57 (55%)	5,43 (45%)	1,79 (33%)	1,52 (28%)	2,11 (39%)	0
Minimierung der verlorenen Lebens-qualität	6,32 (53%)	5,68 (47%)	2,16 (38%)	1,42 (25%)	1,76 (31%)	0,34 (6%)

Die Weltbank forderte im Weltentwicklungsbericht 1993 ein jährliches Gesundheitsbudget in Entwicklungsländern von 12 US$/Kopf. Diese „magische" Zahl galt lange als Standard der Gesundheitspolitik in Entwicklungsländern. Gemäß den Ergebnissen des Modells der optimalen Ressourcenallokation sollten die 12 US$ gemäß Tabelle 5.2 ausgegeben werden. Es wird deutlich, dass die Weltbank implizit der Minimierung der Mortalität höchste Priorität einräumt, da die Allokation von etwa 33% des Gesundheitsbudgets von 12 US$ auf präventive Maßnahmen nur für die ersten beiden Zielfunktion effizient ist. Die Aussage, dass die Ausgaben der meisten Entwicklungsländer für Krankenhausdienste bei weitem zu hoch sind, ist unabhängig davon, ob die relativ groben Angaben der Weltbank oder die Ergebnisse dieses Modells als gesundheitspolitische Basis herangezogen werden. Eine Umverteilung der Gesundheitsressourcen zu Basisgesundheitsdiensten ist dringend erforderlich.

Schließlich beeinflusst das Krankheitspanorama die optimale Allokation. Länder in unterschiedlichen Phasen der demografischen und epidemiologischen Transition müssen deshalb auch bei gleicher Zielfunktion eine andere Struktur des Gesundheitswesens aufweisen. Beispielsweise hat eine junge Bevölkerung einen hohen Anteil von Infektionskrankheiten, die meist mit vergleichsweise einfachen Mitteln vermeidbar (z.B. Impfung, Hygiene) sind. Ältere Populationen hingegen haben deutlich mehr chronisch-degenerative Erkrankungen, deren Prävention meist eine jahrelange Disziplin des Individuums (Verhaltensprävention) erfordern. Auch bei bestmöglicher Prävention kann nicht ausgeschlossen werden, dass die chronisch-degenerative Krankheit sich trotzdem entwickelt. Eine junge Bevölkerung wird deshalb besonders hohe Budgetanteile in Impfprogramme investieren, während dieser Anteil im Verlauf der dritten bis fünften Phase der Transition stetig abnimmt.

Auf Grundlage des obigen Modells kann man festhalten, dass erstens chronisch-degenerative Erkrankungen bereits während der ersten und zweiten Phase der demografischen Transition

---

[446]   Quelle: Fleßa 2003b, S. 195.

existieren, sie gewinnen jedoch für die Ressourcenallokation während der dritten bis fünften Phase zunehmend an Bedeutung. Zweitens sind die Gesundheitskosten für eine Bevölkerung mit zahlreichen chronisch-degenerativen Erkrankungen höher als für eine jüngere Bevölkerung mit Infektionserkrankungen. Dies impliziert, dass der Gesundheitszustand einer älteren Bevölkerung bei gleichem Budget tendenziell schlechter sein wird als für eine jüngere Bevölkerung. Die Zufriedenheit mit dem Gesundheitswesen nimmt damit tendenziell ab, wenn die Bevölkerung altert. Drittens gibt es auch innerhalb der chronisch-degenerativen Erkrankungen erhebliche Unterschiede in der Kosten-Wirksamkeit der Maßnahmen. Bei knappen Gesundheitsressourcen werden tendenziell keine oder nur wenige Gelder in Interventionen fließen, die ausschließlich kurativ sind, nur wenigen zu Gute kommen und sehr ressourcenintensiv sind. Chemo- oder Bestrahlungstherapien werden folglich kaum finanziert werden können, während z.B. der Aufbau einer landesweiten Verfügbarkeit von Insulin in den nächsten Jahren von großer Bedeutung sein dürfte.

Der optimalen Struktur des Gesundheitswesens kommt insbesondere dann eine hohe Bedeutung zu, wenn man das Ziel der Gerechtigkeit so definiert, dass eine Startchancengleichheit und ein Mindeststandard für jedes Individuum gegeben sein sollten. Die Ressourcenallokation muss dann „pro-poor" sein.[447] Berücksichtigt man auch noch die inter-generationale Gerechtigkeit, muss die Zuteilung der Ressourcen auch noch die Nachhaltigkeit mit berücksichtigen.[448] Entsprechende Modelle existieren, überfordern jedoch häufig das Komplexitätsbewältigungsvermögen der Entscheidungsträger.[449]

Damit kann man zusammenfassend festhalten, dass Gesundheitsreformen nicht auf Finanzierungsoptionen reduziert werden dürften. Die Frage, welche Krankheiten im öffentlichen Gesundheitssystem behandelt werden, welche Ebenen des Gesundheitswesens wie ausgestattet und welche Regionen bzw. Bevölkerungsgruppen bevorzugt werden sollen, ist zentral für jede Gesundheitsreform. Ihre Beantwortung setzt jedoch einen gesellschaftlichen Diskurs voraus, den die Politiker vieler Länder bislang vermeiden wollen. Tatsächlich wird die Frage „Bismarck oder Beveridge" in den meisten Regierungen mit mehr Vehemenz geführt als die Entscheidung „Dialyse oder ORT".[450] Letztlich führen die Analysen des Internationalen Gesundheitsmanagements erneut zu den Grundprinzipien der Primary Health Care zurück, wie sie bereits 1978 in der Alma Ata Deklaration formuliert wurden. Im Anschluss soll skizziert werden, warum diese effiziente Konzeption des Gesundheitswesens bislang kaum implementiert wurde. Dies ist ein Beispiel für den gesundheitspolitischen Prozess.[451]

---

[447]   Vgl. Meessen & Van Damme; Preker 2005.

[448]   Vgl. Soubbotina 2004.

[449]   Vgl. Fleßa 2009, S. 152–160.

[450]   ORT: Oral Rehydration Therapy, eine der wirkungsvollsten Maßnahmen zur Reduktion der Kindersterblichkeit bei Durchfallerkrankungen.

[451]   Eine gute Zusammenfassung gibt Carrin et al. 2009.

5.5   Gesundheitspolitischer Prozess

Die Geschichte des Gesundheitswesens in den Entwicklungsländern kann als eine Folge von Gesundheitsreformen beschrieben werden, wobei die stabilen Phasen zwischen den Reformen scheinbar immer kürzer wird. Die Zeit von 1960 bis 1980 war in vielen Entwicklungsländern ausgesprochen stabil. Die nationalen Gesundheitsbudgets stiegen kräftig, so dass neue Krankenhäuser gebaut werden konnten und der Anteil der Bevölkerung, der mit westlichen Gesundheitsdienstleistungen versorgt wurde, ständig wuchs. Die jungen Staaten verfügten über ausreichende Mittel, da sie ihre Exportprodukte gut auf den Weltmärkten verkaufen konnten. Hinzu kam eine stetig steigende Entwicklungshilfe.

In dieser Zeit entstand der Prototyp eines staatlichen Gesundheitswesens, d.h., nicht nur in den ehemaligen englischen Kolonien wurde der National Health Service des Vereinigten Königreichs zum Ideal erhoben. Die Finanzierung basierte fast ausschließlich auf Steuereinnahmen und Entwicklungshilfe. Mit wenigen Ausnahmen waren alle Dienstleistungen der Gesundheitsbetriebe ohne Nutzergebühren, und auch die Oberschicht profitierte von scheinbar „kostenlosen" Dienstleistungen. Der Staat finanzierte die Einrichtungen fast immer Input-basiert, d.h., ohne Bezug zur Leistung. Die meisten Gesundheitsbetriebe waren staatlich, wobei in nicht wenigen Ländern nach der Unabhängigkeit private und teilweise auch freigemeinnützige Gesundheitsdienstleister verstaatlicht wurden. Eine Privatwirtschaft im Gesundheitswesen existierte in dieser Zeit kaum, was unter anderem auch darauf zurückzuführen war, dass die Niederlassungsfreiheit stark eingeschränkt und die Preise fast immer staatlich fixiert waren. Den Schwerpunkt des Gesundheitswesens stellten die Krankenhäuser dar. Zwar gab es bereits Dispensarien und Gesundheitszentren, aber sie wurden tendenziell als Satelliten der Krankenhäuser betrachtet, nicht als eigenständiger Beitrag zur Versorgung

Die Primary Health Care Innovation fiel im Jahr 1978 in diese Stabilitätsperiode. Ihre Adoption war dementsprechend gering, da das staatliche, krankenhausorientierte Systemregime keinen Leidensdruck entstehen ließ. So wurde diese Innovation abgeblockt, bevor sie diffundieren konnte. Eigentlich hätte sich die Alma Ata Deklaration als Makroinnovation auswirken müssen, die das Gesundheitssystem komplett verändert hätte. Aber die Makroinnovation wurde verhindert, so dass Primary Health Care bzw. Community Based Health Care lediglich als Mikroinnovationen in einigen Programmen implementiert wurden.

Während der 1980er Jahre traten schwerwiegende Störungen des bisherigen Wachstumspfades auf. Zum einen gingen die Exporteinnahmen insbesondere landwirtschaftlicher Rohstoffe immer mehr zurück, zum anderen kam das Konzept einer Krankenhausabdeckung der ganzen Bevölkerung an seine Grenzen. Es wurde offensichtlich, dass das bisherige Modell der Gesundheitsversorgung, das in den meisten Ländern praktiziert wurde, nicht mehr tragfähig war. Trotzdem kam es kaum zur Annahme der Primary Health Care Innovation. Vielmehr wurde das bisherige System weiterentwickelt. Statt einer Strukturreform, d.h. der Reallokation von Ressourcen auf Prävention bzw. Basisgesundheitsdienste, kam es zu einer stetigen Folge kleinerer Reformen. Hierzu gehörten die Einführung von Nutzergebühren, die Zulassung privater Praxen, die Förderung von gemeindebasierten Krankenversicherungen, die Stärkung der Sozialversicherung oder die Output-Based Aid.

So wichtig diese Reformen im Einzelfall waren, so wenig haben sie doch das grundlegende Problem gelöst, dass ein staatlich dominiertes, Input-basiertes und Krankenhaus-orientiertes Gesundheitswesen nicht in der Lage ist, die Bevölkerung ausreichend zu versorgen. Es gibt tatsächlich kaum eine Verlautbarung der Weltgesundheitsorganisation, die diesen Fakt nicht betont, aber die Umsetzung in den Ländern ist gering. Abbildung 5.6 gibt einen Hinweis darauf, warum eine Strukturreform im gesundheitspolitischen Prozess so schwer durchsetzbar ist.

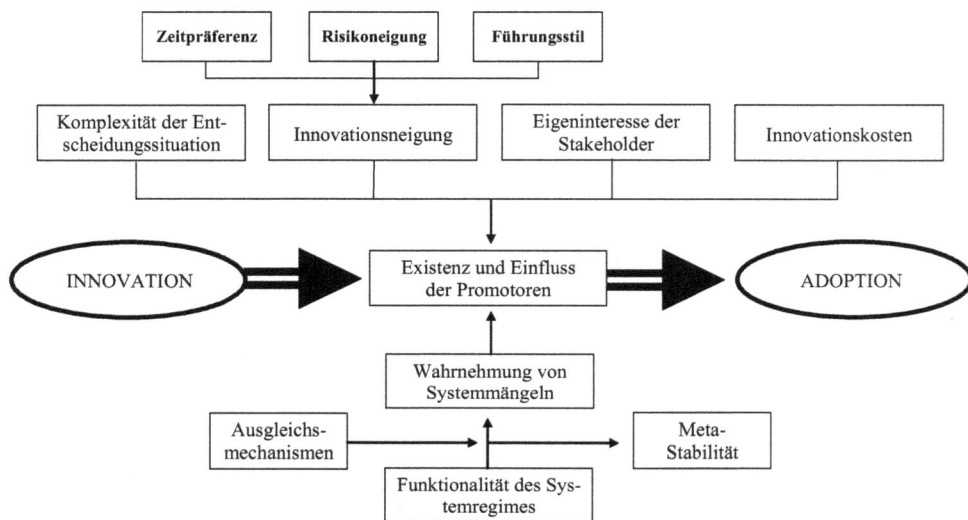

Abbildung 5.6: Modell der Innovationsadoption[452]

Im Folgenden soll zuerst das Modell kurz beschrieben und anschließend auf die Primary Health Care Innovation angewandt werden. Es wird dabei vorausgesetzt, dass die Innovation bereits in Nischen zur Reife gebracht wurde, so dass sie jetzt zur Diffusion als Standard zur Verfügung steht.

Nach Rogers[453] ist die Adoption einer Innovation ein komplexer, mehrstufiger Prozess, der zahlreiche Barrieren überwinden muss. Neben der Ungewissheit ist dies insbesondere der Widerstand der Betroffenen und Beteiligten. Die Adoption eines Innovationskeimlings hängt folglich primär von der Existenz und Funktionsfähigkeit der Schlüsselpersonen ab. Sie rekrutieren sich aus den Stakeholders einer Organisation. Ihre wichtige Rolle bei der Innovationsadoption macht es notwendig, zunächst einmal zu klären, welche Stakeholder bei diesem Prozess beteiligt sind und welches Eigeninteresse sie verfolgen. Anschließend ist zu analysieren, ob überhaupt die Notwendigkeit einer Veränderung besteht. Jede Neuerung bedeutet

---

[452]   Quelle: Fleßa 2008, S. 226.

[453]   Vgl. Rogers 2003.

Kosten, Risiko und Unannehmlichkeit. Folglich muss die Funktionalität des Systemregimes untersucht werden. In einem stabilen System ist die Wahrscheinlichkeit, Machtpromotoren für die Implementierung einer neuen Idee zu finden, relativ gering. Aber auch in einer Krisenphase wird die Systemsteuerung zuerst versuchen, das alte Regime zu erhalten. Zuerst werden Ausgleichsmechanismen innerhalb der gegebenen Struktur gesucht, bevor insbesondere Makroinnovationen angenommen werden. Dies kann zu einer künstlichen Stabilisierung (Metastabilität) und damit Fragilität des Systems führen. Dabei ist der Adoptionsdruck bei fundamentalen Krisen besonders hoch, während der Druck zur Neuerung bei geringer Krisenhaftigkeit nicht ausreicht, um tiefgreifende Änderungen zu bewirken.

Auch wenn die Systemmängel schmerzlich wahrgenommen werden, muss dies nicht unmittelbar zur Adoption der Neuerung führen. Komplexe Innovationen werden weniger leicht angenommen als einfache, überschaubare. Komplexe Makroinnovationen haben folglich nur dann eine Chance sich durchzusetzen, wenn der Krisendruck extrem groß ist. Die Komplexität der Entscheidungssituation muss vor allem durch den Fachpromotor überwunden werden.

Von großer Bedeutung sind auch die Kosten der Innovationsadoption. Neben den direkten Kosten, die durch den Aufbau neuer Strukturen (z.B. Kauf von Betriebsmitteln) entstehen, sind die indirekten Kosten der Transitionsphase zu berücksichtigen. Während der Umstellungsphase kann die Leistung der Organisation geringer sein als unter Beibehaltung des alten Systemregimes. Diese Kosten sind insbesondere dann hoch, wenn die Einführung suboptimal erfolgt. Hier kommt dem Prozesspromotor eine entscheidende Rolle zu, der durch seine Organisationskenntnisse eine schnelle Rückkehr in eine synchrone Phase ermöglichen kann. Ohne ihn scheitert die Implementierung einer hervorragenden Neuerung an administrativen Problemen.

Entscheidend für das Verständnis der Innovationsadoption in Entwicklungsländern ist jedoch die individuelle Innovationsneigung der Promotoren und Entscheidungsträger. Die Bereitschaft, das Wagnis einer Neuerung einzugehen, hängt dabei von kulturellen Werten wie z.B. der Zeitpräferenz oder der Risikobereitschaft ab. In Ländern mit hoher Gegenwartsorientierung und hoher Risikoaversion wird die suboptimale, derzeitige Problemlösung einer besseren, aber ungewissen zukünftigen Variante vorgezogen. Hieraus kann man die These ableiten, dass Innovationen mit Präventionsfunktion nur sehr schwer durchgesetzt werden können.

Die Innovationsneigung der Fach-, Prozess und Beziehungspromotoren wird auch vom Führungsstil beeinflusst. Bei einem autoritären Führungsstil mag es zwar einen Machtpromotor geben, agile und enthusiastische Fach-, Prozess- und Beziehungspromotoren können sich jedoch nicht entwickeln, da ihnen jegliche Entscheidungsbefugnis fehlt.

Mit Hilfe dieses Modells wird es verständlich, dass die Gesundheitsreformen der meisten Länder bislang keine grundlegenden Strukturen verändert haben. Primary Health Care im Sinne einer vollständigen Neuorientierung des Gesundheitswesens an den Bedürfnissen der Basis hat kaum aus Nischen und Einzelprojekten herausgefunden. Dies liegt zuerst einmal daran, dass sich kaum Entscheider finden, die einen persönlichen Vorteil durch die Umsetzung dieser Reform haben.

Die wichtigste Berufsgruppe des Gesundheitswesens sind die Mediziner, die als Chefärzte in den Krankenhäusern, als Regions- bzw. Distriktärzte und leitende Verwaltungsbeamte in den Gesundheitsministerien sind von so hoher Bedeutung, dass „a tendency to equate health with medicine"[454] existiert. Leitende Mediziner wären ideale Machtpromotoren für Primary Health Care, da sie hierarchisch sehr weit oben stehen und ihrem Beruf eine „natürliche" Autorität beigemessen wird. Weiterhin könnten viele Ärzte als Fachpromotoren wirken.

In der Realität gibt es jedoch nur wenige Ärzte, die an einer tiefgreifenden Strukturreform interessiert sind. Vielmehr wurde oftmals beschrieben, dass Ärzte sich für die Beibehaltung des krankenhausorientierten Gesundheitssystems und gegen Basisgesundheitsdienste einsetzen. Arzt und Krankenhaus sind für viele Mediziner noch immer unauflösbar verbunden, und Gesundheitsförderung und Prävention fehlen in den Lehrplänen der meisten medizinischen Fakultäten.

Die Mitwirkungsmöglichkeit der Patienten bei der Ressourcenallokation im Gesundheitswesen ist gering. Lediglich städtische Minoritäten beeinflussen die Regierungen intensiv, aber diese Eliten haben in der Regel kein Interesse an den Basisgesundheitsdiensten, da sie im Krankheitsfall mit der bestmöglichen Technik versorgt werden möchten. Alle Maßnahmen der Gesundheitspolitik, die die Leistungsfähigkeit städtischer Sekundär- und Tertiärkrankenhäuser reduzieren, werden von ihnen politisch bekämpft.

Versuche von Seiten der Bevölkerungsmehrheit, Basisgesundheitsdienste auf Kosten der Tertiärkrankenhäuser durchzusetzen, werden oftmals als politisch „links" eingestuft. Tatsächlich wurden wegweisende Erfahrungen in der Community Based Health Care in sozialistischen Ländern, insbesondere in China, Mozambique und Nicaragua gewonnen, und die Befreiungspädagogik gilt als eine ihrer philosophischen Wurzeln.[455] Dementsprechend werden Versuche der Patienten, Einfluss auf die Adoption der Primary Health Care Innovation zu nehmen, von vielen Regierungen unterdrückt.[456]

Auch für weitere potentielle Promotoren fällt die Analyse nicht vielversprechender aus: Weder Gesundheitsministerien noch Kirchen, weder Entwicklungshilfeorganisationen noch Politiker können ein Eigeninteresse daran haben, dass Gesundheitsressourcen realloziiert werden. Das bisherige System nützt den Eliten und ermöglicht die Beibehaltung der bisherigen Verfahrensgänge. Ohne ein zivilgesellschaftliches Engagement wird es kaum ausreichend Stakeholder geben, die Strukturreformen durchsetzen.

Eine weitere Voraussetzung für eine Strukturreform ist die Wahrnehmung der Systemmängel. Normalerweise sind Systemsteuerungen erst bereit, das Wagnis einer Neuerung einzugehen, wenn die alte Systemlösung eindeutig an ihre Grenzen gekommen ist und nicht mehr weiterentwickelt werden kann.[457] In Krisenzeiten wird das Risiko einer Innovation leichter akzeptiert, weil die gegenwärtige Situation auch schlechte Zukunftsaussichten hat. Folglich sind Zeiten ohne Krisen relativ innovationsfeindlich. Wie oben beschrieben, fiel die Alma

---

[454] Walt 1994, S. 88.
[455] Vgl. z.B. Klotzbücher 2006.
[456] Vgl. Walt 1994, S. 74–96.
[457] Vgl. Perlitz & Löbler 1985.

Ata Erklärung in eine synchrone Phase des Gesundheitssystems, so dass eine breite Adoption dieser Innovation nicht zu erwarten war.

In einer Marktwirtschaft kann die Krise eines gewinnorientierten Unternehmens stets an den Gewinnen bzw. Verlusten abgelesen werden. Der Wettbewerb sorgt dafür, dass Innovationen schnell adoptiert werden, da die Unternehmen sonst submarginale Anbieter werden und langfristig aus dem Markt ausscheiden. Das Gesundheitswesen in Entwicklungsländern kann nur zum Teil auf diesen Gewinnmechanismus bauen, da die meisten Produzenten von Gesundheitsdienstleistungen ohnehin Verluste erleiden und staatlich bzw. kirchlich subventioniert werden. Hier besteht die Gefahr, dass eine Krisensituation nicht oder nicht rechtzeitig wahrgenommen wird, so dass eine rechtzeitige Gegenmaßnahme nicht erfolgen kann.

Die meisten Gesundheitsdienstleister in Entwicklungsländern sind input-finanziert, d.h., die eigene Bevölkerung spielt als Kunden kaum eine Rolle. Damit stehen sie in der Gefahr, Entscheidungen primär an den Bedürfnissen der Input-Geber, aber nicht an den Wünschen der eigenen Einzugsbevölkerung auszurichten. Da die Krise des Gesundheitssystems sich primär an der Basis, aber nicht am Input äußert, wird die zunehmende Fluktuation nicht wahrgenommen. Das Systemregime hat längst eine instabile Phase erreicht, die Systemlenkung fühlt aber noch immer das positive Feedback der Staatszuschüsse oder der Entwicklungshilfe. Das System wird künstlich durch Auslandsspenden stabilisiert; es ist meta-stabil (vgl. Kapitel 4.1.1.3).

Wenn man bedenkt, dass einige Gesundheitseinrichtungen bis zu 80% von Auslandsspenden abhängig sind, wird deutlich, dass das primäre Augenmerk der Führungskräfte dieser Institutionen die Befriedigung der Bedürfnisse der Spender, aber nicht der Einzugsbevölkerung sein muss. Eine Krise wird nicht wahrgenommen, weil die Überweisungen aus Übersee immer kommen, unabhängig von der eigenen Leistung.

Aus dieser Analyse wird deutlich, dass die relevanten Entscheider gar keine Notwendigkeit für eine Gesundheitsstrukturreform sehen. Selbst für den Fall, dass sie bestehende Probleme nicht auf technische Ineffizienz, d.h. auf verbesserungsfähige kleinere Mängel des derzeitigen Lösungsansatzes zurückführen, würden sie selbst kaum aktiv eine Strukturreform verfolgen, da diese ihnen kaum Vorteile bringen würde. Verbindet man dies dann noch mit der in Kapitel 4.1.3 beschriebenen Neigung zur Gegenwart, zur Risikovermeidung und zu strengen Hierarchien, so wird deutlich, dass tiefgreifende Reformen des Gesundheitswesens erst dann eine Chance haben, wenn die Versorgungssituation katastrophal geworden ist und die Zivilgesellschaft Druck ausübt.

Tatsächlich wurde in den letzten zwanzig Jahren regelmäßig proklamiert, dass dies nun der Fall sei. Allerdings fanden sich stets neue „Magic Bullets", mit deren Hilfen man die drohende Gesundheitskrise zu überwinden suchte. Hierzu gehörten die Einführung der Nutzergebühren, die Förderung der sozialen Krankenversicherung, die Privatisierung und die Zuwendung der Weltbank zur direkten Förderung von Armutsgruppen. So sehr diese Aktivitäten zu begrüßen sind, so sehr besteht doch die Gefahr, dass sie eine Ausrichtung an effizienten Strukturen verhindern. Letztlich steht hinter der ständigen Folge von Reformen die Frustration darüber, dass die Gesundheitsversorgung der Menschen in weiten Teil der Welt selbst dann erst in vielen Jahrzehnten einen akzeptablen Mindeststandard erreichen wird, wenn ihre

Wirtschaft wächst. Neuerdings wird deshalb diskutiert, Gesundheit als globales Menschenrecht zu verstehen und einen Anspruch auf internationale Solidarität abzuleiten. Zweifelsohne stellen diese „Global Health Obligations" einen wichtigen Diskussionsbeitrag dar.[458] Angesichts der weltweiten Finanzprobleme dürfen sie jedoch nicht dazu führen, dass die notwendigen Gesundheitsreformen in den einzelnen Ländern verschoben werden. Gefordert ist eben nicht nur mehr Geld – sondern vor allem eine Ausrichtung der Verwendung der Gelder an Effektivität und Effizienz. Mit anderen Worten: Gefordert ist das Internationale Gesundheitsmanagement, das mit seinen Instrumenten die Anhaltspunkte dafür gibt, wo staatliche und private, einheimische und internationale Finanzmittel bestmöglich eingesetzt werden sollten. Damit diese Erkenntnis dann aber auch handlungsleitend wird, muss das Internationale Gesundheitsmanagement eine enge Zusammenarbeit mit der Politikwissenschaft eingehen.

---

[458]   Vgl. Gostin 2007; Lowry & Schüklenk 2009.

6   Ausblick

Das Gesundheitsmanagement verwendet die Erkenntnisse der Betriebs- und Volkswirtschaftslehre sowie zahlreicher weiterer Wissenschaften, um Gesundheitssysteme und Institutionen des Gesundheitswesens so zu gestalten, dass sie die gesundheitspolitischen Ziele bestmöglich erreichen. Es ist stets handlungsorientiert und möchte den Führungskräften in Ministerien, Verbänden, Krankenhäusern, Arztpraxen, Versicherungen und anderen Einrichtungen möglichst praxisorientierte und evidenzbasierte Entscheidungen ermöglichen, um die knappen Ressourcen in den Dienst für das Leben zu stellen.

Am Ende dieser Monografie lässt sich fragen, ob es überhaupt nötig ist, ein Internationales Gesundheitsmanagement zu konzipieren. Im Prinzip umfasst obige Definition alles, was im internationalen Kontext benötigt wird. Tatsächlich werden die Unterschiede zwischen den Ländern immer geringer. Beispielsweise leidet die Oberschicht in den Metropolen der Entwicklungsländer an ähnlichen Gesundheitsproblemen und verfügt über vergleichbare Gesundheitsressourcen wie die meisten Menschen in den reicheren Ländern. Gleichzeitig sind strukturelle Probleme der Entwicklungsländer, wie z.B. räumliche Zugänglichkeit, in peripheren Räumen Europas und Nordamerikas ebenso anzutreffen. Die größten Unterschiede bestehen heute nicht mehr zwischen Nord und Süd, sondern zwischen Arm und Reich innerhalb eines Landes.

Trotzdem kann gerade die Analyse der Gesundheitsprobleme ressourcenarmer Länder den Blick für die Strukturen schärfen, da gerade strukturelle Schwierigkeiten in diesen Ländern klarer hervortreten. Der Lerneffekt ist folglich vergleichsweise gering, wenn das Internationale Gesundheitsmanagement lediglich die Vereinigten Staaten, Großbritannien und Österreich mit Deutschland vergleicht. Wirklich spannend und fruchtbar ist die Analyse von Gesundheitssystemen, die ganz anders sind, da sie den Blick auf die essentiellen Zusammenhänge erlaubt. Damit soll das Internationale Gesundheitsmanagement nicht nur einen Beitrag zur besseren Versorgung der Mehrheit der Weltbevölkerung leisten, sondern auch bewusst die Wahrnehmung der Probleme in Deutschland erhöhen.

Die vorliegende Arbeit hat das Ziel, die Grundzusammenhänge zu beleuchten und zu einer vertieften Bearbeitung einzuladen. Es bleibt zu hoffen, dass dieses Buch all denjenigen eine Hilfe ist, die im Internationalen Gesundheitsmanagement arbeiten. Mindestens genauso wichtig ist es jedoch, dass die Beschäftigung mit dem Fremden dazu ermutigt, die eigenen Probleme anders wahrzunehmen und Veränderungen anzustoßen. Es sollte nun dem Leser überlassen sein, welches seiner eigenen Probleme als Gesundheitsmanager er kreativ bearbeiten kann, nachdem er aus dem internationalen Kontext erkannt hat, dass es eben auch ganz anders geht!

Literatur

Abel-Smith, B.; Rawal, P. (1992). Can the poor afford 'free' health services? A case study of Tanzania. Health Policy Plan 7(4): 329.

Adegoroye, A. (1989). Community health care. London, Basingstoke, Macmillan.

Affemann, N.; Pelz, B. F.; Radermacher, F. J. (1998). Globale Herausforderung und Bevölkerungsentwicklung: Die Menschheit ist bedroht. Böblingen, Deutsche Stiftung Weltbevölkerung.

Akin, J. S.; Birdsall, N.; De Ferranti, D. M. (1987). Financing health services in developing countries: An agenda for reform. Washington DC, World Bank Publications.

Anand, S.; Hanson, K. (1997). Disability-adjusted life years: a critical review. Journal of Health Economics 16(6): 685–702.

Anderson, W. B. (1988). The church in East Africa 1840–1974. Dodoma, Christian Council of Tanzania.

Arhin, D. C. (1994). The health card insurance scheme in Burundi: a social asset or a non-viable venture? Social Science & Medicine 39(6): 861–870.

Asante, K. (1998). Sustainability of church hospitals in developing countries. A search for criteria for success. Genf, Christian Medical Commission.

Audy, R. (1971). Measurement and diagnosis of health. P. Shepard und McKinley, D. Environmental: Essays on the planet as a home. Boston, Houghton Mifflin. 140–162.

Baaseke, W. E. (2002). Aufbruch zum Leben. Wirtschaft, Mensch und Sinn im 21. Jahrhundert. Linz, Universitätsverlag Rudolf Trauner.

Bähr, J. (2004). Bevölkerungsgeographie. Stuttgart, UTB.

Barnum, H.; Kutzin, J.; Roemer, M. (1993). Public hospitals in developing countries: resource use, cost, financing. Baltimore, Johns Hopkins University Press.

Bauer, S. (2011). Der Klimawandel als Entwicklungshemmnis und Sicherheitsrisiko. Neue Herausforderungen für die internationale Zusammenarbeit. J. König und Thema, J. Nachhaltigkeit in der Entwicklungszusammenarbeit. Wiesbaden, vs. 120–137.

Becker, G.; Barro, R. (2007). A Reformulation of the Economic Theory of Fertility. International Livrary of Critical Writings in Economics 202: 24.

Becker, G. S.; Duesenberry, J. S.; Okun, B. (1960). An economic analysis of fertility, Columbia University Press.

Becker, R.; Lauterbach, W. (2010). Bildung als Privileg: Erklärungen und Befunde zu den Ursachen der Bildungsungleichheit Wiesbaden, VS Verlag für Sozialwissenschaften.

Berger, P. L. (1994). The gross national product and the gods. The McKinsey Quarterly 1: 97–110.

Berman, P. A. (1997). National health accounts in developing countries: appropriate methods and recent applications. Health Economics 6(1): 11–30.

Bertz, J. (2010). Verbreitung von Krebserkrankungen in Deutschland: Entwicklung der Prävalenzen zwischen 1990 und 2010. Berlin, Robert-Koch-Inst.

Bhutta, Z. A. (2006). What does absorption capacity not measure? The Lancet 368(9534): 428–430.

Bichmann, W. (2010). Potenziale des Privatsektors für „Primary-Health-Care"-Strategien. Prävention und Gesundheitsförderung 5(1): 23–28.

Blacker, C. P. (1947). Stages in population growth. The Eugenics Review 39(3): 88.

Blunt, P.; Jones, M. L. (1992). Managing organisations in Africa. Berlin, New York, Walter de Gruyter.

Bobek, H. (1959). Die Hauptstufen der Gesellschafts- und Wirtschaftsentwicklung in geographischer Sicht. Die Erde 90: 258–297.

Boerma, J.; Stansfield, S. K. (2007). Health statistics now: are we making the right investments? The Lancet 369(9563): 779–786.

Bonita, R.; Beaglehole, R.; Kjellström, T. (2008). Einführung in die Epidemiologie. Bern, Huber.

Borgetto, B.; Kälble, K. (2007). Medizinsoziologie: Sozialer Wandel, Krankheit, Gesundheit und das Gesundheitssystem. Weinheim, Juventa.

Bosanquet, N.; Sikora, K. (2006). The economics of cancer care. Cambridge, Cambridge Univ Press.

Bouma, M.; Sondorp, H.; Van der Kaay, H. (1994). Climate change and periodic epidemic malaria. Lancet 343(8910): 1440.

Bradfield, L.; Samuel, W.; Stephen, C. Raised temperatures over the Kericho tea estates: revisiting the climate in the East African highlands malaria debate. Malaria Journal 10.

Brandt, A.; Horisberger, B.; Wartburg, W. P. v. (1979). Cost-sharing in health care. Berlin, Heidelberg, Springer.

Breman, J. G.; Alilio, M. S.; Mills, A. (2004). Conquering the intolerable burden of malaria: what's new, what's needed: a summary. Am J Trop Med Hyg 71(2 Suppl): 1–15.

Bremer, S. (1996). Der wirtschaftsethische Ansatz in der Theologischen Ethik von Helmut Thielicke. Münster, Lit.

Breyer, F.; Zweifel, P.; Kifmann, M. (2004). Gesundheitsökonomik. Berlin, Springer.

Brößkamp-Stone, U. (2003). Systeme und Strukturen der Gesundheitsförderung. F. W. Schwartz. Das Public Health Buch. München, Jena, Urban & Fischer. 243–254.

Bruce-Chwatt, L. J. (1988). History of malaria from prehistory to eradication. Malaria: principles and practice of malariology 1: 1–59.

Busse, R.; Schreyögg, J.; Tiemann, O. (2010). Management im Gesundheitswesen. Berlin, Heidelberg, Springer.

Caballero, B.; Popkin, B. M. (2002). The nutrition transition: diet and disease in the developing world, Academic Press.

Calwell, H. G. (1993). Tropical medicine and hygiene in Tanganyika territory. The Ulster Medical Journal 62: 1–42.

Campbell, J. D.; Jardine, A. K. S. (2001). Maintenance excellence: Optimizing equipment life-cycle decisions. Basel, Eastern Hemisphere Distribution.

Carrin, G. et al. (2009). Health systems policy, finance, and organization. Amsterdam et al., Academic Press.

Cervellati, M.; Sunde, U. (2007). Human capital, mortality and fertility: A unified theory of the economic and demographic transition, Centre for Economic Policy Research.

Claeson, M. et al. (2002). Health, nutrition and population. J. Klugman. A source book for poverty reduction strategies. Washington D.C., The World Bank. 201–230.

Cliff, A.; Haggett, P. (1988). An Atlas of Disease Distribution. Oxford, Blackwell.

Cobb, C. W.; Douglas, P. H. (1928). A Theory of Production. American Economic Review 18(1): 139–165.

Cook, G. C.; Zumla, A. (2009). Manson's tropical diseases. London, Elsevier.

Corsten, H. (1998). Grundlagen der Wettbewerbsstrategie. Stuttgart, B. G. Teubner Verlag.

Corsten, H.; Gössinger, R. (2007). Dienstleistungsmanagement. Müchen, Wien, Oldenbourg Verlag.

Covey, S. R. (2004). Seven habits of highly effective people. London, New York, Free Press.

Crabtree, J. (2005). Patterns of Protest: politics and social movements in Bolivia. Capital & Class 88: 164.

Creese, A.; Kutzin, J. (1997). Lessons from cost-recovery in health. Genf, Weltgesundheitsorganisation.

Davis, K. R.; Weller, S. C. (1999). The effectiveness of condoms in reducing heterosexual transmission of HIV. Fam Plann Perspect 31(6): 272–279.

De Allegri, M. et al. (2009). Community health insurance in sub-Saharan Africa: what operational difficulties hamper its successful development? Tropical Medicine & International Health 14(5): 586–596.

De Cock, K. M. et al. (2000). Prevention of mother-to-child HIV transmission in resource-poor countries: translating research into policy and practice. JAMA 283(9): 1175–1182.

DeCanio, S. J. (2003). Economic Models of Climate Change: A Critique. New York, Palgrave Macmillan.

DeHaven, M. J. et al. (2004). Health programs in faith-based organizations: are they effective? Am J Public Health 94(6): 1030.

Delvos, A. (2008). Warum ist Demografie, Alterung und Gesundheit ein wichtiges Thema für das Gesundheitsmanagement? München, Grin.

Desai, M. A.; Mehta, S.; Smith, K. R. (2004). Indoor smoke from solid fuels. Assessing the environmental burden of disease at national and local levels. Genf, World Health Organisation.

Deutsche Gesellschaft für Hygiene und Mikrobiologie (2010). Selbstverständnis. http://www.dghm.org/red/ueberuns/. 15.5.2010.

Diamond, J. (2001). Arm und Reich. Frankfurt a.M., Fischer.

Diesfeld, H. J.; Bichmann, W. (1989). Primary Health Care – Primäre Gesundheitspflege oder Utopie. H. J. Diesfeld und Wolter, S. Medizin in Entwicklungsländern: Handbuch zur praxisorientierten Vorbereitung für medizinische Entwicklungshelfer. Frankfurt a.M., Lang. 120–134.

Diesfeld, H. J. et al. (2001). Gesundheitsversorgung in Entwicklungsländern: medizinisches Handeln aus bevölkerungsbezogener Perspektive. Berlin et al., Springer.

Dinkel, R. H. (2002). Demographie: Fertilität und Mortalität, Vahlen.

Doblhammer, G.; Scholz, R. (2010). Ageing, care need and quality of life. Wiesbaden, VS Verlag für Sozialwissenschaften.

Donabedian, A. (1980). Explorations in quality assessment and monitoring, Volume I: The definition of quality and approaches to its assessment. Ann Arbor, Health Administration Press.

Donabedian, A. (1982). Explorations in quality assessment and monitoring: the definition of quality and approaches to its assessment. Vol. II. The criteria and standards of quality. Ann Arbor, Health Administration Press.

Donabedian, A.; Bashshur, R. (2002). An Introduction to Quality Assurance in Health Care. Oxford, Oxford University Press.

Dossa, R. et al. (2001). Impact of iron supplementation and deworming on growth performance in preschool Beninese children. European journal of clinical nutrition 55(4): 223–228.

Drehsen, V.; Baumotte, M. (1995). Wörterbuch des Christentums. München, Orbis.

Drummond, M. F.; Sculpher, M. J.; Torrance, G. W. (2005). Methods for the economic evaluation of health care programmes. New York, Oxford University Press.

Dümbgen, L. (2009). Biometrie Wiesbaden, Vieweg & Teubner.

Edejer, T. T. T. (2003). Making choices in health: WHO guide to cost-effectiveness analysis. Genf, World Health Organization.

Editorial, L. (2006). The business of HIV/AIDS. Lancet 368(9534): 423–423.

Elkeles, T.; Mielck, A. (1997). Entwicklung eines Modells zur Erklärung gesundheitlicher Ungleichheit. Gesundheitswesen 59: 137–143.

Enayati, A.; Hemingway, J. (2010). Malaria management: past, present, and future. Annual review of entomology 55: 569–591.

Esenwein-Rothe, I. (1982). Einführung in die Demographie: Bevölkerungsstruktur und Bevölkerungsprozeß aus der Sicht der Statistik. Stuttgart, Steiner.

Ewert, D. M. (1990). A new agenda for medical missions. Brunswick, Map Intl.

FAO (2010). Teh State of Food Insecurity in the World 2010. Rom, Food and Agricultural Organisation.

Feachem, R. G. (2002). Commission on Macroeconomics and Health. Bull World Health Organ 80(2): 87.

Feierman, S.; Janzen, J. (1992a). Therapeutic traditions in Africa: a historical perspective. S. Feierman und Janzen, J. M. The social basis of health and healing in Africa. San Francisco, Univ of California Press. 163–174.

Feierman, S.; Janzen, J. M. (1992b). The social basis of health and healing in Africa, Univ of California Press.

Ferlay, J. et al. (2010a). GLOBOCAN 2008 v1.2, Cancer Incidence and Mortality Worldwide. CancerBase No. 10 http://globocan.iarc.fr. 1.2.2012.

Ferlay, J. et al. (2010b). GLOBOCAN 2008 v1.2, Cancer Incidence and Mortality Worldwide: IARC CancerBase No. 10. CancerBase, http://globocan.iarc.fr. 17.12.2011.

Ferranti, D. d.; Lovelace, C.; Pannenborg, O. (1999). Preface. D. H. Peters et al. Health expenditures, services, and outcomes in Africa. Basic data and cross-national comparisons, 1990–1996. Washington DC, Human Development Network, Health, Nutrition, and Population Series. v–vi

Ferreira, L. (1994). Poverty and inequality during structural adjustment in rural Tanzania. Washington D.C., Weltbank.

Flanigan, D. A. (2007). Malaria Research Trends. New York, Nova.

Fleßa, S. (1998). Many world of health: a simulation of the determinants of the epidemiological transition. Z Bevoelkerungswiss 23: 459–494.

Fleßa, S. (1999). Decision support for malaria-control programmes – a system dynamics model. Health Care Management Science 2: 181–191.

Fleßa, S. (2003a). Arme habt ihr allezeit! Ein Plädoyer für eine armutsorientierte Diakonie. Göttingen, Vandenhoeck & Ruprecht.

Fleßa, S. (2003b). Gesundheitsreformen in Entwicklungsländern. Frankfurt a.M., Lembeck.

Fleßa, S. (2006). Das computer-gestützte Managementplanspiel Moshi (= Management of Small Hospitals) als strategische Waffe im Kampf für eine effiziente Gesundheitsversorgung in Entwicklungsländern. Nürnberg, Forschungsgruppe Medizinökonomie, Universität Erlangen-Nürnberg.

Fleßa, S. (2007). Gesundheitsökonomik: eine Einführung in das wirtschaftliche Denken für Mediziner. Berlin, Heidelberg, Springer.

Fleßa, S. (2008). Grundzüge der Krankenhaussteuerung. München, Oldenbourg.

Fleßa, S. (2009). Costing of Health Care Services. Frankfurt a.M., Lang.

Fleßa, S. (2010a). Grundzüge der Krankenhausbetriebslehre. München, Oldenbourg.

Fleßa, S. (2010b). Planen und Entscheiden in Beruf und Alltag. München, Oldenbourg.

Flessa, S. (2002). Malaria und Aids: Gesundheitsökonomische Analysen auf Grundlage von Disease Dynamics Modellen. Lage, H. Jacobs.

Flessa, S. et al. (2011). Basing care reforms on evidence: The Kenya health sector costing model. BMC Health Serv Res 11(1): 128.

FluTracker (2012). Tracking the progress of H1N1 swine flu. http://flutracker.rhizalabs.com/.

Ford, N.; Calmy, A.; Mills, E. J. (2011). The first decade of antiretroviral therapy in Africa. Global Health 7: 33.

Frenk, J. et al. (1991). Elements for a theory of the health transition. Health transition review: 21–38.

Fricke, W. (1987). Geographische Erklärungsansätze für die geomedizinische Forschung. W. Fricke und Hinz, E. Räumliche Persistenz und Diffusion von Krankheiten. Heidelberg, Im Selbstverlag des Geographischen Institutes der Universität Heidelberg. 3–13.

Fritzsche, C. et al. (2012). HIV infection in the late cART era: a cost of care description and estimation of lifetime costs of care. Medical Care under review.

Fu, S. et al. (2011). Influence of central obesity on clustering of metabolic syndrome risk variables among normal-weight adults in a low-income rural Chinese population. Journal of Public Health: 1–7.

Gaag, J. v. d.; Barham, T. (1998). Health and health expenditures in adjusting and non-adjusting countries. Social Science and Medicine 46: 995–1009.

Gaertner, W. (1993). Pareto-Effizienz und normative Ökonomik. Osnabrück, Univ., Fachbereich Wirtschaftswiss.

Garner, P. (1995). Health Sector Reform in Developing Countries. Boston, Harvard University Press.

Geyer, S. (2001). Krankheit und soziale Ungleichheit: Untersuchungen mit Krankenkassendaten. Forum Public Health 9(33): 6–7.

Gilliam, B. L. et al. (2011). HIV in Africa: Challenges and Directions for the Next Decade. Curr Infect Dis Rep.

Gilmurray, J.; Riddell, R.; Sanders, D. (1979). The struggle for health. London, Catholic Institute for International Relations.

Gilson, L.; Mills, A. (1995). Health sector reforms in sub-Saharan Africa: lessons of the last 10 years. Health Policy 32(1): 215–243.

Giusti, D.; Criel, B.; De Béthune, X. (1997). Viewpoint: public versus private health care delivery: beyond the slogans. Health Policy Plan 12(3): 193.

Goleman, D. (2006). Social Intelligence. New York, Bantam Dell.

Goleman, D. (2008). Emotionale Intelligenz. München, Deutscher Taschenbuchverlag.

Goodman, C.; Coleman, P.; Mills, A. (2000). Economic analysis of malaria control in sub-Saharan Africa. Genf, Global Forum for Health Research.

Gordis, L. (2008). Epidemiology. Philadelphia, Saunders.

Gordis, L.; Rau, R. (2001). Epidemiologie. Marburg, Kilian.

Gostin, L. O. (2007). Meeting basic survival needs of the world's least healthy people: toward a Framework Convention on Global Health. Geo. LJ 96: 331.

Gottret, P. E.; Schieber, G. (2006). Health financing revisited: a practitioner's guide. Washington DC, World Bank Publications.

Greenwood, B. et al. (2005). Seminar Series: Malaria. The Lancet 365: 1487–1498.

Grimes, D. A. et al. (2006). Unsafe abortion: the preventable pandemic. The Lancet 368(9550): 1908–1919.

Grundmann, C. (1992). Gesandt zu heilen. Gütersloh, Gütersloher Verlagsanstalt.

GtZ (2007). Extending social protection in health. Eschborn, Gesellschaft für technische Zusammenarbeit.

Habitat, U. (2010). State of the World's Cities 2010/2011: The Millenium Development Goals and Urban Sustainability. New York, United Nations.

Haddad, L. B.; Nour, N. M. (2009). Unsafe abortion: unnecessary maternal mortality. Reviews in Obstetrics and Gynecology 2(2): 122.

Halbwachs, H. (2000). Maintenance and the life expectancy of healthcare equipment in developing economies. Health estate 54(2): 26.

Halbwachs, H.; Issakov, A. (1994). Essential equipment for district health facilities in developing countries. Eschborn, WHO, GtZ.

Hauff, V. (1987). Unsere gemeinsame Zukunft: Der Brundtland-Bericht der Weltkommission für Umwelt und Entwicklung. Ascheberg, Eggenkamp.

Hay, S. I. et al. (2002). Climate change and the resurgence of malaria in the East African highlands. Nature 415(6874): 905–909.

Heidemann, E. (1993). The contemporary use of standards in health care, WHO.

Heineberg, H. (2000). Grundriss Allgemeine Geographie: Stadtgeographie Paderborn. München, Wien, Zürich, Ferdinand Schöningh.

Helmert, U.; Voges, W. (2001). Herz-Kreislauf-Krankheiten: Von der Managerkrankheit zur Krankheit der sozial Benachteiligten. Forum Public Health 9(33): 5–6.

Hemmer, H.; Wilhelm, R. (2001). Neue Hoffnung für Entwicklungsländer? Entwicklungspolitische Implikationen endogener Wachstumstheorien. Bonn, Deutsche Stiftung für internationale Entwicklung (DSE).

Henderson, J. (1999). Health economics and policy. Ohio, Thomson Publishing.

Hinz, E. (1987). Persistenz, Expansion und Regression durch tierische Nahrungsmittel übertragener Parasitoren. W. Fricke und Hinz, E. Räumliche Persistenz und Diffusion von Krankheiten, Im Selbstverlag des Geographischen Institutes der Universität Heidelberg. 43–72.

Hoerauf, A. et al. (2003). Onchocerciasis. BMJ 326: 207–210.

Hofstede, G. (1983). The Cultural Relativity of Organizational Practices and Theories Journal of International Business Studies 14(2): 75–90.

Hofstede, G.; Hofstede, G. J. (2011). Lokales Denken, globales Handeln: Interkulturelle Zusammenarbeit und globales Management. München, DTV.

Holmes, K. K.; Levine, R.; Weaver, M. (2004). Effectiveness of condoms in preventing sexually transmitted infections. Bull World Health Organ 82(6): 454–461.

Homann, K.; Blome-Drees, F. (1992). Wirtschafts- und Unternehmensethik. Göttingen, UTB.

Hsiao, W. C.; Shaw, R. P.; Fraker, A. (2007). Social health insurance for developing nations. Washington DC, World Bank Publications.

Huber, M. et al. (2011). Health: How should we define it? BMJ 343(7817): 235–237.

Hunt, J. M. (2005). The potential impact of reducing global malnutrition on poverty reduction and economic development. Asia Pac J Clin Nutr 14: 10–38.

Hurrelmann, K.; Razum, O. (2012). Handbuch Gesundheitswissenschaften. Weinheim, Basel, Juventa.

Iannaccone, L. R. (1998). Introduction to the economics of religion. Journal of Economic Literature 26(3): 1465–1496.

Ignatius, R. (2006). Parasitosen. Springer Lexikon Diagnose & Therapie. Berlin, Heidelberg, Springer: 1217–1228.

International Finance Corporation (2011). The Business of Health in Africa. Partnering with the Private Sector to Improve People's Lives. Washington DC, IFC, Health and Education Department.

Ireland, M.; Paul, E.; Dujardin, B. (2011). Can performance-based financing be used to reform health systems in developing countries? Bulletin of the World Health Organization 89(9): 695–698.

Ivinson, A. (2002). Macroeconomics and health: Investing in health for economic development. Nature Med 6: 551–552.

Jack, W. (1999). Principles of health economics for developing countries. Washington D. C.

James, W. (2008). WHO recognition of the global obesity epidemic. International Journal of Obesity 32: 120–126.

Jamison, D. (2006). Disease and mortality in sub-Saharan Africa. Washington DC, World Bank Publications.

Jamison, D.; Creese, A.; Prentice, T. (1999). The World Health Report 1999–Making a difference. Genf, Weltgesundheitsorganisation.

Jamison, D. T.; al., e. (2006). Disease control priorities in developing countries. New York, Oxford University Press, USA.

Jay, P. (2000). Das Streben nach Wohlstand. Berlin, München, Propyläen.

John, U. (2003). Bewegung und Gesundheit. K. Eisfeld et al. Gesund und bewegt ins Alter. Butzbach-Griedel, Afra. 25–27.

Johnson, S. A. (2011). Challenges in Health and Development. Heidelberg, London, New York, Springer.

Jones, A.; Kirigia, J. (1999). Health knowledge and smoking among South African women. Health Economics 8(2): 165–169.

Kalk, A.; Paul, F. A.; Grabosch, E. (2010). 'Paying for performance' in Rwanda: does it pay off? Tropical Medicine & International Health 15(2): 182–190.

Kasiloo, O. M. J. (2000). African forum on the role of traditional medicine in health systems. Harere, WHO Regional Office for Africa.

Kesselring, T. (2003). Ethik der Entwicklungspolitik, Beck.

Kickbusch, I. (2003). Gesundheitsförderung. F. W. Schwartz. Das Public Health Buch. München, Jena, Urban & Fischer. 181–189.

Kiple, K. F. et al. (1993). Bubonic Plague. K. F. Kiple et al. The Cambridge world history of human disease. Cambridge, Cambridge University Press Cambridge.

Klauber, J.; Robra, B.-P.; Schellschmidt, H. (2009). Krankenhausreport 2008/2009. Stuttgart, New York, Schattauer.

Klotzbücher, S. (2006). Das ländliche Gesundheitswesen der VR China: Strukturen, Akteure, Dynamik. Frankfurt a.M., Peter Lang.

Krauss, H. et al. (1997). Zoonosen, Von Tier zu Menschen übertragbare Infektionskrankheiten. Köln, Deutscher Ärzte-Verlag.

Kruse, P. (1993). Der Mitarbeiter als Mensch. Der Mensch im Mittelpunkt. R. Schatz. Bonn, Fribourg, Ostrava, InnoVatio. 8.

Kutzin, J.; Cashin, C.; Jakab, M. (2010). Implementing health financing reform. Lessons frmo countries in transition. Genf, Weltgesundheitsorganisation.

Kyprianou, M. (2005). The contribution of health to the economy in the European Union. Luxemburg, European Commission.

Laaser, U.; Radermacher, R. (2007). Financing Health Care-A Dialogue between South Eastern Europe and Germany. Lage, Jacobs.

Lachmann, W. (1995). Volkswirtschaftslehre, Bd. 2. Berlin, Heidelberg, Springer.

Lachmann, W. (2003a). Entwicklungspolitik. 1. Grundlagen, Oldenbourg Wissenschaftsverlag.

Lachmann, W. (2003b). Volkswirtschaftslehre, Bd. 1. Berlin, Heidelberg, Springer.

Lachmann, W. (2006). Volkswirtschaftslehre 1: Grundlagen. Berlin et al., Springer.

Lackritz, E. M.; Shaffer, N.; Luo, C. (2002). Prevention of mother-to-child HIV transmission in the context of a comprehensive AIDS agenda in resource-poor countries. J Acquir Immune Defic Syndr 30(2): 196–199.

Landes, D. et al. (1999). Wohlstand und Armut der Nationen. München, Siedler.

Lane, P. A. (1984). The state of the Tanzanian economy 1984. E. R. B. Paper. Dar-es-Salaam.

Langenscheidt, P. (1999). Ausbildung zum Distriktchirurgen. 8. Symposium der deutschen Gesellschaft für Tropenchirurgie, "Eine Welt – eine Chirurgie". Jena, Deutsche Gesellschaft für Tropenchirurgie.

Lauterbach, K. et al. (2005). Auswirkungen der ersten und zweiten Stufe der Tabaksteuererhöhung. Unveröffentlichtes Manuskript, http://www.uk-koeln.de/kai/igmg/sgmg/2006-03_kostenreduktion_tabaksteuer.pdf. 2.1.2012.

Lauterbach, K. W.; Stock, S.; Brunner, H. (2006). Gesundheitsökonomie. Bern, Hans Huber.

Lee, R.; Mason, A. (2010). Fertility, human capital, and economic growth over the demographic transition. European Journal of Population/Revue européenne de Démographie 26(2): 159–182.

Leiniger, M. (1970). Nursing and Anthropology: Two worlds to blend. New York, John Wiley & Sons.

Leiniger, M. (2005). Culture Care Diversity & Universality: A Worldwide Nursing Theory. New York, Jones & Bartlett Pub.

Leon, D. (2008). Cities, urbanization and health. International journal of epidemiology 37(1): 4.

Lewis, M. (2006). Governance and corruption in public health care systems. Washington DC, Center for Global Development.

Lindsay, S. W. et al. (2000). Effect of 1997–98 EI Niño on highland malaria in Tanzania. The Lancet 355(9208): 989–990.

Liu, Y.; Wu, F. (2010). Global burden of aflatoxin-induced hepatocellular carcinoma: a risk assessment. Environ Health Perspect 118(6): 818–824.

Lopez, A. D.; Collishaw, N. E.; Piha, T. (1994). A descriptive model of the cigarette epidemic in developed countries. Tobacco control 3: 242–247.

Lorenz, R. J. (1996). Grundbegriffe der Biometrie. Stuttgart, Jena, Lübeck, Ulm, Gustav Fischer.

Lotka, A. J.; James, A. (1956). Elements of mathematical biology. New York, Dover Publications.

Lowry, C.; Schüklenk, U. (2009). Two models in global health ethics. Public Health Ethics 2(3): 276.

Lyman, P. N.; Wittels, S. B. (2010). No Good Deed Goes Unpunished-The Unintended Consequences of Washington's HIV/AIDS Programs. Foreign Affairs 89(4): 74–84.

MacKellar, L. (2005). Priorities in global assistance for health, AIDS, and population. Population and Development Review 31(2): 293–312.

Malthus, T. R. (1888). An essay on the principle of population: or, A view of its past and present effects on human happiness. London, Reeves and Turner.

Marseille, E.; Hofmann, P. B.; Kahn, J. G. (2002). HIV prevention before HAART in sub-Saharan Africa. The Lancet 359(9320): 1851–1856.

Maslow, A. H.; Frager, R.; Fadiman, J. (1970). Motivation and personality. New York, Harper & Row.

Mbiti, J. S. (1992). Introduction to African religion. Nairobi, Heinemann.

Mbiti, J. S. (1994). African religions and philosophy. London, Heinemann.

McGilvray, J. C. (1979). The quest for health. An interim report of a study process. Cleator Moor, Bethwaites Printers.

McGilvray, J. C. (1982). Die verlorene Gesundheit – das verheißene Heil. Tübingen, Deutsches Institut für Ärztliche Mission.

McKeown, T. (1979a). The direction of medical research. Lancet 2(8155): 1281–1284.

McKeown, T. (1979b). The role of medicine: Dream, mirage or nemesis. Oxford, Blackwell.

Meade, M.; Emch, M. (2005). Medical Geography. New York, London, The Guilford Press.

Meade, M.; Florin, J.; Gesler, W. (1988). Medical Geography. New York, The Guilford Press.

Meessen, B.; Van Damme, W. Reaching The Poor. Washington DC, World Bank Publications.

Meymen, M. (1985). International geographical glossary. Wiesbaden, Stuttgart, Steiner.

Mielck, A. (2000). Soziale Ungleichheit und Gesundheit: Empirische Ergebnisse, Erklärungsansätze, Interventionsmöglichkeiten. Bern, Göttingen, Toronto, Seattle, H. Huber.

Minde, A. (2007). Demographischer Wandel in Deutschland bis 2020, GRIN Verlag.

Ministry of Health (2009). Mapping Study. MoH. Nairobi, United Republic of Kenya.

Mintzberg, H. (1989). Mintzberg on management: Inside our strange world of organizations. New York, Free Press.

Möller, J. et al. (2004). Gesundheit der Ökonomie und Ökonomie der Gesundheit. Journal of Public Health 12: 3–9.

Moran, M. et al. (2009). Neglected disease research and development: How much are we really spending. PLoS Med 6(2): e1000030.

Morgan, J. A. T. et al. (2005). Origin and diversification of the human parasite Schistosoma mansoni. Molecular Ecology 14(12): 3889–3902.

Morley, D.; Lovel, H. (1986). My name is today. London, Macmillan Education.

Morrow, R. H. (2002). Macroeconomics and health. Despite shortcomings the plans in this report deserve strong support. BMJ 325: 53–54.

Mpembeni, R. et al. (2007). Use pattern of maternal health services and determinants of skilled care during delivery in Southern Tanzania: implications for achievement of MDG-5 targets. BMC Pregnancy and Childbirth 7(1): 29.

Muennig, P. (2002). Designing and Conducting Cost-Effectiveness Analysis in Health and Medicine. San Francisco, Jossey-Bass.

Müller, O. (2011). Malaria in Africa. Frankfurt a.M., Peter Lang.

Müller, U.; Nauck, B.; Diekmann, A. (2000). Handbuch der Demographie 1: Modelle und Methoden. Berlin, Heidelberg, Springer.

Murray, C. (1994a). Quantifying the burden of disease: Technical basis for disability adjusted life years. Bulletin of the World Health Organisation 762: 429–445.

Murray, C. (1994b). Quantifying the burden of disease: the technical basis for disability-adjusted life years. Bull World Health Organ 72(3): 429–445.

Murray, C. (1994c). Quantifying the burden of disease: The technical basis for disability-adjusted life years. C. Murray und Lopez, A. D. Global comparative assessments in the health sector. Genf, WHO. 3–20.

Murray, C. (1998). Income Inequality and IQ. Washington D.C., AEI Press.

Murray, C. J. L.; al., e. (2002). Summary measures of population health: concepts, ethics, measurement and applications. Genf, Weltgesundheitsorganisation.

Nabyonga, J. et al. (2005). Abolition of cost-sharing is pro-poor: evidence from Uganda. Health Policy Plan 20(2): 100.

Nefiodow, L. A. (2001). Der sechste Kondratieff. Wege zur Produktivität und Vollbeschäftigung im Zeitalter der Information. Die langen Wellen der Konjunktur und ihre Basisinnovation. St. Augustin, Rhein-Sieg Verlag.

Nelson, R. R. (1956). A Theory of the Low-Level Equilibrium Trap in Underdeveloped Economies. The American Economic Review 46(894–908).

Neubauer, S. et al. (2006). Mortality, morbidity and costs attributable to smoking in Germany: update and a 10-year comparison. Tobacco control 15(6): 464.

Neumann, M. (1990). Zukunftsperspektiven im Wandel. Lange Wellen in Wirtschaft und Politik. Tübingen, Mohr.

Nimmannitya, S. (2004). Dengue and Dengue Haemorrhagic Fever. G. C. Cook und Zumla, A. Manson's Tropical Diseases. Philadelphia, Elsevier's Health. 765–772.

Normand, C.; Weber, A. (2009). Social health insurance: a guidebook for planning. Bad Homburg, vas.

Notestein, F. W. (1945). Population – the long view. T. W. Schultz. Food for the world. Chicago, University of Chicago Press. 36–57.

Nuscheler, F. (2007). Entwicklungspolitik. Handbuch zur deutschen Außenpolitik: 672–683.

Oaks, S. C. (1991). Malaria: obstacles and opportunities: a report of the Committee for the Study on Malaria Prevention and Control: Status Review and Alternative Strategies, Division of International Health, Institute of Medicine. Washington D.C., National Academies.

Obiako, O. R.; Muktar, H. M. (2010). Challenges of HIV treatment in resource-poor countries: a review. Niger J Med 19(4): 361–368.

OECD (2000). A system of health accounts. Paris, OECD Publishing.

OECD (2005). Paris Declaration on Aid Effectiveness, Ownership, Harmonisation, Alignment, Results and Mutual Accountability. Paris, Organisation for Economic Cooperation and Development.

OECD (2011a). Benefits of Investing in Water and Sanitation. An OECD Perspective. Paris, OECD Publishing.

OECD (2011b) Recent Trends in Official Development Assistance to Health. DOI: http://www.oecd.org/dataoecd/1/11/37461859.pdf.

Okosun, I. et al. (1999). Abdominal adiposity in six populations of West African descent: Prevalence and population attributable fraction of hypertension. Obesity research 7(5): 453.

Omran, A. R. (1971). The epidemiologic transition: a theory of the epidemiology of population change. The Milbank Memorial Fund Quarterly 49(4): 509–538.

Omran, A. R. (1977a). A century of epidemiologic transition in the United States. Preventive medicine 6(1): 30–51.

Omran, A. R. (1977b). Epidemiologic transition in the United States: the health factor in population change. Population Bulletin 32(2): 1.

Omran, A. R. (2005). The epidemiologic transition: a theory of the epidemiology of population change. Milbank Quarterly 83(4): 731–757.

Orfanos, C. (2007). HIV-Infektion in Afrika. Akt Dermatol 2007(33): 12.

Ostfeld, R. S. (2009). Climate change and the distribution and intensity of infectious diseases. Ecology 90(4): 903–905.

Oswald, M. (2009). Innovation und Diffusion: Geographische Basiskonzepte und ihre Anwendung in der Kulturgeographie. München, GRIN Verlag.

Pang, T.; Lansang, M. A.; Haines, A. (2002). Brain drain and health professionals. BMJ 324(7336): 499–500.

Pannarunothai, S.; Mills, A. (1998). Researching the public/private mix in health care in a
        Thai urban area: methodological approaches. Health Policy Plan 13(3): 234.
Perlitz, M.; Löbler, H. (1985). Brauchen Unternehmen zum Innovieren Krisen? Zeitschrift
        für Betriebswirtschaft 55: 424–450.
Pföhler, W. et al. (2000). Krankenhaus Marketing & Qualitäts-Management, Großes
        Handbuch für das Erfolgs-Management in Hospitälern. Augsburg, Prof. Riegl &
        Partner.
Phillips, D. R. (1990). Health and health care in the third world. New York, John Wiley &
        Sons.
Pinkerton, S. D.; Abramson, P. R. (1997). Effectiveness of condoms in preventing HIV
        transmission. Soc Sci Med 44(9): 1303–1312.
Preker, A. S. (2005). Spending wisely: buying health services for the poor. Washington DC,
        World Bank Publications.
Pschyrembel, W. (1993). Pschyrembel. Klinisches Wörterbuch. Berlin-New York, Walter de
        Gryter.
Queen, P. M. (1911). Sleeping Sickness in Uganda. Bulletin of the American Geographical
        Society 43(3): 181–184.
Rawlings, L. B.; Rubio, G. M. (2005). Evaluating the impact of conditional cash transfer
        programs. The World Bank Research Observer 20(1): 29–55.
Razum, O.; Voigtländer, S. (2010). „Primary Health Care" und Urbanisierung. Prävention
        und Gesundheitsförderung 5(1): 29–36.
Razum, O.; Zeeb, H.; Laaser, U. (2006). Globalisierung – Gerechtigkeit – Gesundheit:
        Einführung in International Public Health. Bern, Huber.
Reichart, T. (1999). Bausteine der Wirtschaftsgeographie. Bern, Stuttgart, Wien, Haupt.
Rich, A. (1991). Wirtschaftsethik, Band 1: Grundlagen in theologischer Perspektive.
        Gütersloh, Gütersloher Verlagsgesellschaft.
Rieckmann, H. (2005). Managen und Führen am Rande des 3. Jahrtausends: Praktisches,
        Theoretisches, Bedenkliches. Frankfurt a.M. et al., Peter Lang.
Ritter, W. (2001). Allgemeine Wirtschaftsgeographie. Eine systemtheoretisch orientierte
        Einführung. München, Oldenbourg.
Rogers, E. M. (2003). Diffusion of innovations. New York, London, Free Press.
Rösch, P. (1995). Der Prozess der Strukturanpassung in Tanzania.
Rösner, H. J. et al. (2011). Handbook of Micro Health Insurance in Africa. Münster, LIT
        Verlag.
Roth, G. (2005). Das Gehirn und seine Wirklichkeit: Kognitive Neurobiologie und ihre
        philosophischen Konsequenzen. Frankfurt a.M., Suhrkamp.
Russell, P. (1955). Man's mastery over malaria. London, Oxford University Press.
Sachs, J. (2002a). Creating a healthy global economy. British Medical Journal 324: 12.
Sachs, J. (2002b). An economist s view of health. Bull WHO 80: 67–169.
Sachs, J. D. (2001). Macroeconomics and Health. Genf, World Health Organization.
Santerre, R. E.; Neun, S. P. (2007). Health economics: theories, insights, and industry
        studies. Mason, Ohio, Thomson/South-Western.
Scarborough, W. (1873). Medical missions. Chinese Recorder 6: 137–152.
Schaeffer, D.; Moers, M.; Rosenbrock, R. (1994). Public Health und Pflege. Berlin, Edition
        Sigma.

Scheel, M. (1987). Partnerschaftliches Heilen. Stuttgart, Verlagswerk der Diakonie.

Schein, E. H. (1991). Organisationskultur: Ein neues unternehmenstheoretisches Konzept. Stuttgart, C.E. Poeschel.

Schmidt, J. O.; Hossain, A. (2011). Vouchers as demand-side financing instruments for health care. H. Jalilian und Sen, V. Improving Health Sector Performance. Singapore, ISEAS Publishing. 76–100.

Schöpf, A. (1984). Grundzüge der Verteilungsgerechtigkeit. R. Kümmel und Suhrcke, M. Energie und Gerechtigkeit. München, Reinbek. 102–109.

Schott, H. (2000). Die Chronik der Medizin. Gütersloh, Chronik Verlag.

Schulenburg, J. M. G. v. d.; Greiner, W. (2007). Gesundheitsökonomik. Tübingen, Mohr Siebeck.

Schuster, R. (2009). Biomathematik. Wiesbaden, Vieweg und Teubner.

Schwartz, F. W. et al. (2003a). Das Public Health Buch. München, Jena, Urban & Fischer.

Schwartz, F. W. et al. (2003b). Gesundheit und Krankheit in der Bevölkerung. F. W. Schwartz et al. Das Public Health Buch. München, Jena, Urban & Fischer. 23–47.

Schwarz, F. W. (2003). Public Health. F. W. Schwartz et al. Das Public Health Buch. München, Jena, Urban & Fischer. 3–6.

Schwarz, P. (1992). Management in Nonprofit Organisationen: Eine Führungs-, Organisations-und Planungslehre für Verbände, Sozialwerke, Vereine, Kirchen, Parteien usw. Bern, Paul Haupt.

Schweikart, J. (1992). Räumliche und soziale Faktoren bei der Annahme von Impfungen in der Nord-West Provinz Kameruns. Ein Beitrag zur Medizinischen Geographie in Entwicklungsländern. Heidelberg, Selbstverlag des Geographischen Instituts.

Sedgh, G. et al. (2007). Induced abortion: estimated rates and trends worldwide. The Lancet 370(9595): 1338–1345.

Seidell, J. (1999). Obesity: A growing problem. Acta Paediatrica 88(s428): 46–50.

Semba, R. D.; Bloem, M. W. (2008). Nutrition and health in developing countries. New York, Humana Press.

Sen, A. (1983). Poverty and Famines: An Essay on Entitlement and Deprivation. New York, Oxford University Press.

Shaffer, R. (1987). Beyond the dispensary. Nairobi, African Medical and Research Foundation.

Shengelia, B. et al. (2003). Health systems performance assessment. Genf, Weltgesundheitsorganisation.

Shiffman, J. (2006). Donor funding priorities for communicable disease control in the developing world. Health Policy Plan 21(6): 411.

Siadat, B.; Stolpe, M. (2005). Reforming health care finance: What can Germany learn from other countries? . Kiel economic policy papers. Kiel, Institut für Weltwirtschaft. 5.

Sibley, L.; Ann Sipe, T. (2004). What can a meta-analysis tell us about traditional birth attendant training and pregnancy outcomes? Midwifery 20(1): 51–60.

Siegrist, J. (2005). Medizinische Soziologie München, Elsevier.

Skinsnes, C. C. (1952). Scalpel and cross in Honan. Minneapolis, Augsburg Publishing House.

Sloan, F. A.; Hsieh, C.-R. (2012). Health Economics. Cambridge, MIT Press.

Snow, J. (1854). Cholerafälle in London. http://de.wikipedia.org/w/index.php?title=
    Datei:Snow-cholera-map.jpg&filetimestamp=20051106111039.
Soubbotina, T. P. (2004). Beyond economic growth: An introduction to sustainable
    development. Washington DC, World Bank Publications.
Sozialistische Volksrepublik Vietnam (2002). Health Statistics Year Book 2001. M. o.
    Health. Hanoi, Sozialistische Volksrepublik Vietnam.
Stavenhagen, G. (1969). Geschichte der Wirtschaftstheorie. Göttingen, Vandenhoeck &
    Ruprecht.
Stern, N. H. (2007). The economics of climate change. Cambridge, Cambridge Univ Press.
Stokes, C. J. (1962). A theory of slums. Land Economics 38(3): 187–197.
Su, T. T.; Sanon, M.; Flessa, S. (2007). Assessment of indirect cost-of-illness in a
    subsistence farming society by using different valuation methods. Health Policy
    83(2–3): 353–362.
Tarimo, E. (1991). Towards a healthy district. Genf, Weltgesundheitsorganisation.
Tarimo, E.; Webster, E. G. (1996). Primary health care concepts and challenges in a
    changing world: Alma-Ata revisited. Genf, Weltgesundheitsorganisation.
Tartalja, H. (1981). Die erste Quarantäne in der Stadt Dubrovnik. Basel, Internationalen
    Gesellschaft für Geschichte der Pharmazie.
Thompson, W. S. (1929). Population. Journal of the American Statistical Association 34:
    959–975.
U.S. Census Bureau (2011). International Data Base. http://www.census.gov/population
    /international/data/idb/informationGateway.php. 6.12.2011.
UNAIDS (2010). Report on the Global Aids Epidemic 2010. Washington DC, Joint United
    Nations Programme on HIV/AIDS (UNAIDS).
UNFPA (2007). State of World Population 2007: Unleashing the Potential of Urban Growth.
    New York, UNFPA.
UNHABITAT (2010). The State of African Cities 2010. Nairobi, UNHABITAT.
United Nations (2010). World Urbanization Prospects, the 2009 Revision.
    http://esa.un.org/unpd/wup/unup/index_panel1.html. 5.3.2012.
Vereinte Nationen (2010). Millenniums-Entwicklungsziele Bericht 2010. New York,
    Vereinte Nationen.
von Both, C.; Jahn, A.; Fleßa, S. (2008). Costing maternal health services in South Tanzania.
    The European Journal of Health Economics 9(2): 103–115.
Vutuc, C.; Flamm, H. (2010). Dreißig Jahre weltweite Ausrottung der Pocken durch die
    Weltgesundheits-Organisation. Wiener Klinische Wochenschrift 122(9): 276–279.
Walker, R. et al. (2010). Stroke incidence in rural and urban Tanzania: a prospective,
    community-based study. The Lancet Neurology 9(8): 786–792.
Waller, H. (2006). Gesundheitswissenschaft: Eine Einführung in Grundlagen und Praxis.
    Stuttgart, Kohlhammer.
Walt, G. (1994). Health policy: an introduction to process and power. Johannesburg,
    Witwatersrand University Press.
Walter, U.; Schwartz, F. W. (2003). Prävention. F. W. Schwartz. Das Public Health Buch.
    München, Jena, Urban & Fischer. 189–214.
Weber, M. (1958). Politik als Beruf. J. Winckelmann. Max Weber: Gesammelte politische
    Schriften. Tübingen, Mohr Siebeck. 493–548.

Weishaupt, M. (1936). Krankendienst in Afrika. Leipzig, Leipziger Mission.

Weltbank (1993). World Development Report 1993. Washington D. C., The World Bank Press.

Weltbank (1994). Better health in Africa. Washington D. C., The World Bank Press.

Weltbank (1999). Tanzania – social sector review. Washington D. C., The World Bank Press.

Weltbank (2010a). Entwicklung und Klimawandel. Weltentwicklungsbericht 2010. Washington DC, The World Bank Press.

Weltbank (2010b). World Databank. http://databank.worldbank.org/ddp/home.do?Step=12&id=4&CNO=2. 1.10.2010.

Weltbank (2010c). World Development Indicators 2010. Washington D.C., The World Bank Press.

Werner, D. et al. (1997). Questioning the solution: the politics of primary health care and child survival with an in-depth critique of oral rehydration therapy. Palo Alto, CA, Healthwrights.

WHO (1948). Verfassung der Weltgesundheitsorganisation. Genf, Weltgesundheitsorganisation.

WHO (1978). Alma-Ata 1978: primary health care. Report on the International Conference on Primary Health Care, 6–12. September 1978. Genf, World Health Organisation.

WHO (1986). Ottawa charter for health promotion, Genf, Weltgesundheitsorganisation.

WHO (1992). The hospital in rural and urban districts. Report of a WHO study group. Genf, Weltgesundheitsorganisation.

WHO (1994). AIDS: images of the epidemic. Genf, Weltgesundheitsorganisation.

WHO (1996). District hospitals: Guidelines for development. Genf, Weltgesundheitsorganisation.

WHO (1998). The world health report 1998. Life in the 21st century. A vision for all. Genf, Weltgesundheitsorganisation.

WHO (2001). Report of the Commission on Macroeconomics and Health. Genf, Weltgesundheitsorganisation.

WHO (2005). Make Every Mother and Child Count: The World Health Report. Genf, Weltgesundheitsorganisation.

WHO (2008a). 2008–2013 action plan for the global strategy for the prevention and control of noncommunicable diseases. Genf, Weltgesundheitsorganisation.

WHO (2008b). Global Burden of Disease Update 2004. Genf, Weltgesundheitsorganisation.

WHO (2008c). World Malaria Report 2008. Genf, Weltgesundheitsorganisation.

WHO (2010). World Health Statistics 2010. http://www.who.int/whosis/whostat/2010/en/index.html. 01.09.2010.

WHO (2011a). Prevention and control of dengue and dengue haemorrhagic fever. Genf, Weltgesundheitsorganisation.

WHO (2011b). WHO report on the global tobacco epidemic, 2011: warning about the dangers of tobacco. Genf, Weltgesundheitsorganisation.

WHO (2011c). World report on disability. Genf, Weltgesundheitsorganisation.

WHO (2012). World Map Gallery. http://www.who.int/gho/map_gallery/en/. 12.6.2012.

Wootton, R.; Patil, N. G.; Ho, K. (2009). Telehealth in the developing world. Ottawa, Royal Society of Medicine Press.

Wu, F.; Khlangwiset, P. (2010). Health economic impacts and cost-effectiveness of aflatoxin-reduction strategies in Africa: case studies in biocontrol and post-harvest interventions. Food Addit Contam Part A Chem Anal Control Expo Risk Assess 27(4): 496–509.

Young, T. K.-H. (1973). A conflict of professions: the medical missionary in China, 1835–1890. Bulletin of the history of medicine 47: 250–272

Yudkin, J. (1999). Tanzania: Still optimistic after all these years? Lancet 353(9163): 1519–1521.

Zahr, C. A. (2007). Verbal autopsy standards: ascertaining and attributing cause of death, World Health Organization.

Zuckerman, A. J.; Banatvala, J. E.; Griffiths, P. (2009). Principles and practice of clinical virology. Chichester, Wiley & Blackwell.

Index